文庫

デカルトの誤り

情動、理性、人間の脳

アントニオ・R・ダマシオ
田中三彦 訳

筑摩書房

目次

デカルトの誤り　情動、理性、人間の脳

新版へのまえがき

もしわれわれが一九〇〇年ぐらいに生きていて、知的な問題に何かしら関心をもっていたら、たぶんこう思っただろう。科学が情動の理解に多面的に取り組み、情動に関する大衆の募る好奇心に明確に答える時がきた、と。というのも、その前の数十年で、チャールズ・ダーウィンが、いくつかの情動現象がかなり類似した形で動物種に存在する理由を示し、ウィリアム・ジェームズとカール・ランゲが情動のプロセスを説明する革新的な説を唱え、ジークムント・フロイトが情動を精神病理学的状態に関する彼の研究の中心項目に変え、チャールズ・シェリントンが情動に関わる脳回路の神経生理学的研究を開始していたからだ。にもかかわらず、情動という課題への集中的研究が即座に起きたりはしなかった。それどころか、二〇世紀に心と脳の科学が盛んになると関心は別のところに向かい、今日、神経科学のもとに大まかにグループ分けされているすべての専門分野が情動研究に頑として冷淡な態度をとった。なるほど、精神分析医はけっして情動を忘れなかったし、崇高な例外——鬱病に関心を抱いた薬理学者や精神科医、情動への関心を深化させた孤独な心理学者や神経科学者——も存在した。しかしそうした例外は、研究課題としての情動の無視を引き立てるだけだった。行動主義という認知革命や、計算神経科学によって、この無視の程度がなにがしか和らいだりはしなかった。

概して言えば、基盤はすでに移動しはじめてはいたが、依然としてこれが、本書『デカルトの誤り』がはじめて上梓された一九九四年当時の世の中の状況だった。この本は徹頭徹尾情動の脳科学についての、そして意志決定全般に対する、またとくに社会的行動に対する情動の意味についてのものだった。私の望みは舞台から捨てられることなく静かに自分の主張を通すことだったが、私には温かい反応、耳を傾けてくれる熱心な支持者を期待する資格はなかった。だが実際にはこの国にも海外にも温かく熱心で寛大な支持者がいて、本書に記した多くの概念が、多くの同僚研究者の、そして専門外の人びとの思考するところとなってきた。同じように意外だったのは、ひじょうに多くの読者が熱心に対話し、問題を提起し、提言し、修正を提示してくれたという事実である。そうした読者と手紙をやりとりしたことも何度かあるし、そのうちの何人かとは友人になっている。私は多くのことを学んだし、いまも学んでいる。なにしろ、世界のどこからか、『デカルトの誤り』についてのメールがこない日はほとんどないからだ。

十年経って状況はがらりと変化した。『デカルトの誤り』のあとまもなく、動物の情動を研究していた二人の神経科学者がそれぞれに自著を出版した。ジョウゼフ・ルドゥーの『ザ・エモーショナル・ブレイン』（一九九六）〔同名の邦訳書あり〕、ジャーク・パンクセップの『アフェクティブ・ニューロサイエンス』(一九九八)である。彼らのあとにつづく者もいて、すぐにアメリカやヨーロッパの神経科学の研究所は情動の研究に注意を向けるようになった。情動問題に専念していた思想家たちの話は、新たな注目をもって聴かれるようになった(マーサ・ヌスバウムはこの典型的な例だった)。また情動の科学に目をつけた書籍が広く人気を博した(たとえばダニエル・ゴールマンの『情動的知性』〔邦訳『EQ——心の知能指数』〕)。一世紀遅れはしたが、ついに情動は、われわれの輝かしい先駆者たちが受けるのを望んだであろう当然の評価を、いまや手にしつつある。

『デカルトの誤り』の主題は情動と理性の関係である。意志決定障害と情動障害を有する神経疾患患者に対する私自身の研究にもとづき、情動は理性のループの中にあり、また情動は通常想定されているように推論のプロセスを必然的に阻害するのではなく、そのプロセスを助けることができるという仮説(ソマティック・マーカー仮説として知られている)を提唱した。今日、この概念が人びとを驚かせることはないが、私がこのような考え方を提示した当時、それは多くの人びとを仰天させ、懐疑的な目で見られもした。結局、その概念はおおむね受け入れられたが、ときにはあまりにも受け入れられ、ゆがめられることもあった。たとえば、私はけっして、情動がもたらす推論への助けは必然的に非意識的に生じる、などとは書かなかった。それどころか、私の第一の提案は、ソマティック・マーカーを意識的な直観的感情(ガットフィーリング)と同等とみなすものだった。ただし、確かに非意識的なソマティック・マーカーに対する余地を残しはした。また私は、皮膚伝導反応をソマティック・マーカーとはみなさず、ソマティック・マーカーの指数とみなした。最後に、私は、情動は理性の代替物である、などとは言わなかったが、この著作に対するいくつかの表面的な説明では、あたかも私が、理性の代わりにハートに従えば何事もうまくいくと提案しているかのようだった。

確かに、状況次第で、情動は理性の代替物になり得る。われわれが恐れと呼んでいる情動的行動プログラムにより、大半の人間が、ほとんど、あるいはいっさい、理性の助けなしに迅速に危険から脱することができる。リスやトリは少しも考えずに脅威に反応するだろうし、同じことは人間にも起こり得る。基本的に、いくつかの状況では、考えすぎることがいっさい考えないことより、はるかに不利になる可能性がある。そこに、進化全般を通じて情動がどのように機能してきたかの見事さがある。情動により、生き物は、賢く〈考える〉必要なしに賢く〈行動する〉可能性が与えられているのだ。しかし人間においては、よくも悪くも、この筋書きがより複雑になった。推論は情動がすることをするが、認識してそれをする。つまり、推論はわれわれに賢く行動する前に賢く考えるという選択肢を授けている。それはよいことでもあった。情動だけでもわれわれの複雑な環境が提起する問題の多く——すべてではないが——を解決できることは明らかだが、情動が提示する解決策が、ときおり、じつは非生産的であることも明らかだ。

しかし、その複雑な種はどのようにして賢い推論システムを進化させたのか？　その推論システムは自動化されている情動システムの拡張として進化し、したがって情動はその推論システムにおいて多様な役割をはたしているというのが、『デカルトの誤り』における新しい提案である。たとえば、情動は、ある前提をより際立たせ、そうすることで、その前提の利益になるように結論にバイアスをかけている。情動はまた、一つの決断にいたるために斟酌されなければならない複数の事実を心の中に維持するプロセスに手を貸している。

推論のプロセスへの情動の無条件的関与は、決断の状況により、そして決断者の過去の歴史により、有益なものにもなるし邪悪なものにもなる。状況という問題をよく例証しているのが、マルコム・グラッドウェル著『ブリンク』〔二〇〇五、邦訳『第1感』〕の出だしの話だ。ゲティ美術館の館長らは、あるギリシアの彫刻を博物館のコレクションに加えたいという文脈で、その作品が本物であると推断した。一方、大勢の外部の専門家は、はじめてそれを見た瞬間の拒絶の直観的感情をもとに、その作品を偽物と判断した。異なる種類の情動が、推論のプロセスの異なる段階で、これら二つの異なる判断に関わったのだ。何人かには、その代物を保証したいという、やりがいのある、そして全面的な願望があった。またほかの何人かには、何かがまちがっているという、懲罰的な、そして完全に意識的な直観的感情があった。いずれの場合も理性だけが働いていたのではなかった。そこが『デカルトの誤り』で私が力説した重要な点だ。いくつかの神経疾患で起きるように、情動が推論のプロセスから完全に除外されると、情動がわれわれの決断によからぬいたずらをするときよりも、理性ははるかに不完全なものになってしまう。

ソマティック・マーカー仮説は、情動はある状況のいくつかの側面を、あるいは可能な行動のいくつかの結果を〈マーク〉する、と仮定した。情動はこのマーキングを、「直観的感情（ガットフィーリング）」における場合がそうであるように、きわめてあからさまにおこなうこともあるし、われわれの意識というレーダーが及ばないところで生じている信号を介して密かにおこなうこともある（密かな信号の例は、ドーパミンやオキシトシンの反応のような神経調節物質の反応だ。これらの反応は、特定の選択を表象するニューロン群の振る舞いを変えることができる）。推論で用いられる知識に関して言えば、これもかなり明瞭だったり、われわれが解決策を直観的に知る場合がそうであるように、部分的に不明瞭だったりする。言い換えれば、情動には直観において、つまり、直接関係するすべての論理的段階を意識することなく特定の結論に達する素早い認知的プロセスにおいて、果たす役割があるということ。それは必ずしも、中間的段階の知識が存在しないという話ではなく、単に、情動がひじょうに直接的かつ迅速に結論を下すので、多くの知識を心に浮かべる必要がないということだ。このことは、「直観は備えある心に訪れる」という古い諺と一致する。しかしソマティック・マーカー仮説という文脈において、この諺は何を意味しているだろうか？　それは、直観の質はわれわれが過去にどれほどうまく推論してきたかに、あるいは、われわれが過去の経験の事象を、事象の前後に生じた情動と関連させながらどれほどうまく分類してきたかに、あるいは、われわれが過去の直観の成功や失敗をどれだけうまく内省してきたかに、よっているという意味だ。直観とは、単に、必要な知識を部分的にカーペットの下に伏せながらの迅速な認知であり、すべては情動と過去の実践によっている。明らかに私は情動を理性と対立させたいと願ったのではない。そうではなく、少なくとも理性を助けるものとして、最善では理性との対話を維持するものとして、情動を理解したいと願ったのだ。私は情動を認知と対抗させようとしたのでもない。なぜなら私は情動を、直接または感情を介し、認知的情報を伝えるものと見ているからだ。

ソマティック・マーカー仮説の基盤となった証拠は、前頭葉の特定部位の損傷により社会的な振る舞いが変化した神経疾患患者の研究から、数年かけて明らかになったものだ。それらの患者の観察結果は、最終的に、『デカルトの誤り』におけるもう一つ別の重要な概念をもたらした。情動と意志決定に連携しながら関わっている脳の諸システムはおおむね社会的な認知や行動の管理に関わっている、というのがそれだ。この概念は、社会的ならびに文化的現象の構造を、神経生物学の具体的な特徴と関連づける道を切り開いた。それは説得力ある事実に裏づけられた関連づけである。

『デカルトの誤り』の出版により、ある関係する発見がなされた。われわれの成人発症型前頭葉患者と社会的行動のいくつかの特徴が類似している若い男女の親たちが、現在は成人した彼らの子供たちの問題もまた脳損傷によるものかどうかを、洞察力鋭く、私に手紙で尋ねてきた。われわれはそれがそうであることを見いだし、一九九九年に公表したこの問題に関する最初の研究でそれを報告した。これらの若い成人たちは若年期に前頭葉を損傷していたが、その事実は親たちに認識されていなかったか、明白に異常な社会的行動と結びつけられていなかったかのいずれかであった。われわれはまた、若年発症型の患者と成人発症型の患者の基本的なちがいも発見した。若年発症型の患者は、彼らの行動を支配するはずだった社会的慣習と倫理的規則を学習していないようだった。成人発症型患者は、そうした規則を認識していてもそれに従って行動できなかったのに対して、若年発症型の患者は、そもそもそうした規則をけっして学習することがなかった。言い換えると、成人発症型患者は、適切な社会的行動の展開には情動が要求されることをわれわれに教えたが、若年発症型患者は、適正な社会的行動の背後にあるノウハウを習得するためにも情動が必要であることを明らかにした。病的な社会的行動の可能な原因を理解するために、この事実の意味がいまかろうじて理解されはじめている。

『デカルトの誤り』の「補遺」は、神経生物学的研究の将来へ向けたある概念を含んでいた。基本的な恒常性(ホメオスタシス)の機構は、われわれが行動のよし悪しを判断したり対象の美と醜を分類したりすることを可能にする人間的価値を文化的に発展させるための青写真を構成している、というのがそれである。当時こうした概念について書くことで、私は、神経生物学と人文科学とのあいだに双方向的な橋が架けられ、それにより人間の対立のよりよい理解のための、そして創造性のより包括的な説明のための方法がもたらされるのではないかという希望を抱いていた。そしてそうした種類の橋の構築へ向けてなにがしかの前進がなされたことを喜んで報告する。たとえば、われわれの中には、道徳的推論と関連する脳の状態を積極的に研究する者もいるし、美的経験の際の脳の機能を見いだそうとしている者もいる。その意図は倫理学や美学を脳回路に還元することではなく、神経生物学と文化を相互に結びつけている糸を探ることだ。私は今日、そうした一見ユートピア的な橋が現実のものとなるだろうと以前にも増して希望をもっているし、もう一世紀待つ必要もなく、われわれはその恩恵に浴すのではないかと以前にも増して楽天的に思っている。

序文

どんなきっかけで理性に対する神経的基盤に関心をもつようになったか定かでないが、いつ、合理性の本質に関する伝統的見解が正しくないかもしれないと確信するようになったかはよく覚えている。私は若い頃、合理的な決断は冷静な頭から生まれる、情動と理性は水と油のように混じり合わない、そう教えられていた。理性のメカニズムは心という特別な領域に存在し、そこは情動が割り込めないところであるという考え方がすっかり身についていたから、そのような心の背後にある脳について考えをめぐらすとき、私は理性と情動に対する別々の神経システムを思い描いていた。そして、心的にも神経的にも、これが世の中に広く受け入れられている理性と情動の関係だった。

しかしある日、これほど冷静でこれほど情動に左右されない人間はいないだろうと思うような人物が目の前にあらわれた。ところがその男の実際的な理性はひどく損なわれていて、そのため彼は日常生活のさまざまな場面でつぎつぎと失敗を重ね、いつも、社会的に適切で個人的に有利であると思われることとは正反対の行動をとっていた。かつて彼は完全に健全な心をもっていた。しかし、ある神経的な疾患によって脳のある部位が冒されてから、日ごと、深刻な意志決定障害を抱えるようになった。合理的な行動をとる上で必要かつ十分と通常思われているものはすべて完全だった。彼は必要な知識、注意、記憶をもっていたし、言語も完全だった。計算もできたし、抽象的な問題の論理を考えることもできた。ただし、彼の意志決定障害には一つだけ重要な問題が付随していた。感情を経験する能力の著しい変化である。損なわれた理性、そして感情の障害。この二つが、ある脳損傷がもたらした顕著な結果だった。そして私はこの関係から、感情が理性という仕組みの不可欠な要素ではないかと考えるようになった。私はこれまで二〇年以上、多くの脳神経系の患者に対する臨床的、実験的研究をおこない、何度もこの所見を追試してきた。そして私はある手がかりを検証可能な仮説に変えた[1]。

理性は、われわれのほとんどが考えているほど、あるいはそう願うほど、純粋ではないのかもしれない。情動と感情はけっして理性という砦への侵入者ではないかもしれない。情動と感情は、よかれ悪しかれ、理性のネットワークに絡んでいるのかもしれない。そういう考え方を提示するために、私は本書を書きはじめた。たぶん人間的な理性の戦略は、進化においても、そして一人の人間においても、生体調節機構という誘導的な力なしには発達しなかったが、その生体調節機構の顕著なあらわれが情動と感情である。さらに、推論の戦略が発育期に確立されてからも、たぶんその戦略の効果的な展開は、かなりの程度まで、感情を経験する持続的な能力に依存している。

これをもって、ある状況下では情動と感情が推論のプロセスに混乱をもたらし得ることを否定しようというのではない。伝統的な知恵がわれわれに教えてきたように、情動と感情は混乱をもたらすこともある。また、正常な推論のプロセスに関する最近の研究からも、情動的なバイアスは潜在的に有害であることが明らかになっている。とすれば、われわれをひときわ人間らしくしている合理性が、そしてわれわれが個人的将来、社会的慣習、道徳的原理と調和させながらものごとを決断するのを可能にしている合理性が、情動と感情の〈欠如〉によって同じように損なわれ、同じように弱められる可能性があるというのは、いっそう驚くべき、そして新しい種類の知見である。

またこれをもって、感情にポジティブな作用がある場合、感情はわれわれのために決断する、と言おうとしているのでも、われわれは合理的な存在ではない、と言おうとしているのでもない。私はただ、情動と感情のプロセスのある種の側面は合理性にとって不可欠であると提案しているだけだ。感情が最善の状態にあるとき、感情はわれわれをしかるべき方向に向け、論理という道具を十分に活用できる意志決定空間の中の適切な場所へとわれわれを導く。われわれが道徳的判断をしなければならないとき、個人的な関係性を決断しなければならないとき、老いて一文無しにならないよう何か方策を選択しなければならないとき、将来の生活の計画を立てねばならないとき、われわれの前には不確かさが立ちはだかる。そのとき情動と感情が、それらの根底にある目に見えない生理学的な仕組みと一体となって、不確かな将来を予測しそれにもとづいて行動を計画するというわれわれのやっかいな仕事の手助けをする。

本書ではまずフィネアス・P・ゲージという一九世紀の歴史的な患者の分析をする。合理性障害と特定の脳損傷との関係が最初に明らかになったのは彼の行動からだった。つぎに、現代のフィネアス・P・ゲージとも言うべき何人かの患者に関する最近の研究を検討し、人間と動物の神経生理学的研究によって明らかになった関連事実を概観する。さらに、人間の理性は一つの脳中枢に依存するのではなく、さまざまなレベルの神経組織を介し協調して機能するいくつかの脳システムに依存しているという考え方を提示する。つまり、前頭前皮質から視床下部や脳幹まで、「上位の」脳領域と「下位の」脳領域が協力して理性を生み出しているということである。

理性の神経組織の下位のレベルにあるものは、情動や感情のプロセスや有機体の生存に必要な身体機能を調節しているものとずばり同じものだ。一方、これらの下位のレベルは、事実上すべての身体器官と直接的、相互的な関係を保っているから、身体は、推論、意志決定、そしてひいては社会的行動や創造性という、最上位のものを生み出す作用の連鎖の中に直接置かれていることになる。情動、感情、生体調節は、そのどれもが、人間的理性においてある役割を演じている。つまり、われわれの有機体の下位の指令が、上位の理性のループの中に存在するということである。

チャールズ・ダーウィンは人間の身体構造の中に見られる拭うことのできない下等生物の痕跡について書き記してこれを予示しているが[2]、心的機能というもっとも人間的なレベルにわれわれの進化の過去の影が存在するというのは興味深い。とは言え、上位の理性が下位の脳に依存しているからといって、高い理性が低い理性に変ずるわけではない。一つの倫理的原則に従って行動するには脳の中核にある単純な回路の関与が必要だが、その事実によってその倫理的原則の価値が下がるわけではない。倫理の砦は崩壊しないし、道徳性が脅かされることもないし、正常な個人においては、意志は意志のままである。変わり得るのは、同じような生物学的習性を有する多くの人間が特定の環境の中で相互作用するとき、ある社会的背景の中で生じる倫理的原則の起源に生物学的要素はどのように寄与してきたかということに対するわれわれの見方である。

本書の第二の重要な話題は感情だ。私がこの問題に引かれたのは計画的なものではなく、推論と意志決定の背後にある認知的、神経的機構をなんとか理解しようともがいていて、その必要があったからだ。感情の本質は、ある対象と結びついている捉えがたいメンタル・クオリティといったものではなく、ある特定の風景の——つまり身体の——直接的知覚であるというのが、本書で提示する二つ目の概念だ。

私は、脳損傷によって感情の経験に障害を負った患者の研究から、感情が従来考えられてきたほど漠然としたものではないと考えるようになった。たぶん感情を知的に説明することはできるだろうし、感情の神経的基盤も見いだせるだろう。私は、今日の神経生物学の考え方とはちがい、感情が依存している重要なネットワークには、従来認められてきた辺縁系として知られる一連の脳構造だけでなく、前頭前皮質の一部と、そしてこれがもっとも重要だが、身体からの信号をマッピングし統合している脳の諸部位が含まれるという考え方を提案している。

間断なく更新されていくわれわれの身体の構造と状態をじかに見渡せる窓をとおしてわれわれが見るもの、それが私の考える感情の本質である。この窓からの眺めを一つの風景としてイメージするなら、身体の「構造」は、ある空間における物体の形状であるのに対して、身体の「状態」はその空間におけるそれらの物体の光と影、動きと音のようなものだ。この身体風景において、物体は内臓（心臓、肺、腸、筋肉）、光と影、動きと音は、ある瞬間におけるそれらの器官の作用範囲内の一点を表している。おおむね、感情とは、そういう身体風景の一部の、一瞬の「光景」である。そこには身体状態という特定のコンテンツがある。またそれを支える特定の神経システム――末梢神経系と、身体の構造と調節に関わる信号を統合している脳の諸領域――がある。

そのような身体風景の感覚は身体以外のほかの何か――たとえば、人の顔、メロディ、匂い――の知覚や想起と並置されるので、感情は最終的に、そうしたほかの何かに対する「クォリファイア」（修正するもの、制限を加えるもの。本文ではこれを「制限子」と訳している）になる。しかし感情には、この本質以外の側面もある。本文で述べるように、クォリファイアとして作用する身体状態には、ポジティブなものであれネガティブなものであれ、それに対応する思考様式がついてまわる。たとえば、連続的に変化する身体状態がポジテイブで快いとき、頭は速く回転し、アイディアは豊かだが、身体状態が悪くなると、頭の回転は遅くなって反復的になる。

このような観点からすれば、感情とは、人間の特質と環境との適合または不適合に対するセンサーである。ここで言う特質とは、遺伝的に構築されわれわれが受け継いだ一群の適応という特質と、意識的、意図的であるかないかにかかわらず、社会的環境との相互作用をとおしてわれわれが個人的な成長の中で獲得してきた特質の、双方を意味している。感情も、そしてそれを生み出している情動も、けっして贅沢品ではない。それらは内なるガイドとして機能し、われわれが他者に合図を伝えるのを助け、今度はその合図がまた彼らをガイドする。感情は実体のないものでもなければ、捉えがたいものでもない。伝統的な科学的見解に反し、感情はまさに他の知覚と同じような「認知」である。感情は、脳を身体の「獄中の聴衆」〔いやでも話を聞かされる聴衆〕に変えてきた、きわめて興味深い生理学的仕組みの産物なのだ。

われわれは感情をとおして、生物学的な活動の只中にある有機体の姿を垣間見ることができる。それは、与えられた役割をこなしている生命のメカニズムの姿と言ってもいい。もしも、本来的に苦か快のいずれかになるように定められている身体状態を感じ取れないとしたら、人間の条件には苦悩も至福も、切望も慈悲も、悲劇も栄光もないだろう。

一見、本書で提示する概念は直観的に理解できるものではないかもしれない。人の心という複雑な現象を解明しようとするとき、われわれはその現象をただ分解して説明しようとする。しかし、現象の背後に見いだされる分離した要素や作用を現象そのものと混同するから、そのようなことになる。私はそういうことを提案してはいない。

ある感情がいくつかの身体器官と相互作用している特定の脳システムの活動に依存していることを知ったからといって、人間的現象としてのその感情の地位が下落するわけではない。愛や芸術がもたらす苦しみであれ喜びであれ、それらをそのように仕向ける無数の生物学的プロセスのうちのいくつかを理解したからといって、それらの価値が下がるわけではない。真実はまさにその反対であるはずだ。そのようなマジックを可能にしている複雑精微なメカニズムを前にすれば、われわれの驚異の念は増すにちがいない。感情は、人類が何千年ものあいだ、人間的な精神とか魂と呼んできたものに対する基盤を形づくっているのだ。

本書の第三番目の話題は、脳の中に表象される身体が、われわれが経験する「心」に対する神経的プロセスの不可欠な基準を構成しているということ。ある絶対的な外界の実在ではなく人体という有機体そのものが、われわれを取り巻いている世界を構築するための基準として、あるいは、われわれが何かを経験する上で欠くことのできない常在的な「主観の感覚」を構築するための基準として、使われているのだ。われわれのもっとも洗練された思考、最善の行動、この上ない喜び、この上ない悲しみ。それらはどれも、身体を基準に使っている。

仰天するような話に聞こえるかもしれないが、心は一つの統合された有機体の中に、そしてその有機体のために、存在しているのだ。もし生物の進化において、個人の成長において、そしてこの瞬間において、身体と脳の相互作用がなかったら、われわれの心はいまあるものとはちがったものになっていただろう。心はまず身体に関するものでなければならなかった。そうでなければ心は存在し得なかった。その後、身体が継続的に提示する基準をもとに、心は現実のもの、想像上のものを、数多く扱えるようになった。

この概念は以下の言明をもとにしている。（1）人間の脳と身体は分かつことのできない一個の有機体を構成し、それは、相互に作用し合う生物化学的な調節回路と神経的な調節回路（内分泌、免疫、自律神経的要素を含む）によって統合されている。（2）この有機体は、一個の総体として環境と相互作用している。それは身体だけの相互作用でもないし、脳だけの相互作用でもない。（3）われわれが心と呼んでいる生理学的作用は、その構造的・機能的総体に由来するものであり、脳のみに由来するものではない。心的現象は、環境の中で相互作用している有機体という文脈においてのみ、完全に理解可能になる。環境は部分的にはこの有機体の活動そのものの産物であり、このことは、われわれが考慮しなければならない相互作用がいかに複雑であるかを物語っている。

われわれが脳と心について語るとき、有機体に言及することはあまりない。いまや心がニューロンの活動から生じていることは明白だから、まるでニューロンの作用が有機体の他の部分から独立しているかのように、ニューロンばかりが論じられている。だが、脳を損傷している多くの人びとの記憶、言語、理性などの疾患や障害を調べるにつれ、心的活動は、ごく単純なものからきわめて精微なものまで、脳と身体の双方を必要としているという考え方が私の中で抑えようもなく強くなっていった。脳との関係で言えば、身体は単なる支援や調節以上のものを提供していると私は考えている。つまり、身体は脳の表象に対する基本的な情報を提供しているということである。

こうした考え方を支持する事実がある。それが妥当である理由、そして、もし現実にそうであればそれがよい理由がある。そのことでとりわけ重要なのは、本書で提起した身体の優先性を使うと、人間が心を問いはじめて以来のもっとも悩ましい問題――われわれはどのようにしてまわりの世界を意識するのか、われわれはわれわれが認識しているものをどうやって認識するのか、われわれは認識していることをどうやって認識するのか――を解明できるかもしれないということだ。

前述の仮説からすると、愛や憎しみや苦悩、優しさや残忍さ、科学的な問題の計画的解決や新しい人工物の創造などはみな脳の中の神経活動によっているが、それは脳が過去から現在まで、そして現在もなお、身体と相互作用しているとしてである。精神は身体をとおして息づき、苦しみは、それが皮膚の中ではじまっていようが心象においてはじまっていようが、すべて肉体の中で起きる。

私は、神経科学のことはほとんど知らないが世の中のことはよく知っている好奇心の強い知的で賢い架空の友人との対話を想定し、その対話の私の側の話としてこの本を書いた。われわれは取り決めをした。対話は相互に利益をもたらすものであること。友人は脳について、そして心という不可思議なものについて学ぶ。私は、身体、脳、心について私の考えを説明して洞察を深める。われわれはこの対話を退屈な講義にしないこと、激しく異を唱えないこと、そうかと言ってあまり感情を押し隠さないこと、で意見が一致した。私は確定している事実について、不確かなことについて、そして、たとえ私には頼るものが直観しかないとしても、仮説について話すことになった。また私は、まさに進行中の研究について、過去に進行していた研究プロジェクトについて、そしてこの対話のずっとあとにはじまるような研究について話すことになった。また対話が実りあるものになるように、脇道やまわり道があってもいい、はじめははっきりしなくても二度目にはためになるような話があってもいい、ということになった。そういうわけで、本書ではときおり異なった視点から同じ話題に立ち返ることがある。

対話をはじめるに際し、私は科学の限界について私の考え方を明確にした。私は客観性と決定性という科学の仮定に懐疑的だ。どうも私には科学的な結果、それもとくに神経生物学におけるそれは、しばらくは人気を博しても、より優れた説明が可能になるとたちまち見捨てられてしまう暫定的な近似としか見えない。だが、たとえ現在の科学に対して、それもとくに心を扱う科学に対して懐疑的であっても、それによって暫定的近似を改善する熱意が減じられるわけではない。

人間の心の問題はあまりにも複雑だから、われわれが有する本質的な限界ゆえにその問題に対する答えを知ることはできないかもしれない。たぶんわれわれは一つの問題について語ろうとするのではなく、科学によって適切に取り組むことが可能な問題と、科学では永久に理解できない問題とのちがいに目を向けながら、一つの謎(ミステリー)について語るべきなのだろう。[3]だが、どうすればこの謎が解けるかを想像できないような人間(彼らは「ミステリアン」と呼ばれてきた)[4]にも、また理解可能だと思っていても、もしその説明がすでに知られていることに頼らねばならなかったりすると落胆するような人間にも、大いに共感はするが、私はしばしば、われわれはいずれわかるようになると考えている。

いまや読者は、なるほどその対話は心と脳と身体についてだが、それはデカルトについてでも哲学についてでもない、と判断したかもしれない。対話は「デカルト」という記号の下でおこなわれるべきだと提案したのは相手の友人だった。なぜなら、心と脳と身体の関係についてもっとも広く受け入れられている解釈を考え出した象徴的な人物を呼び起こすことなしに、こうした主題に取り組むことはできないからだ、と。このとき私は本書が『デカルトの誤り』になると思った。読者はもちろん「誤り」が何かを知りたいだろうが、当面は秘密である。しかしいずれそれが明らかになることを約束しておく。

こうしてフィネアス・ゲージの異様な人生の話から、われわれの対話が本格的にはじまった。

第1部

第1章 ヴァーモントでの不幸な出来事

フィネアス・ゲージ

一八四八年夏。われわれはいまアメリカ北東部ニューイングランドにいる。二五歳の建設工事現場監督フィネアス・P・ゲージが、いままさに天国から地獄に落ちようとしている。そしてその転落は一五〇年後もなお、多くのことを意味することになる。

ゲージはラットランド・アンド・バーリントン鉄道で働いていて、大集団の男たち、いわゆる「労働者一団（ギャング）」を監督、指揮している。男たちの仕事は、ヴァーモント州の鉄道拡張のために新しいレールを敷くことだ。この二週間、彼らは骨を折りながらゆっくりとキャヴェンディッシュの町に向かって進んできた。彼らはいまブラック・リバーの土手にさしかかっている。硬い岩が露出していて仕事は楽ではない。なすべきことは急傾斜地ごとにくねくねと迂回するのではなく、折々に岩石を爆破し、より直線的でより平坦な道をつくること。これらいっさいの仕事を監督するのがゲージの役目であり、またどこから見てもゲージはそれにふさわしい人物だ。身長一六五センチ、壮健な体軀。動きは俊敏で正確。あのジミー・キャグニーを若くしたように、枕木とレールの上を溌剌と優雅にタップダンスを踊るアメリカ野郎、といった感じである〔ジミー・キャグニーはアメリカの映画俳優。映画『ヤンキー・ドゥードゥル・ダンディ』で主演。一九八六年没〕。

しかし上司の目にはとびきり有能な人間と映っている。彼らはゲージを、雇い人の中で「もっとも敏腕、有能な」男と言う[1]。それは申し分のないこと。この仕事は大いなる集中力と優れた身体能力を必要としているからだ。とくに発破を仕掛けるときはそうだ。いくつかの手順を順序よく踏んでいかねばならない。まず岩に穴を掘る。穴に半分ぐらいまで火薬を充塡したら、導火線を挿入し、そのあと砂をかける。つぎに鉄の棒でトントンと何度か注意深く叩き、砂を穴に「詰め込む」。最後に導火線に火をつける。すべてがうまくいけば火薬は岩の内に向かって爆発する。その際、砂が重要な役割をはたす。砂で覆っておかないと、爆発は岩の外に向かってしまう。鉄棒の形やその使い方も重要だ。ゲージは、自分が考えた仕様（スペック）に従って鉄棒をつくらせてきたその道の名人である。

いよいよ事が起ころうとしている。この暑い夏の午後四時三〇分。いまゲージは火薬と導火線を穴に詰め終え、手伝っている部下に火薬を砂で覆うように命じた。そのとき、誰かが背後から声をかける。ゲージは右肩越しに、ほんの一瞬うしろを向く。注意がそがれる。そして部下が穴に砂を注ぐ前に、ゲージは鉄棒でじかに火薬を叩きはじめてしまう。瞬く間に岩の中に火柱が立ち、充塡物がゲージの顔めがけて飛ぶ[2]。

あまりにも凄い爆発に、男たちはみなその場に立ちすくむ。目の前で起きていることがわかるのに数秒かかる。爆発は異常で、岩は少しも壊れない。さらにまた異常なのは、打ち上げられたロケットが発するようなビーッという音。だがこれは花火どころの話ではない。暴行である。鉄棒がゲージの左頬にめり込み、頭蓋骨の底部に突き刺さり、大脳の前部を貫通し、上部を高速で突き抜ける。一〇〇フィート〔約三〇メートル〕以上離れたところに、血と脳みそにまみれた鉄棒が落ちている。フィネアス・ゲージは地面に叩きつけられている。白日の中、ゲージは呆然として声もない。が、意識はある。われわれもまた同じ、絶望的な傍観者である。

「おぞましい事故」。これは一週間後の九月二〇日、ボストンの『デイリー・クーリエ』紙と『デイリー・ジャーナル』紙がつけることになる予想通りの見出し。また九月二二日の『ヴァーモント・マーキュリー』紙は、「すばらしい事故」と奇妙な見出しをつけることになる。『ボストン・メディカル・アンド・サージカル・ジャーナル』誌は、「鉄棒、頭を貫通」と正確な見出しをつける。その感情に左右されない客観的な書き方から判断して、人はこの雑誌記者たちがエドガー・アラン・ポーの怪奇と恐怖の話に精通していたと思うだろう。そしてことによるとそうだったかもしれないが、ポーの怪奇小説はまだ人気がなかったし、ポーが無一文のまま人知れず死ぬのはこの翌年のことだから、それはなさそうだ。それでもたぶんあの恐しさが漂っている。

ゲージが即死しなかったことに人びとが驚いていることに言及しながら、『ボストン・

メディカル・アンド・サージカル・ジャーナル』誌はこう報じている。「爆発直後、患者は仰向けに投げ出された」。その直後「二、三度の四肢の痙攣動作」を呈し、「数分のうちに話をした」。「(ゲージを好いている) 部下たちが抱きかかえて、ほんの数ロッド (一ロッドは約五メートル) 離れた道路まで運び、牛車に座らせた。ゲージは背を伸ばして座ったまま、まるまる四分の三マイル (約一・二キロ) 乗り、ジョーゼフ・アダムズのホテルに行った」。そして「部下たちのわずかな助けを借りて、みずから牛車を降りた」。

ミスター・アダムズを紹介しよう。アダムズはキャヴェンディッシュの治安判事で、その町のホテルと居酒屋のオーナーでもある。ゲージより背が高く、胴回りは倍もあり、そのフォルスタッフ (シェークスピアの『ヘンリー四世』などに登場する巨漢の老騎士) 的体型が暗示するように、あれこれと気をもむ人間だ。アダムズはゲージに駆け寄る。そしてすぐある者に町医者の一人、ジョン・ハーロウ医師を呼びにやらせる。思うに、待っているあいだ、アダムズは「おいおい、ミスター・ゲージ、いったいなんだねこれは?」と言う。そしてもちろん、「あー、なんたること」と。それから、信じられないと頭を振りながら、ゲージをホテルのポーチの日陰の部分へ連れていく。そこは「ピアザ」と呼ばれてきたところだ。などと言うと、それが大きく、広々としていて、開放的であるように思える。たぶんそこは大きく、ゆったりとはしているが、開放的ではない。それはただのポーチだ。そしてそこでいまミスター・アダムズはフィネアス・ゲージにレモネードか、もしかすると冷たいサイダーを差し出している。

爆発から一時間が過ぎた。太陽は傾き、暑さは和らいでいる。ハーロウ医師の後輩、エドワード・ウィリアムズ医師が到着する。数年後、ウィリアムズ医師はそのときの状況をこんなふうに描写することになる。「そのとき彼はキャヴェンディッシュのミスター・アダムズのホテルのピアザで椅子に座っていた。私が馬車で駆けつけると、アダムズが『ドクター、こいつはえらいことだ』と言った。私は馬車を降りる前にまず頭の傷に気がついた。脳の脈動がとてもはっきりしていた。またもう一つ、診る前にはどうしてそうなったのか説明できないようなものが目に入った。頭の頂部がどういうわけか漏斗(じょうご)を逆さにしたように見えていた。これは、穴のまわりであらゆる方向に約二インチ〔約五センチ〕にわたって骨が破壊しているためであることがわかった。いや、こう言うべきだった。頭蓋骨と外皮を貫通している穴は直径一・五インチほど〔約三・八センチ〕。この穴の端がめくれあがり、傷全体としては、まるで何かくさび状の物体が下から上に通り抜けたように見えた。私がこの傷を診ているあいだ、ミスター・ゲージは、どんなふうに怪我をしたかを見物人に話していた。話しぶりはとても理性的で、質問にもあまり嫌がらずに答えていたから、私は、事故のとき彼と一緒でいままわりに立っている部下たちよりも、本人に質問をしたほどだった。そのときミスター・ゲージは、その後もずっとそうしてきたように、私にいろいろと状況を話してくれた。だから当時も、そしてたった一度を除けばその後もずっと、私は彼が完全に理性的であると思っていたと言ってかまわない。一度だけどうかと思ったのは、事故から二週間目のこと、彼はあくまで私を『ジョン・カーウィン』と呼んだ。にもかかわらず、私の質問にはすべてまっとうに答えた」[3]。

鉄棒の形状や重さを考えると、彼の生存はいっそう驚くべきことだ。ハーバード大学の外科医ヘンリー・ビゲロウ教授は鉄棒をこう描写している。「頭蓋骨を貫通した鉄棒は重さが一三・二五ポンド〔約六キロ〕。長さは三フィート七インチ〔約一〇九センチ〕で、直径は一・二五インチ〔約三・二センチ〕。最初に刺さった先端部は尖っている。先細りの部分は長さ七インチ〔約一八センチ〕、先端の直径は四分の一インチ〔約六ミリ〕。たぶんこういう状況が患者の命を救っている。鉄棒はふつうのものではなく、近所の鍛冶屋がオーナーに気に入ってもらおうとしてつくったものだ」[4]。ゲージは自分の仕事とその道具にはじつにうるさい。

爆発事故で頭部に大きな傷を負いながら生存し、しかも直後に話し、歩き、正常さを保っていられる――これはまことに驚くべきことだ。しかし同じぐらい驚くのは、これからその傷口に起ころうとしている避けがたい細菌感染も乗り越えてしまうことだ。ゲージの医者ジョン・ハーロウは消毒の役目を熟知している。抗生物質という助けはないが、手にできる化学物質を使いながら、傷口をせっせと定期的に洗浄し、また排膿が自然にしかも容易に起こるようにと、患者に半横臥の姿勢をとらせる。ゲージは高熱を出し、少なくとも一度は膿瘍ができるが、ハーロウはすばやくメスでそれを除去する。結局、ゲージの若さと強靭な体がよからぬ予想を覆すことになる。神に助けられつつ。「私は手当てをし、神が彼を癒された」と、ハーロウは言う。

フィネアス・ゲージは二カ月足らずのうちに治癒を宣言されることになる。だが、この驚愕するような結末も、いままさにゲージの人格に起ころうとしている特別な変化の前には色あせてしまう。ゲージの気質、好き嫌い、夢や願望。いまそれらすべてが変わろうとしている。ゲージの肉体は健全であるとしても、いまそれを新しい魂が突き動かそうとしている。

ゲージはもはやゲージではなかった

正確には何が起きたかを、今日われわれは事故後二〇年目にドクター・ハーロウがまとめた報告書から断片的に知ることができる[5]。それは信用に値する文献で、そこには豊富な事実と最小限の解釈が記されている。それは人間的にも神経学的にも意味があり、またそこからゲージだけでなく担当医の姿も見えてくる。ジョン・ハーロウは以前教師をしていたが、その後フィラデルフィアのジェファーソン・メディカル・カレッジに入った。ゲージを診たのは医者になってまだ数年のとき。以後ハーロウは、この症例に生涯強い関心をもつようになった。ハーロウが学者になりたいと思ったのはたぶんそのためで、ヴァーモントで開業したとき計画していたことではなかったと思われる。ゲージをうまく治療し、結果をボストンの同僚たちに報告しているときが医者として輝いている時期だったかもしれないが、ハーロウは、ゲージの治療に真の暗雲がたれこめているという事実に、動揺もしていたにちがいない。

ハーロウはゲージがどのように体力を取り戻し、身体的回復がどう完結したかを述べている。それによれば、ゲージは触れること、聴くこと、見ることができ、手足や舌のしびれもなかった。左眼の視力は失っていたが、右眼は完全だった。しっかり歩き、両手を器用に使い、話しぶりや言葉にこれといった問題は見当たらなかった。にもかかわらず、ハーロウが詳述しているように、「言うなれば、知的能力と動物的傾向との平衡またはバランス」が破壊されていた。その変化は脳損傷の急性的段階が治まるとすぐに明白になった。いまやゲージは「気まぐれで、無礼で、以前にそんな習慣はなかったのにときおりひどく下品な言葉を吐き、同僚たちにほとんど敬意を払わず、自分の願望に反する束縛や忠告にいらだち、ときおりどうしようもないほど頑固になったかと思うと、移り気で、優柔不断で、先の作業をいろいろ計画するが、段取りするやいなややめてしまう……ゲージの知的な能力と表現の中には子どもがいて、同時に彼には強い男の動物的感情がある」。下品な言葉はあまりにもひどかったから、それで感情を害することがないようにと、女性たちはゲージがいるところにあまり長居しないよう言われていた。ハーロウその人からのもっとも強い忠告でも、この犠牲者にかつてのよき振る舞いを取り戻させることはできなかった。

こういった新しい人格的特徴は、事故前にフィネアス・ゲージがもっていたことが知られている「穏健な傾向」や「かなりエネルギッシュな性格」とは、際立った対照をなしていた。かつてゲージは、「よくバランスのとれた心をもち、彼を知る者からは、計画したすべての作業をひじょうにエネルギッシュにしかも粘り強くこなす、敏腕で頭の切れる仕事人として尊敬されていた」。仕事的にも時代的にも、ゲージが成功者だったことはまちがいない。しかしあまりにも根本的に変化していたので、友人も知人もほとんど彼をゲージと認識できないほどだった。彼らは「ゲージはもはやゲージではない」と悲しげに言った。あまりにも人間がちがっていたので、ゲージが仕事に戻ったとき、会社は彼を採用しなかった。というのは、会社は「彼の心の変わりようがあまりにも著しいので、再度彼に元の仕事を与えることはできないと考えた」からだった。問題は身体的能力や技量の低下ではなかった。あくまでゲージの新しい人格だった。

転落はとどまることがなかった。もはや現場監督として働けなくなったゲージは、何度か養馬場での仕事に就いた。推測がつくように、気まぐれでやめたり、素行の悪さで首になったりした。ハーロウが書いているように、ゲージは「いつも自分に合わない仕事を見つける」のがうまかった。つぎに就いた仕事はサーカスの見世物だった。ゲージは自慢げに頭の傷口とあの砂叩きの鉄棒を見せ、ニューヨークのバーナム・ミュージアムの呼び物になった（ゲージはいつもその鉄棒を携えていたと、ハーロウは述べている。またハーロウは、物や動物へのゲージの強い愛着を指摘している。それは新しく生じたもので、かなり異常だった。「収集家の行動」とも言えるこの特徴と同じものを、私は、ゲージのような損傷を負った患者や自閉症の患者に見てきた）。

当時のサーカスは、いまよりもずっと自然の残酷さに目をつけ、それを巧みに利用していた。小人、世界一の肥満女、のっぽ男、顎長人間などの内分泌系の障害者。あるいは、神経線維腫症の犠牲者である象皮の若者などの神経系の障害者——そして今度はゲージ。そのような一座の中で金のために苦しみを売り物にしていたゲージが目に浮かぶ。

事故から四年、さらに別の見せ物で大当たりした。それからゲージは南アメリカへと向かった。たぶん養馬場で働き、チリのサンチャゴとヴァルパライソではときおり乗合馬車の御者をした。その後の国外放浪生活については、一八五九年に健康が悪化しはじめたということ以外、ほとんど知られていない。

一八六〇年、ゲージはアメリカに戻り、あのとき以来サンフランシスコに移り住んでいた母と妹と暮らした。はじめゲージはサンタクララの農場に雇われたが、長くは留まらなかった。ここあそことうろついていては、ときおりそのあたりの労働者としての仕事を見つけていた。ゲージが自立的な人間でないことは明らかだし、かつて手にしていたような堅実で収入のある仕事を得られないことも明らかだ。転落の終焉は間近だった。

採鉱、農作、海運などに関わる野心的な起業家たちが闊歩する活気あふれるところ、それが私の考える一八六〇年代のサンフランシスコの情景だ。そしてそこにゲージの母や妹がいる。妹はサンフランシスコの金持ちの商売人(D・D・シャタック)に嫁いでいたので、老いたゲージがそこに所を得ていた可能性はあった。だが、われわれが逆向きにタイムトラベルしても、ゲージをそこで見かけることはないだろう。たぶん見かけるとすれば、大物商売人たちと話しているゲージではなく、街のいかがわしいところで酔っ払ってがなりたてているゲージだろう。ゲージは、数十年後、南へ数百マイルのハリウッドでナサナエル・ウエストが表現したように、「死ぬためにカリフォルニアにやってきた(6)」やる気を失った人間たちの仲間入りをしていた。

今日手にできる乏しい文献資料によれば、ゲージは癲癇性のひきつけを起こしたようだ。臨終は一八六一年五月二一日、ある病にかかって一日足らずのことだった。まず大痙攣が起きて意識不明になった。その後、間髪を入れず、何度も痙攣が起きた。ゲージは二度と意識を取り戻さなかった。痙攣がほとんど連続的になって死にいたる〈癲癇重積状態〉により、命を落としたのではないかと思われる。享年三八。サンフランシスコのどの新聞にも死亡記事は載らなかった。

なぜフィネアス・ゲージか?

この悲しい物語を語ることとの価値は何か。こうした奇怪な話が意味するところは何か。答えは単純だ。ほぼ同じころに起きた他の神経系損傷の症例から脳が言語、知覚、運動機能の基盤であることが明らかになり、一般的に細かいことについてより断定的なことが言えるようになったが、ゲージの話はある驚くべき事実を暗示していた。どうやら人間の脳にはとりわけ推論に向けられたシステムが、それもとくに個人的かつ社会的次元の推論に向けられたシステムがある、というのがそれだ。つまり、脳損傷の結果、たとえ基本的な知能も言語も無傷であっても、以前に身につけた社会的慣習や倫理的ルールを守らなくなるかもしれなかった。そして偶然にもゲージの例は、脳の中の何かが、複雑な社会環境の中で将来を見据え計画を立てる能力、自分と他人に対する責任感、自由意志のもとで自分の生存を入念に練り上げる能力、といった人間特有の性質と特定的に関わっていることを暗示していた。

この不幸な話のもっとも驚くべき側面は、事故が起きる前に見られた正常な人格構造と、事故後に表出し、その後一生ゲージにつきまとったように思われる邪悪な人格的特徴との相違である。かつてゲージは、自己の向上につながる選択に関して彼が知る必要のあることをすべて知っていた。彼には個人的、社会的責任感があって、それは仕事での出世に反映されていたし、彼は仕事の質に関心を向け、雇い主や同僚の尊敬を得ていた。社会的慣習によく適応していたし、彼の振る舞いは倫理的であったように見える。しかし事故後、彼はもはや社会的慣習を尊重しなかったし、言葉の広い意味での倫理が破られていた。また彼がする決断には自分自身の最善の利益が考慮されていなかったし、ハーロウの言葉を借りるなら、「空想以外になんの根拠もない」つくり話に耽っていた。将来に不安を抱いたという証拠も、何かを計画する兆しもなかった。

ゲージの人格の変質は微妙ではなかった。彼は選択がうまくできず、彼のなす選択は少しもあたりさわりのないものではなかった。それは、知能が衰えていて恐る恐る行動する人間の控えめな、あるいはそれほど意味のない選択ではなく、自分自身に積極的に不利をもたらすような選択だった。ゲージは自分の転落にみずから拍車をかけた。人によっては、いまや彼の価値体系が以前とはまったくちがったものになったか、あるいは、たとえ同じままでもその古い価値体系が彼の決定行為に影響を及ぼすことができなくなったか、どちらかではないかと言うかもしれない。だが、そのいずれかが正しいとする証拠はないし、私がおこなってきたフィネアス・ゲージのような脳損傷を有する患者たちの研究から私が確信しているのは、いずれの解釈もそういった状況で実際に起きることを正しく捉えていないということだ。価値体系の一部が残り、抽象的な形で利用されることはあり得ても、それは現実の状況と結びついていない。この世のフィネアス・ゲージたちが現実的に行動する必要があるときに、意志決定のプロセスへの古い知識の影響は最小限である。

ゲージの話のもう一つの重要な側面は、人格が変質していながら、注意、知覚、記憶、言語、知性といったいくつかの心の装置は完全無欠であるという不一致である。神経心理学で〈解離〉として知られているこの種の不一致においては、一般的な作用のうちの一つ以上の働きが、他のすべてと調和しない。ゲージの場合、人格障害が、そのほかの点では完全な認知作用や行動から解離していた。脳のほかの場所に傷をもつ別の患者の場合、言語に障害があっても、人格やほかのすべての認知的側面は完全ということもある。その場合は言語が「解離している」。ゲージに類似した患者のその後の研究により、彼の解離の特徴にはその起き方に一貫性があることが裏づけられてきた。

当時は信じがたいことだったにちがいないが、こういう人格変化が自然治癒することはない。はじめはハーロウでさえ、変化が永久であることを認めようとしなかった。それももっともではある。というのは、ゲージの話のもっともドラマチックな要素は彼の生還そのものであり、ついで、たとえば麻痺、言語障害、記憶喪失のような、すぐそれとわかる後遺症もなく生還したことだったからだ。そんなとき、ゲージの身に新しく生じた社会的欠点を強調することは、神と医学に対する忘恩行為とも言えた。しかし一八六八年までには、ハーロウも、彼の患者の全面的な人格変化を認めようとしていた。

ゲージの生還は大いに強調されたが、奇妙な現象に対しては慎重だった。彼の行動の変化の重要性は大方忘れ去られた。それなりの理由があった。当時の脳科学という小さな世界においてさえ、見解を異にする二つの陣営が形成されはじめていた。一方の陣営は、言語や記憶といった心理学的機能は脳の特定部位に見いだされるものではないという立場をとった。脳が心を生み出していることはしぶしぶ認めねばならないとしても、それは脳全体としてそうなるのであって、特別な機能をもったいくつかの部分の集合としてそうなるのではないという考えだ。もう一方の陣営は、それとは反対に、脳には特化された部位があり、それらの部位がいくつかの独立した心的機能を生み出していると考えた。この二つの陣営の対立は、単に、当時の脳の研究が揺籃期にあったことを意味しているわけではなかった。論争はさらに一〇〇年つづき、ある程度は今日もなお存続している。

フィネアス・ゲージの話から引き出される科学的議論はすべて、言語や運動を脳に局在化する問題に向けられ、けっして社会的行動障害と前頭葉損傷との関係に向けられることはなかった。ここで私が思い出すのはウォーレン・マカロックのつぎの格言だ。「私が指を差したら、私の指ではなく、私が差しているところを見よ」（マカロックは米国の伝説的な神経生理学者で、のちの「計算神経科学」のパイオニア。また詩人で予言者でもあった。この種の格言はたいてい、ある予言の一部分である）。しかしゲージが心ならずも指を差していたほうに目を向ける者はほとんどいなかった。もちろん、ゲージの時代にしかるべき方向に目を向けるだけの知識と勇気をもちあわせた人間を想像することは難しい。

それでも、ダメージを受けたらゲージの心臓や肺の動きをストップさせたであろう脳部位に鉄棒が触れなかったという話は、受け入れられた。覚醒をコントロールしている脳部位は鉄棒の通り道から遠く離れていたので無事だった、という話も受け入れられた。だからその傷でゲージが長期間意識不明にならなかったということさえ、受け入れられた（この事象は脳損傷の研究から得られた今日の知識に先鞭をつけるものだった。すなわち、脳損傷では損傷の形態が重要な要素になる。何かで頭部を激しく打つと、たとえ頭蓋骨が折れず、また脳に何も突き刺さらなかったとしても、長時間大きな意識障害が起こることがある。加わった力が脳の機能を根本的にだめにしてしまうからだ。ところが、貫通性損傷の場合はそうはならない。なぜなら、力は分散せず、貫通孔周囲の狭い範囲に集中するからだ。その結果、脳組織が実際に破壊されたところにだけ機能障害が生じ、ほかの部分の脳機能は保持される）。しかしゲージの行動の変化を理解するには、正常な社会的行動は脳の特定部位と関係していると考えることが必要だったが、この概念は、運動、感覚、言語といったものに対する概念にくらべると、はるかにわかりにくいことだった。

じつを言うと、心的機能は脳の特定部位と結びついてはいないと考える者がゲージの症例を利用した。彼らは医学的証拠にざっと目をとおし、もしゲージが蒙ったような傷でさえ麻痺や言語障害を引き起こすことはないということなら、神経学者が運動中枢、言語中枢としてきた脳の比較的小さい部位に運動制御や言語機能を求めることができないのは明らかである、と主張した。彼らは――あとでわかるように、完全に誤って――ゲージの傷がそれらの中枢に直接ダメージを与えたと考えていたのだ。[7]

イギリスの生理学者デイヴィッド・フェリアーは、高い能力と知恵で一連の事実を分析した数少ない学者の一人だった。[8] フェリアーは行動の変化を伴った別の脳損傷例をいくつか知っていたし、また彼自身も動物の大脳皮質を電気刺激したり切除したりという先駆的実験をおこなっていたから、ハーロウが見いだした事実を評価できる特別な立場にあった。彼は、傷が運動と言語の「中枢」には及んでいないこと、ダメージを受けたのは彼がすでに「前頭前皮質」と呼んでいた部分であること、またそうしたダメージはゲージの奇異な人格変化――フェリアーはそれを具体的に「精神的退廃」と呼んだ――と関係している可能性があることなどを推断した。それに対する賛意の声をハーロウとフェリアーが耳にしたとすれば、それは骨相学という、まったく別の世界の信奉者たちからのものだった。

§ 骨相学

骨相学として知られるようになったものの起こりは「器官学」で、一八世紀末にフランツ・ヨーゼフ・ガルによって創始された。それはまずヨーロッパのウィーン、ワイマール、パリの知識人のあいだで大いに評判になり、ついでガルの弟子でいっとき友人でもあったヨハン・カスパー・シュプルツハイムによってアメリカに紹介され、初期の心理学、初期の神経科学、そして実践哲学の三つが奇妙に融合した学問として船出した。骨相学は一九世紀のほぼ全体を通じて自然科学と人文科学にいちじるしい影響を与えた。もっとも、その影響が広く認められていたかといえばそうではなかったし、影響を受けた者も、そういう動きとは距離を置くように注意していた。

ガルのアイディアのいくつかは、当時としてはきわめて驚くべきものだ。ガルは迷いのない言葉づかいで、脳は精神の器官であると述べた。そして同じように確信をもって、脳は多くの器官の集合体であり、各器官には特有の心理学的機能があると主張した。彼は身体と心を完全に分離してしまう主流の二元論的思考と決別しただけでなく、この脳と呼ばれるものには多くの部分があること、そしてそれらの部分がはたす機能に関して特化が存在することを、正しく直観で見抜いていた。(9) 脳の特化は今日はっきり確認されている事実だから、それは信じがたいほどの直観だ。しかし、もちろん彼は脳の個々の部分の機能が独立してはいないことを知らなかったし、いわんやその機能が、それらの部分で構成されるより大きなシステムの機能に貢献することも知らなかった。だが、このことに関してガルを責めることはできない。なにしろ、「現代的」見解が確固たるものになるのに二世紀近くを要してきたのだ。今日われわれが確信をもって言えることは、視覚に対しても、言語に対しても、またそのことで言えば理性や社会的行動に対しても、「中枢」などというものは一つもないということだ。あるのは、相互に連絡したいくつかの脳ユニットで構成される「システム」である。ちなみに、機能的にではなく解剖学的に見ると、まさしくそれらの脳ユニットが、骨相学に影響された理論の古めかしい「中枢」にあたる。またこれらのシステムは、心的機能の基盤を構成する比較的独立性の高い作用に向けられている。さらに言えば、個々の脳ユニットは、それがシステム中のどこに位置しているかで、そのシステムの作用に異なる貢献をするので、相互交換がきかない。これはひじょうに重要だ。システムの作用に対する特定の脳ユニットの貢献内容は、そのユニットの構造だけでなく、そのシステムにおけるその〈位置〉にも依存しているのだ。

あるユニットがどの辺にあるかはきわめて重要だ。この先、本書のいたるところで神経解剖学や脳解剖学についてくどくどと説き、脳のさまざまな部位を明らかにし、それらの名称やそれらと相互に結びついている他の部位の名称を読者が辟易するぐらい繰り返すことになるのも、そのためだ。また、特定の脳部位の推定される機能をたびたび取り上げるが、そのときはその部位が属しているシステムと結びつけながら理解してもらいたい。私は骨相学の罠に落ち込むつもりはない。要するに、心は一つひとつの分離した要素の作用から、そしてまた、それらの分離した要素で構成される多数のシステムの調和のとれた作用から生まれている。

われわれは、ガルが「脳の特化」という概念の生みの親であることを認めねばならないし、当時の乏しい知識を考えればそれはじつに印象的なアイディアだったが、彼が吹き込んだ「中枢」という考えに対しては、彼を非難しなければならない。この中枢は、一九世紀の神経学者や生理学者の研究において「心的機能」と不可分に結びつくようになってしまった。また骨相学のさまざまな大胆な主張、たとえば、個々の脳「器官」はその大きさに比例した心的機能を生み出すとか、すべての器官と機能は生得的であるといった考え方に対して、われわれは批判的でなければならない。現代の脳科学者にもいまだにそれと同じ考え方で研究している者がいるが、器官の大きさを、ある心的機能の「パワー」や「エネルギー」の指標とみなす考えは滑稽なほどにまちがっている。この主張の延長、すなわち骨相学をもっとも貶めたもの——骨相学という言葉を聞くと多くの者が思い起こすもの——は、すべての脳器官は頭蓋骨に隠しようもなくあらわれるこぶによって外から確認し得る、というものだった。また器官と機能は生得的であるという考えに関して言えば、一九世紀全体をとおして文学などにその影響を見ることができる。その誤謬の大きさについては第5章で述べる。

骨相学とフィネアス・ゲージの話との関係は、とくに述べておく価値がある。心理学者のM・B・マクミラン[10]はゲージに関する証拠を探していて　ある手がかりを発見した。それは一八〇〇年代の骨相学の世界に身を置いていたネルソン・サイザーという人物に関するものだ。サイザーはニューイングランドで講演し、ゲージの事故が起こる前の一八四〇年代はじめにヴァーモントを訪れた。サイザーは一八四二年にジョン・ハーロウに会った。以下を除けばかなり退屈なある本の中で、サイザーは、「ハーロウ医師は当時若い医師で、一八四二年の骨相学に関するわれわれの講演会では委員会のメンバーの一人として手伝った」と書いている。当時の合衆国東部の医学校には骨相学の信奉者が何人かいたから、ハーロウは彼らの考え方に精通していた。たぶんハーロウは骨相学の安息の地フィラデルフィアで、あるいはニューヘヴンやボストンで、彼らが話すのを耳にしていたと思われる。ちなみに、ガルが他界した直後の一八三二年、これらの都市にシュプルツハイムが来て、科学の指導者として、また渦中の人物として、大歓迎された。不幸にもシュプルツハイムはニューイングランドで大いなるもてなしを受けつつ世を去った。その早すぎる死は数週間のうちに起きたが、感謝の念から、葬儀の夜、ボストン骨相学協会が設立された。

ハーロウがシュプルツハイムの講話を聞いたかどうかはともかく、ネルソン・サイザーがキャヴェンディッシュを訪れたとき（宿泊したところは、ほかでもない、アダムズのホテルだった）少なくとも一度、ハーロウがサイザーから直接骨相学の講義を受けたというのは、興味をかきたてる。後にハーロウは、ゲージの行動の変容は特定の脳損傷によるものであってあの事故の一般的反応ではないと大胆に結論づけているが、それはもしかするとこのときの影響かもしれない。だが興味深いことに、ハーロウはその解釈の裏づけを骨相学に求めてはいない。

サイザーはキャヴェンディッシュに戻ってきた（今度もアダムズのホテルに――そしてもちろんゲージの回復室に――泊まった）。彼はゲージの話をよく知っていた。サイザーは一八八二年に骨相学の本を著し、その中でフィネアス・ゲージについてこう書いている。「われわれは一八四八年の症例についての（ハーロウの）記録を、情熱的関心をもって深く議論した。またあの哀れな患者が同じホテル、同じ部屋に泊まっていたことをわれわれは忘れない[11]」。サイザーの結論は、鉄棒が「ビネヴァレンスの近くとヴェネレーションの前部」を通過した、というものだった。ビネヴァレンスとヴェネレーション？　それらはどこかのカルメル会女子修道院のシスターの名前などではない。それらは骨相学的「中枢」、脳「器官」の名称だった。ビネヴァレンスとヴェネレーションは、人間に適切な振る舞い、親切心、他人に対する尊敬の念を授けるところだ。これを知っていれば、ゲージに関するサイザーのつぎの最終見解を理解できるだろう。「彼のヴェネレーションの器官が傷を負ったと思われ、あの冒瀆的行為は予想される結果だった」。そのとおり！

提起された問題

ゲージの人格変化が脳の特定部位の限定的損傷によって引き起こされたことはまちがいない。しかし、そうした解釈が出てきたのは事故後二〇年経ってからであり、またそれがなんとなく受け入れられるようになったのは今世紀に入ってからのことである。当のジョン・ハーロウを含め、ほとんどの者が、「鉄棒が横切った部分は、いくつかの理由から、傷を蒙るとすれば大脳の中でもっとも適したところだった」と長いあいだ信じていた[12]。言い換えると、そこはほとんど何もしない、それゆえ脳の不要な一部だったのだ。しかしハーロウ自身が気づいたように、これほど真実からかけ離れている話はなかった。ハーロウは一八六八年に、ゲージの心の回復は「ごく部分的で、彼の知的能力は明白に損なわれていたが、全面的に失われたわけではなかった。すなわち、痴呆症のようなものではないが、能力は弱まっていたから、彼の心的作用は種類においては完全だったが、程度や質においてはそうではなかった」と書いている。ゲージの症例が問わず語りにわれわれに教えていることは、社会的慣習を重んじ、倫理的に行動し、自分自身の生存と発展に有利な意志決定をするには、規則と戦略の知識と脳の特定のシステムの完全性が要求されるということだった。この教訓の問題は、それを理解可能なもの、決定的なものにするのに必要な証拠がないことだった。逆にそれはミステリーになり、前頭葉機能の「謎《エニグマ》」として語られてきた。ゲージは、答えてくれた以上に、問題を提起したのである。

まず、ゲージの脳損傷に関してわれわれにわかっていることと言えば、たぶんそれは前頭葉にあった、ということだけである。これはまるで、シカゴはたぶんアメリカにある、と言うのに似ている。正確ではあっても具体的ではないし、大して役に立たない。仮にダメージが前頭葉を冒したとするなら、それは正確にその領域のどこにあったのか？　左葉か、それとも右葉か？　それともまた別のところか？　次章で見るように、新しい画像技術のおかげで、われわれはこの問題に対する答えを得られるようになっている。

つぎに、ゲージの人格障害の本質という問題があった。その異常さはどのようにして生まれたのか？　もちろん第一の原因は頭にできた穴だったが、それは単に、なぜ人格障害が生じたかを語っているだけで、どのようにかを語っていない。穴が前頭葉のどこにあっても同じ結果になるのか？　その答えが何であれ、いったいどういうことで脳の一部位の破壊が人格を変えるのか？　もし前頭葉に特殊な部位があるとするなら、それらはいったい何でできているのか、無傷の脳の中ではそれらはどう作用しているのか？　それらは社会的行動のための一種の「中枢」なのか？　それらは進化において選択されたモジュールで、そこに問題解決のアルゴリズムがつまっていて、われわれに推論の仕方、意志決定の仕方を教えるようになっているのか？　もしそうだとすれば、それらのモジュールは、環境とどのように相互作用しながら発達し、正常な推論と意志決定を可能にしているのか？　それとも、じつはそんなモジュールなど存在しないのか？

ゲージが意志決定できなかったという事実の背後にどんなメカニズムがあったのか？

もしかすると、問題を推論するのに必要な知識が破壊されたか利用できなくなったために、彼はもはや適切に意志決定することができなかったのかもしれない。あるいは、必要な知識は完全無欠で利用可能だったが、推論のための戦略が損なわれていたということもあり得る。もしそうだったとすれば、推論のどの段階が失われていたのか？　もっと言えば、正常と言われている人間にはどういう段階があるのか？　そしてもしわれわれが幸運にもこうした段階のいくつかについてその本質を探り出すことができるとしたら、それらの神経学的基盤は何か？

これらすべての問いは興味深くはあるが、一人の人間としてのゲージと関わる問題ほどには重要ではないかもしれない。はたして彼には自由意志があったと言えるだろうか？　彼は善悪がわかっていたのか、それとも彼の新しい脳構造の犠牲者で、彼の意志決定は押し付けられたものであり、不可避だったのか？　彼は自分の行動に責任があったのか？　もしなかったとすれば、もっと一般的な意味で、それは責任についてわれわれに何かを語っているのか？

われわれの周囲には、社会的栄光からの転落ぶりが驚くほど類似している大勢のゲージがいる。その中には脳腫瘍や頭のけがや他の神経系の病のために脳にダメージを受けた者がいる。一方、はっきりした神経系の病にかかってはいないが、脳と関係する理由で、あるいは生まれてきた社会と関係する理由で、やはりゲージのように振る舞う者もいる。もし彼らが提起している問題を人間的に解決すべきであるというなら、われわれは、自分自身に対しても他人に対しても行動が破壊的になり得るこうした人びとの本質を理解する必要がある。こうした人びとに対して今日の社会が示す反応のうち、とりわけ投獄や死刑はわれわれの理解になんら寄与しないし、問題の解決にもならない。問題をもっと深く捉え、われわれ「正常な」人間が、ある日突然、フィネアス・ゲージの大転落を運命づけたあの不合理さに陥ったときのわれわれ自身の責任について問うべきである。

ゲージはきわめて人間的な何かを、一個の社会的存在として自分の将来を計画する能力を、失った。彼はこの喪失をどう自覚していただろうか？　われわれが言うのと同じ意味の自意識を彼はもっていたと言えるだろうか？　彼の魂は衰えていたとか、彼は魂を失っていたと言うのは正しいだろうか？

デカルトがゲージの話を知っていて、しかもわれわれが今日もっているような神経学の知識をもっていたとしたら、彼はいったい何を考えただろうか？　はたして彼は、ゲージの松果体をいろいろ調べただろうか？

第2章　明らかになったゲージの脳

基本的問題

フィネアス・P・ゲージの事件とほぼ同時期に、二人の神経学者、フランスのポール・ブローカとドイツのカール・ウェルニッケが、脳に傷をもつ神経疾患の患者の研究で医学界の注目を浴びた。ブローカとウェルニッケはそれぞれ独自に、大脳の特定の部位のダメージがこれらの患者に新しく生じた言語障害の原因であるという考え方を示した。[1] この言語障害は専門的には失語症として知られるようになった。ブローカとウェルニッケは、その損傷は健常者の脳に二つの異なる言語処理のための神経基盤が存在することを示していると考えた。彼らの提案は論争の的になった。それを支持しようという急な動きはなかったが、世界は彼らの言うことに耳を傾けた。しぶしぶながら、そして多くの修正を受けつつ、彼らの提案は徐々に受け入れられるようになった。しかしゲージに関するハーロウの研究は、またそのことで言えばデイヴィッド・フェリアーのコメントも、いっさいその種の注目を引くことはなかったし、同僚たちの想像力に火をつけることもなかった。

それにはいくつか理由があった。まず、たとえある哲学的傾向により脳を心の基盤と考えることが可能だとしても、倫理的判断のように人間の魂と密接につながっているもの、あるいは社会的行為のように文化的束縛を受けているもの、そういったものが、脳の特定の部位に大きく依存しているなどという見解は受け入れがたかった。さらにハーロウは、ブローカやウェルニッケのような教授たちとくらべればアマチュアで、自説を展開するのに必要な説得力ある証拠を揃えられないという事実もあった。脳損傷の正確な場所を示せないことが、なによりもそれを雄弁に物語っていた。それに対してブローカは、脳のどの部分の傷が患者に言語障害ないしは失語症をもたらしたかを確信をもって述べることができた。彼は患者の脳を解剖台で調べていたからだ。ウェルニッケも同じだった。彼も検屍時に、言語障害を呈していた患者たちの左側頭葉の後部が部分的に破壊されていることを見てとっていた——そして冒された言語機能の特徴が、ブローカが確認したものとは別のものであることに注目していた。しかしハーロウはそのような観察をいっさいすることができなかった。彼はゲージが負った脳損傷とゲージの行動障害の関係をなんとかして説明しなければならなかったし、まずは損傷がどこかを推測しなければならなかった。彼は何に関しても自分が正しいことを誰もが納得するように証明することができなかった。

ハーロウの苦境はブローカが公表した最新の発見によっていっそう悪くなった。というのは、ブローカは左前頭葉第三前頭回の損傷が、彼の患者たちの言語障害の原因であるこ

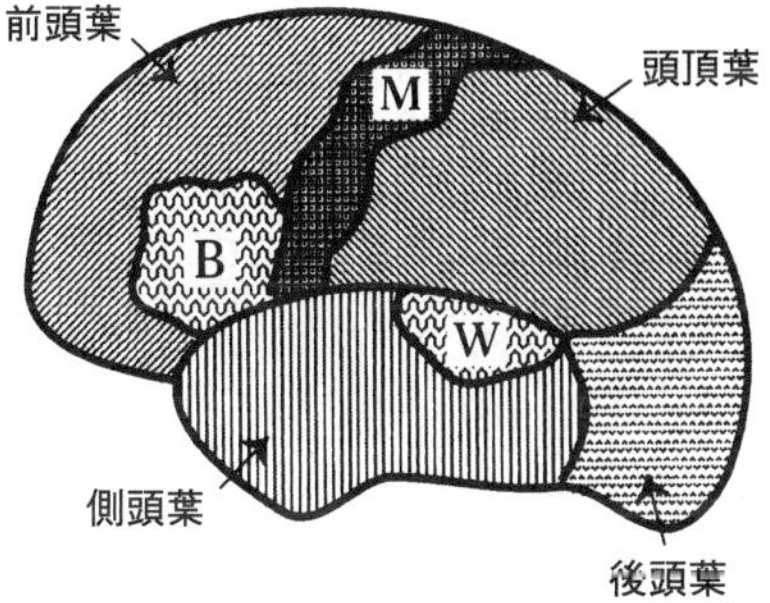

図2－1　Bはブローカ野、Mは運動野、Wはウェルニッケ野。四つの葉（よう）が図に示してある。ハーロウの批判者たちは、ゲージの脳はブローカ野か運動野、あるいはその双方が傷ついていたと主張し、人間の脳には機能的特化があるという考えを激しく批判した。

とを明らかにしていたからだ。そして鉄棒の貫通状況は、ゲージの脳損傷部位が左前頭葉にあることを示唆していた。だがゲージは言語障害にはならなかったし、またブローカの患者がゲージのような人格欠陥を示すこともなかった。なぜ結果がこのようにちがうのか？　機能に関する当時の神経解剖学の乏しい知識を使って、損傷部位はほとんど同じだが結果が異なるのは、大脳に機能の特化を見いだそうとする者たちの愚かさが暴き出されているにすぎない、と考える者もいた。

一八六一年にゲージが死んだとき、死体解剖はいっさいなされなかった。ハーロウ自身がゲージの死を知ったのは死後五年ほど経ってからだった。その間南北戦争が起きていたから、この種のニュースはそう速くは伝わらなかった。ゲージの死を耳にしたハーロウは、悲しむと同時に、ゲージの脳を研究する機会を逸し、落胆したにちがいない。事実、あまりの落胆から、彼はゲージの妹に手紙を書き、突飛な要求をした。事件の記録としてゲージの頭蓋骨をとっておきたいので墓を掘り起こしたい、そう懇願したのだ。

心ならずもフィネアス・ゲージはふたたび不気味なドラマの主役になった。ゲージの妹とその夫D・D・シャタックがクーン医師（当時サンフランシスコ市長）とホームドクターとともに立ち会う中、葬儀屋がゲージの棺を開け、彼の頭蓋骨を取り出した。ゲージの遺体のわきに置かれていた砂叩きの鉄棒も取り出され、頭蓋骨とともに東部のハーロウ医師のもとに送られた。そして、以来ずっと彼の頭蓋骨と鉄棒はボストンのハーバード・メディカルスクールのウォーレン・メディカル・ミュージアムに展示されてきた。

ハーロウにとって、頭蓋骨と鉄棒を展示することは、彼の患者がでっちあげの人物ではなく、そのような傷をもつ人間が実在したことの証明だった。一方、およそ一二〇年後のハナ・ダマシオ〔神経科医で、著者の妻〕にとってゲージの頭蓋骨は、ハーロウの未完成の仕事を完成させ、ゲージと前頭葉機能に関する現代的研究との架け橋の役割をはたす、ある推理的研究のための踏み台になった。

彼女は鉄棒の概略の飛跡を考えることからはじめた。風変わりな頭の体操である。鉄棒は左頬から入って上方に進んで頭蓋骨に入り、すぐ上の左眼窩（眼球を収める窪み。アイ・ソケットとも言う）の背後を突き進む。鉄棒はさらに上方に向かい、正確にどことは言えないが、正中線〔頭蓋骨を左右に分ける線〕に近い脳の前部を貫通したにちがいない。

鉄棒は右脳側に傾いていたようだから、鉄棒はまず脳の左側に、ついで上方に進んで脳の右側に当たった。したがって、最初の脳損傷部位はたぶんアイ・ソケットのすぐ上の眼窩前頭部だったろう。鉄棒は突き進みながら左前頭葉の内表面の一部を、そしてたぶん右前頭葉の内表面の一部を破壊したと思われる。最後に、鉄棒が外に飛び出すとき、まちがいなく左半球の前頭葉背側（つまり、後部）領域に、そしてたぶん右半球の前頭葉背側領域にもダメージを与えた。

この推論が不確実であることは明白だった。理想化された「標準的な」脳の中で鉄棒がとり得る飛跡にはある程度幅があるし、またその脳がゲージの脳とどれほど似ているかもわかりようがなかった。神経解剖学によって脳の各要素間の位相幾何学的関係はおそろしいほどよくわかっているが、それでも局所解剖学的個人差はかなりあり、だからわれわれの脳一つひとつは同じメーカーの車よりはるかに変化に富んでいる。このことをもっともよく示しているのが人間の顔の同一性と差異というパラドックスだ。顔には不変の数の要素と不変の空間的配置がある（要素間の位相幾何学的関係はすべての人間の顔で同じだ）。にもかかわらず、顔かたちがかぎりなく多様で個々に識別可能なのは、そうした不変の部品の大きさ、形、位置、そして相対的配置が解剖学的にわずかにちがう（厳密な局所解剖構造が顔によって異なっている）からだ。このように個々の脳の差異を考慮すると、前述の推論はなおさら怪しいものになった。

そこでハナ・ダマシオは、現代神経解剖学と最新の神経画像化技術を駆使することにした。[2] 具体的に言えば、彼女は生きている人間の脳の三次元画像を構築するためにみずから開発した新しいテクニックを使ったのだ。「ブレインヴォックス」[3]（Brainvox）として知られているこのテクニックは、脳を高解像度磁気共鳴装置でスキャンして得られた生データをコンピュータで操作するものだ。健常者の場合であれ、神経疾患患者の場合であれ、これを使えば解剖台で目にする脳と寸分たがわぬ脳の画像ができる。それは少々気味の悪い、不安すら抱かせるものである。もしハムレット王子が、墓掘り人が手渡した空っぽの頭蓋骨ではなく、ハムレット自身の三ポンド〔約一・四キログラム〕のぼんやりした不気味な脳を見せられていたら、どうしただろうか？

§ 神経系の解剖学的構造

ここで人間の神経系（ナーバス・システム）の解剖学的構造を概観しておくのは有用だろう。なぜそんなことに時間を割く必要があるのか？　前章で骨相学ならびに脳の構造と機能の結びつきを論じた際、神経解剖学あるいは脳の解剖学の重要性について述べた。ここで再度それを強調するのは、神経解剖学は一個のニューロン（神経細胞（ナーブセル））というミクロなレベルから、脳全体にまたがるマクロなシステムのレベルまで、神経科学における基本的な学問であるからだ。さまざまなスケールの脳構造に関して詳細な知識をもっていないと、いろいろなレベルの脳機能を理解できる望みはないだろう。

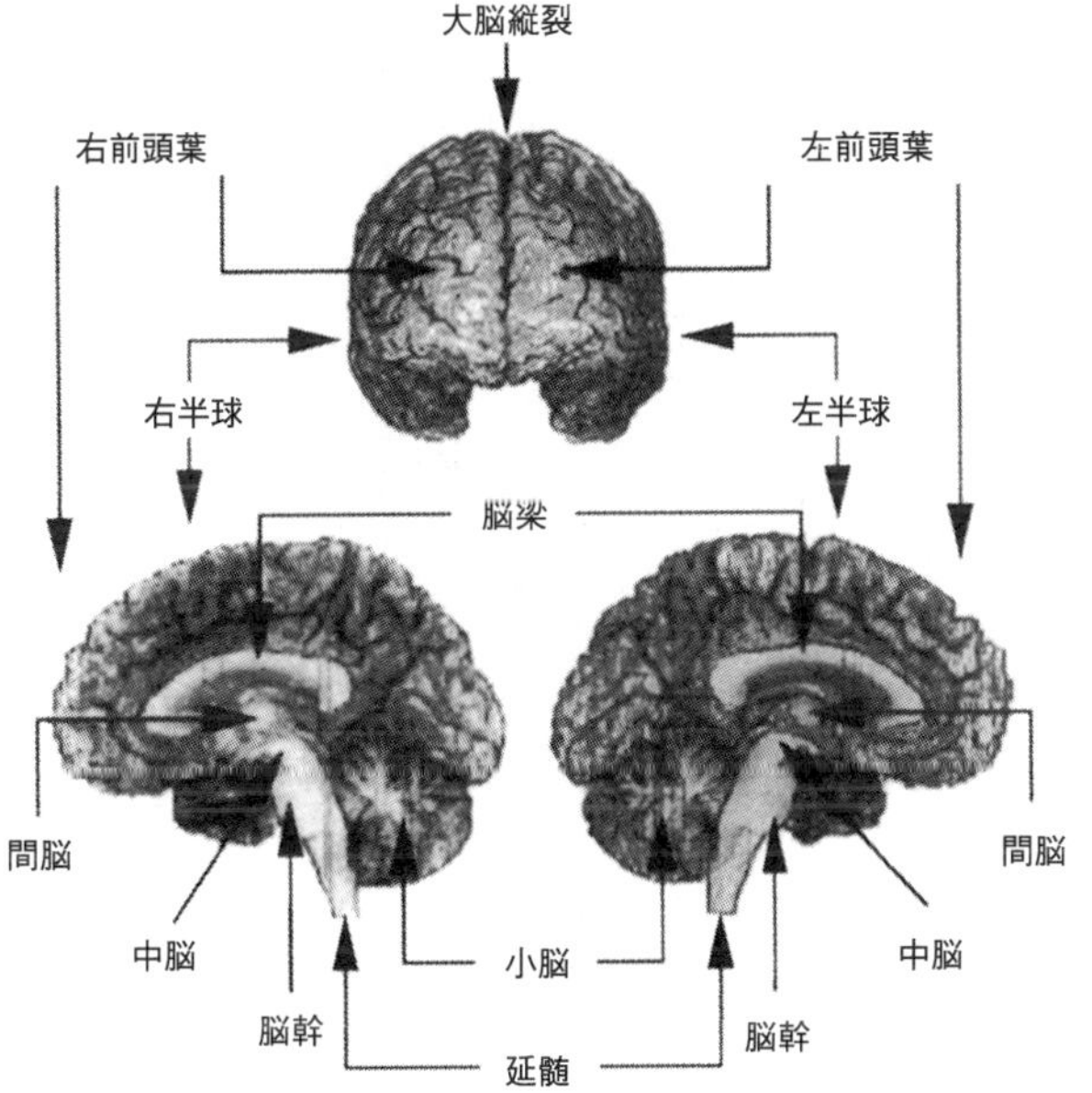

図２－２　一番上は前方から見た脳。脳梁は大脳縦裂の下に隠れている。下の二つは同じ脳の二つの半球で、両半球は分離脳手術のように中央で切断されている。解剖学的に主要な構造がこの図に見えている。大脳半球を複雑に覆っているのが大脳皮質。

神経系全体を考えるなら、われわれは容易にそれを中枢部と末梢部に分けることができる。図2-2の三次元像は中枢神経系の中心要素である大脳を示している。大脳は左右の大脳半球からなり、両半球は脳梁によって結ばれている（脳梁は両半球を双方向的に結合している神経線維の太い束）。この大脳に加えて、中枢神経系には間脳（正中線にそった神経核の集合体で、両半球の下に隠れている。ここに視床や視床下部がある）、中脳、脳幹、小脳、脊髄がある。

中枢神経系は、神経線維によって身体のほとんどありとあらゆる部分と「神経的に」結合され、その神経線維の総体が末梢神経系を構成している。神経線維は脳から身体、身体から脳へとインパルス（神経線維を伝わる電気的興奮）を通わせている。しかし第5章で論じるように、脳と身体はホルモンやペプチドのような物質により化学的にも結合している。これらの物質は、脳、身体のうちのいずれか一方で放出され、血流により他方に運ばれる。

中枢神経系の断面を見ると、黒ずんだ部分と白っぽい部分に分かれているのが容易に見て取れる（図2-3）。黒ずんだ部分は灰白質（かいはくしつ）として知られている。ただし、実際の色はふつう黄色で、灰色ではない。また白っぽい部分は白質として知られている。灰白質は概ねニューロンの細胞体が集まっているところ、これに対して白質は概ね軸索、つまり灰白質中の細胞体から伸び出している神経線維が集まっているところだ。

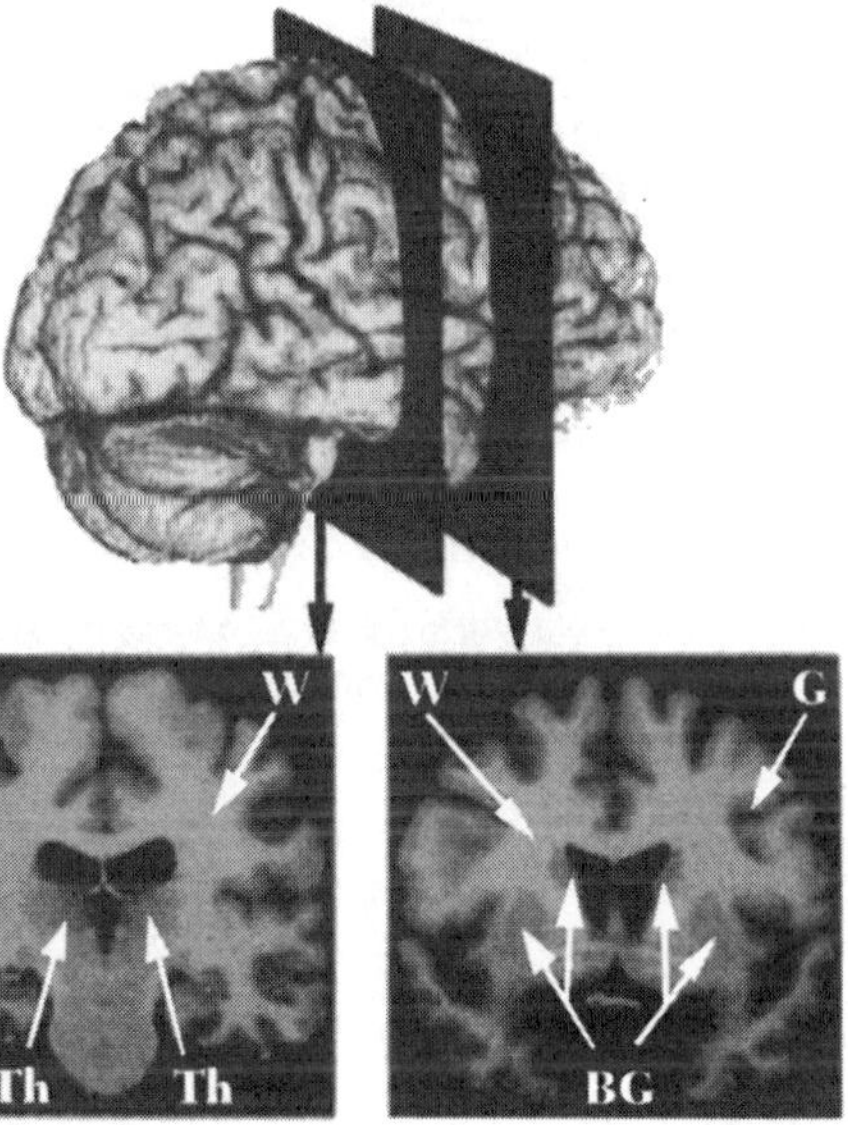

図２－３　核磁気共鳴画像法（MRI）とブレインヴォックス（Brainvox）によって得られた生きた人間の脳の二つの断面像。上の図は断面位置を示している。下の図では灰白質（G）と白質（W）の差がはっきりわかる。灰白質は大脳皮質にあらわれている。断面のこぶや溝を形作っている灰色のリボンがそれだ。灰白質はまた、大脳基底核（BG）や視床（Th）のような内奥にもあらわれている。

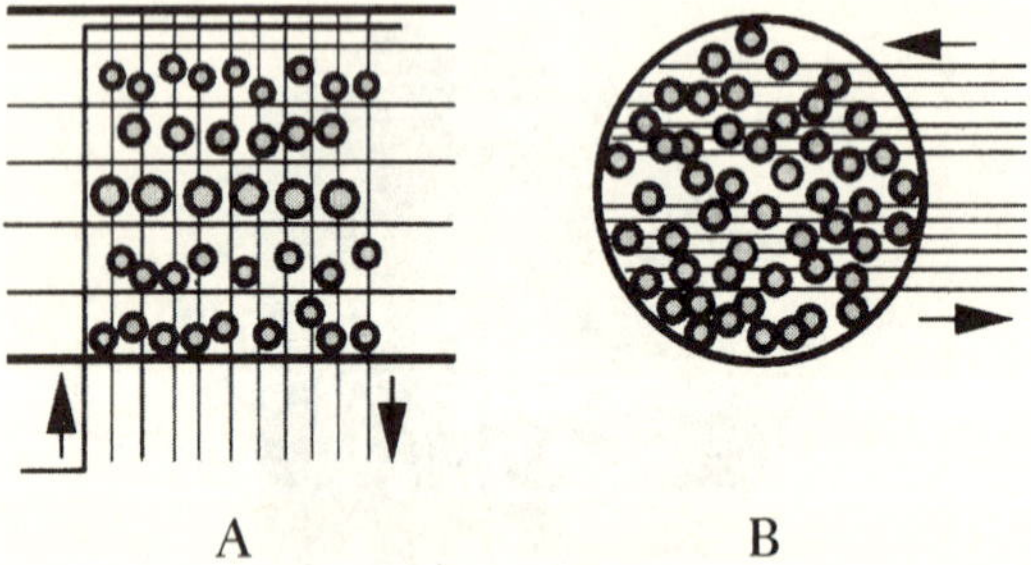

図２－４　Ａは大脳皮質の細胞構造の模式図で、層状構造が特徴である。Ｂは神経核の細胞構造の模式図。

灰白質には種類が二つある。そのうちの一つではニューロンがケーキのように層をなし、全体として〈皮質〉を形成している。たとえば、大脳半球を覆っているのは大脳皮質、小脳を包んでいるのは小脳皮質だ。第二の種類の灰白質の場合、ニューロンは層を形成せず、かわりにお椀の中のカシューナッツのようになっている。それらは〈神経核〉を形成している。大きな核としては、たとえば、左右両半球の奥深いところにひっそり身を隠している尾状核や被核や淡蒼球、左右の側頭葉の内側に隠れている扁桃体などがある。大きな集合体を形成する小さめの核もあって、たとえば視床を形成している一群の核がそれだ。脳幹にある黒質や青斑核のように、個別の小核もある。

これまで神経科学が努力の大半を傾注してきた脳構造は大脳皮質だ。この皮質は大脳を包むマントルと考えることができる。大脳の全表面

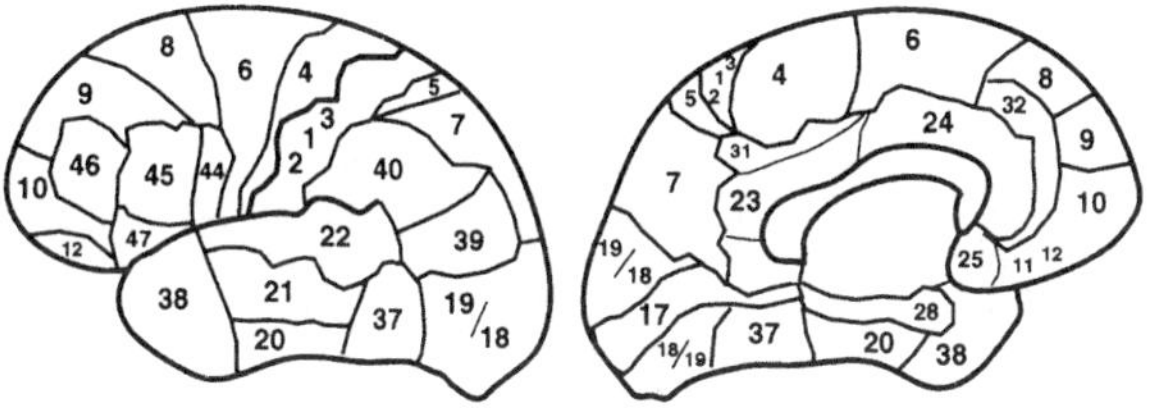

図２－５　細胞構造の研究によりブロードマンがつくった大脳各野の地図。これは骨相学の地図でも現代の脳機能地図でもない。単に解剖学的に参照するのに有用なもの。小さすぎてここには記せない野もいくつかある。また、溝や裂に隠れているものもある。左は左半球の外表面、右は左半球を中央内側から見たもの。

を覆うこの皮質には、裂や溝として知られる裂け目――これが脳に幾重にも折りたたまれた特徴的外観をもたらしている――の奥にある表面も含まれる（図２－２）。この多層のケーキの厚さはおよそ三ミリメートルで、各層は相互に、かつ脳の表面に平行である（図２－４）。皮質の下にあるすべての灰白質（つまり、大小の核と小脳皮質）は皮質下として知られている。大脳皮質のうち進化的にもっとも新しいものは新皮質と呼ばれ、また進化的にそれより古い皮質のほとんどは辺縁皮質として知られている。本書全般を通じて通常私が取り上げるのは大脳皮質（つまり、新皮質）か、辺縁皮質とその特定の部分か、そのいずれかだ。

　図２－５はよく使われる大脳皮質の地図で、大脳皮質に見られるさまざまな細胞構築学的領野（独特の細胞構造を有する領域）にもとづいている。この地図はブロードマンの脳地図とし

て知られ、各領野に数字が付されている。

中枢神経系のうち、この先私がたびたび取り上げる一つの区分は皮質的でもあり皮質下的でもあるところで、辺縁系として知られている（この辺縁系という言葉は進化的に古い多数の構造のためのガラクタ入れのような感じを与えるから、多くの科学者がそれを使うことに抵抗しているが、役に立つこともよくある）。辺縁系の中心的構造は大脳皮質中の帯状回、そして扁桃体と前脳基底部という二つの核の集合体だ。

神経組織（ティシュー）はグリア細胞に支えられた神経細胞（ナーブセル）（ニューロン）で構成されている。ニューロンは脳の活動にとって本質的に重要な細胞だ。人間の脳には莫大な数のそうしたニューロンがある。それらはまず局所回路として組織化され、ついで層状に配列されれば皮質領域を、非層状的に集合すれば神経核を構成する。最後に、皮質領域と神経核が相互に結びついてシステムをつくったり、複雑さのレベルがより高い、システムのシステムをつくったりする。大きさに関して言えば、すべてのニューロン、すべての局所回路はミクロ的だが、皮質領域、神経核、システムはマクロ的だ。

ニューロンには三つの重要な構成要素がある。細胞体、主要な出力線維である軸索、そして入力線維、すなわち樹状突起だ（図2－6）。ニューロンは回路において相互に結ばれている。この回路には導線に相当するもの（ニューロンの軸索線維）と、コネクターに相当するもの（シナプス、すなわち軸索が他のニューロンの樹状突起と接しているところ）がある。
ニューロンが活性化する（神経科学の専門用語で「発火」として知られている状態）と、ある電気的な流れが軸索に伝播する。この流れが活動電位で、それがシナプスに届くと、神経伝達物質として知られている化学物質（たとえばグルタミン酸塩はそういう伝達物質の一つ）の放出が起こる。つぎにその神経伝達物質がレセプターに作用する。一つの興奮性のニューロンにおいては、シナプスが近接し、かつ伝達物質を放出する可能性のある他の多くのニューロンの協調的な相互作用によって、つぎの

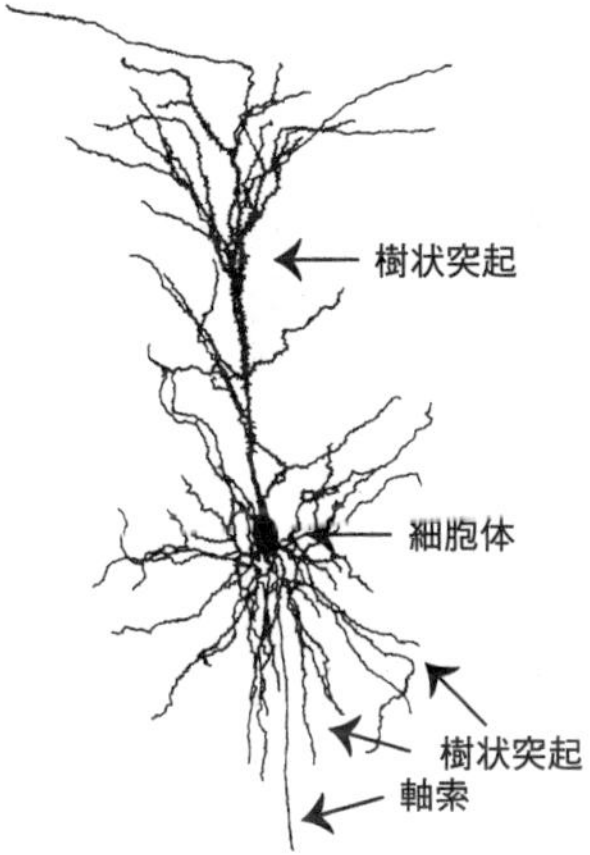

図２－６　ニューロンと、その中心的要素である細胞体、軸索、樹状突起の模式図。

神経系の構造のレベル

ニューロン
局所回路
皮質下核
皮質領域
システム
システムのシステム

ニューロンが発火するかどうか、つまり、それが活動電位を生じ、みずから伝達物質を放出するかどうかがきまる。

シナプスは弱いこともあるし強いこともあり、その強さによって、インパルスがつぎのニューロンに伝達しつづけるかどうかとか、どの程度容易にといったことがきまる。一般に、興奮性のニューロンにおいては、強いシナプスはインパルスの伝達を容易にし、弱いシナプスは伝達を妨げたり阻止したりする。(4)

この項を終わる前に、神経解剖学と関係するある問題について触れておかねばならない。それはニューロンの連結の本質に関することである。

ニューロンの連結の複雑さを前にして、脳を理解することなど絶望的だと言う科学者はそうめずらしくない。彼らの中には、すべてのニューロンは他のすべてと連結しており、心と行動は神経解剖学では絶対に明らかにできない複雑きわまりない結びつきから生まれている、といった考え方に逃げ込もうとする者もいる。幸い彼らの考えは正しくない。以下を考えてみよう。五〇〇〇、六〇〇〇ということもあるが、平均的に、各ニューロンは約一〇〇〇個のシナプスを形成している。一見大きな数だが、脳には一〇〇億個以上のニューロンがあることを考えると、各ニューロンはじつは控えめに連結されているということになる。試みに、皮質や核の中のニューロンをランダムに、あるいは解剖学的な好みに従って二、三個選んで調べてみると、各ニューロンとも比較的少数のニューロンとだけ情報を交換していて、けっしてすべての、あるいは大半のニューロンと交換しているわけではないことがわかる。実際は多くのニューロンが、それほど遠くないところにあるニューロンとだけ、皮質領域や神経核などの局所回路の中で情報を交換している。ニューロンによっては軸索が数ミリメートル、あるいは数センチメートル伸びているが、そのようなニューロンも、比較的少数のニューロンとしかコンタクトしていない。このような配列がもたらす主要な帰結を記せば、（1）ニューロンの振る舞いはすべて、それが属している近接するニューロン集合体に依存している、（2）システムの振る舞いはすべて、相互に連結した組織構造の中で集合体が他の集合体にどう影響するかに依存している、（3）システムの機能に対する各集合体の貢献はすべて、そのシステムの中の集合体の位置に依存している、ということになる。言い換えると、第一章の「骨相学」の項〔五〇頁以降〕で述べた「脳の特化」は、ある大きな規模のシステムの中でまばらに連結したニューロン集合体が占める空間的な位置の帰結である。

要するに、脳は多数のシステムからなる一つの超（スーパー）システムだ。各システムは、精巧に連結し合った、小さくはあるがマクロな皮質領域と皮質下核で構成され、その皮質領域と皮質下核はミクロな局所回路で構成され、さらにその局所回路はニューロンで構成され、そのニューロンはすべてシナプスで連結している（「回路」や「ネットワーク」という言葉を「システム」の同義語に使うことは珍しくはないが、混乱を避けるために、それがミクロ的な規模かマクロ的な規模かを明記しておくことは重要だ。本書では、とくに記さないかぎり、システムはマクロ的で回路はミクロ的だ）。

解明

フィネアス・ゲージが生きていてスキャンができるわけではないから、ハナ・ダマシオはゲージの脳に間接的にアプローチする方法を考えた。[5] 彼女はハーバード・メディカルスクールの神経学者アルバート・ガラバーダの協力をとりつけた。ガラバーダはウォーレン・メディカル・ミュージアムに出向いて、ゲージの頭蓋骨をさまざまな角度から注意深く写真におさめ、その骨の損傷部位と基準の骨との距離を測定した。

これらの写真を脳損傷に関する記述と結びつけて分析することで、鉄棒の可能な飛跡の範囲を狭めることができた。さらにこの一連の写真によって、ハナ・ダマシオと同僚の神経学者トマス・グラボウスキは、三次元座標上にゲージの頭蓋骨を再創造し、その座標からその頭蓋骨にいちばんぴったり収まりそうな脳の座標を割り出した。つぎにハナは、彼女の協力者でエンジニアのランドール・フランクの助けを得ながら、高性能のコンピュータ・ワークステーションでシミュレーションをおこなった。二人は、ゲージの砂叩きの鉄棒の正確な寸法を有する三次元の鉄棒を再創造し、それを形と大きさがゲージのものに近

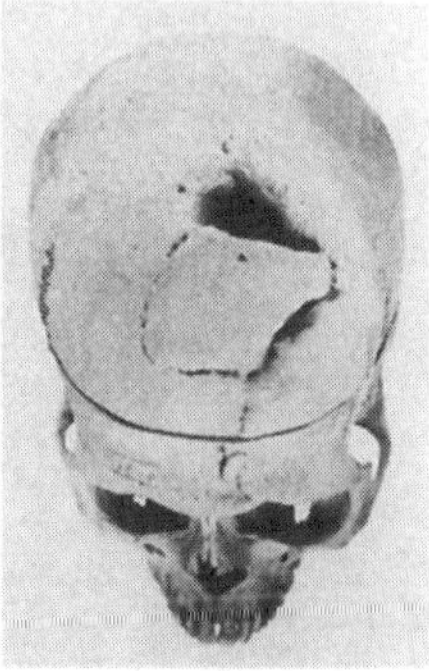

図2－7　フィネアス・ゲージの頭蓋骨の写真。1992年撮影。

図2－8　上の二つは再構築されたゲージの脳と頭蓋骨。灰色の部分が鉄棒の推定飛跡。下の二つは中央内側から見た左右両半球。鉄棒が両半球の前頭葉にどのようにダメージを与えたかがわかる。

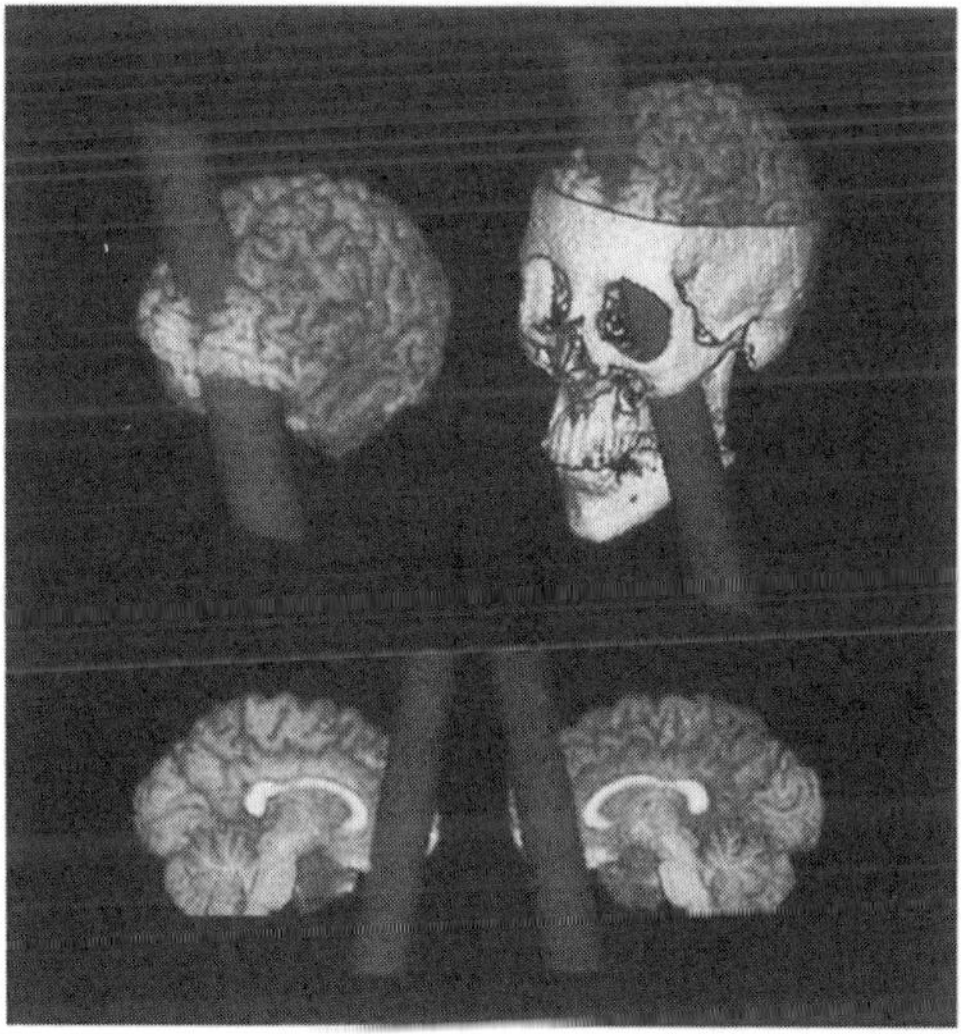

い脳に「突き刺した」。いまや事故のとき鉄棒がたどったと思われる経路の範囲は狭まっているから、その経路にそって突き刺したのだ。結果を図2-7、2-8に示した。

われわれはいまや脳の一部は失われたが鉄棒は運動機能や言語機能に必要な脳部位には触れなかったとするデイヴィッド・フェリアーの主張が正しかったことを裏づけることができる（両半球の無傷の領野の中には、運動皮質、前運動皮質、ならびに、ブローカ領野として知られる左半球の前頭弁蓋があった）。われわれが確信をもって言えるのは、損傷は右半球より左半球において、前頭領域全体としては後方より前方において、より広い範囲に及んでいたということ。ダメージは両半球の前頭前皮質の腹側面と内側面に及んでいたが、前頭前皮質の外側面には及んでいなかった。

正常な意志決定にとってきわめて重要な部位の一部であるとしてわれわれが最近の研究で注目してきたのが「前頭前野腹内側部」（ventromedial prefrontal region）であり、事実、ゲージの脳はそこがダメージを受けていた（神経解剖学の用語では、眼窩部も前頭葉の〈腹内側〉部として知られており、それにならって私は本書のいたるところでこの言葉を使うことにする。"ventral"や"ventro-"はラテン語で「腹」を意味する*venter*からきており、この部位はいわば前頭葉の下腹部だ。また"medial"は正中線に近接していることと、あるいはある構造の内表面を意味している）。一方、このゲージの脳の再構築により、他の神経心理学的機能にとって重要であると思われる部位はダメージを受けていないこともわかった。たとえば、前頭葉の外側面の皮質がダメージを受けると、注意力を調節したり、計算をおこなったり、刺激から刺激へ適切に移行する能力が阻害されるが、そこは無傷だった。

この現代的な研究から確かな結論がいくつか得られた。ハナ・ダマシオと同僚研究者たちはある程度の根拠をもってつぎのように言うことができるようになった。将来の計画を立てる能力、それまでに学習した社会的規則に従って行動する能力、自己の生存にもっとも有利な行動を決定する能力――フィネアス・ゲージのそうした能力を衰退させたのは、彼の脳の前頭前皮質における選択的損傷であった。

となると、いまやわからないことは、ゲージがあのようにぶざまに振る舞っていたとき、いったい彼の頭はどう機能していたか、ということだった。そしてそれを知るために、われわれは「現代のフィネアス・ゲージ」を研究する必要があった。

第3章 現代のフィネアス・ゲージ

私が――もう二〇年以上前のことだが――フィネアス・P・ゲージによく似た行動をとる患者たちを診はじめ、前頭前野の損傷がもたらす結果に最初に関心をもつようになってからほどなくして、そのような症状がひときわ純粋にあらわれている一人の患者を診るように頼まれた。聞くところでは、その患者は根本的な人格変化をきたしていた。そしてその患者を私に差し向けた医者たちには特別な要求があった。彼らは、以前の振る舞いとひどく矛盾するこの人格変化がはたして本物の病かどうかを知りたがっていた。エリオット――この先この患者をそう呼ぶことにする――は、当時三十代だった[1]。彼はもはや仕事をつづけることができず、兄弟の一人の保護監督下で暮らしていたが、障害者手当の支給が差し止められようとしているという火急の問題があった。誰が見てもエリオットはインテリで、技術を身につけ、身体壮健だったから、正気に戻って仕事に復帰すべきだった。何人かの専門家は、エリオットの心的機能は完全である、言い換えれば、エリオットは最善で怠け者、最悪の場合は仮病装い人、と宣言していた。

私はすぐにエリオットを診た。愛想のよい、興味をそそる、十分に魅力的な、しかし感情的には控えめな人物であると私には映った。彼には礼儀正しいそつのない落ち着きがあったが、一方でそれとはそぐわない皮肉な笑みを浮かべていた。その笑みには、この世の愚行に対する卓越した見識とかすかな謙遜が見て取れた。彼はクールで、超然としていて、羞恥心を起こさせるような個人的な出来事についての議論にもいっさい動揺することはなかった。私は映画『イヴの総て』でジョージ・サンダースが演じたアディスン・デウィットのことをちょっと思い出した。

エリオットの場合、言動が首尾一貫していて賢かっただけでなく、身の回りの世界で起きていることをはっきり認識していた。ニュースの年月日、人名、詳細を熟知していた。また彼はしばしばそれにふさわしいユーモアを交えて政治問題を論じだし、経済情勢もよく把握しているように見えた。かつて彼が仕事をしていたビジネスの世界の知識は依然として強く残っていた。聞くところでは、彼の力量は変わっていないということだったが、それももっとものように思えた。エリオットは過去のことを完璧に記憶しており、その中にはごく最近の奇妙な出来事も入っていた。事実ひじょうに奇妙なことが彼の身に起きつつあったのだ。

エリオットはよき夫、よき父であり、商社で働き、後輩や同僚の役割モデルだった。すでにエリオットは個人的にも、職業的にも、社会的にも、人が羨むステータスを手にしていた。だが、彼の生活は破綻しはじめていた。エリオットを激しい頭痛が襲い、やがて彼はものごとに集中することができなくなった。そして症状が悪化するにつれ責任感が失われていくようで、ほかの者が彼の仕事を完成させるか訂正するかしなければならなかった。エリオットのホーム・ドクターは脳腫瘍を疑った。不幸にも疑いは的中した。

腫瘍は大きく、急速に成長しつつあった。診断時点ですでに小さなオレンジぐらいになっていた。髄膜腫だった。脳の表面を覆っている膜——髄膜——から生じているのでそう呼ばれる。のちにわかったことだが、エリオットの腫瘍は、眼窩の天井が形成する面の上方、鼻腔の真上の正中線領域から成長しはじめていた。腫瘍は大きくなるに従い、両半球の前頭葉を下から上へ圧迫した。

髄膜腫は腫瘍組織そのものに関するかぎり普通は良性だが、外科的に除去しないと、いわゆる悪性腫瘍と同じぐらい致命的なものになる。成長しながら脳組織を圧迫しつづけると、ついにはそれを壊死させてしまうからだ。もしエリオットが生きようというなら、手術が必要だった。

優秀な医師団が手術をおこない、腫瘍を除去した。こういうケースではよくあることだが、腫瘍によってダメージを受けた前頭葉組織も除去しなければならなかった。すべての点で手術は成功し、またそうした腫瘍がふたたび成長する徴候も見られなかったので、見通しはきわめて明るかった。しかしその後、あまり芳しくないことが判明することになる。エリオットの人格の変化だ。その変化は身体回復期に起こりはじめ、家族や友人を驚かせた。まちがいなく、動きまわったり言葉を使ったりするエリオットの知性や能力は完全だった。しかし多くの点で、エリオットはもはやエリオットではなかった。

たとえば彼の一日のはじまり。朝起きて仕事に出る準備をするにも、いちいちそう促される必要があった。仕事をしているとき、彼は自分の時間を適切に管理することができなかった。だからスケジュールに関して彼は信用されていなかった。ある作業を中断して別の作業に取りかからなければならないときも、彼はまるで肝心の目標を見失ったかのように、一つのことをしつづけた。かと思うと、それまでしていたことを中断し、そのとき関心を引いたことに取りかかった。たとえば、あるクライアントに関する書類を読んでそれらを分類する仕事があったとしよう。エリオットは書類を読み、その意味を完全に理解したし、内容の類似・相違に従って書類を分類する方法も確かに知っていた。問題は、すでにはじめていた分類作業を突然放り出し、特定の書類を注意深く、そして知的に読みはじめ、そうやって丸一日をつぶしてしまう傾向があることだった。あるいは、どういう分類原則を使うべきか——日付、書類の大きさ、文書内容、それとも？——などと考えながら、午後をまるまるつぶしたりした。こうして仕事の流れが止まった。エリオットが突然手を止めた特定の段階の仕事は、全体的目標を犠牲にしながら見事なまでに遂行されていたと言えるかもしれない。エリオットは、彼の主要な優先事項が関係しているより大きな行動の枠組みに関しては非合理的になったが、付随的な作業が関係するより小さな行動の枠組みの中では、彼の仕事は不必要なまでに細かかったと言えるかもしれない。

彼の知識の基盤は元のままのようだったし、彼は以前と同じように多くの個別の仕事をこなすこともできた。しかし期待しても、彼が適切な仕事をしてくれる保証はなかった。致し方ないことだが、同僚や上司の再三の忠告と警告が無視され、エリオットの仕事は終わった。その後さらなる仕事――そしてさらなる解雇――が繰り返されることになった。エリオットの命はいまや別の太鼓の響きに合わせて脈動していた。

もはや定職もないまま、エリオットはいくつかの新しい気晴らしとベンチャー・ビジネスに突進した。彼は収集癖にかかった――それ自体は悪いことではないが、収集物がガラクタだったから実用的ではなかった。新しいビジネスは、家屋建設から投資マネージメントまで、いろいろだった。ある事業で彼は評判の悪い人物と手を結んだ。友人の再三の警告も奏効せず、もくろみは失敗し、破産した。すべての蓄えが怪しげな事業に注がれ、すっからかんになった。エリオットのような経歴の人間が、そういう欠陥ビジネスを起こし、財政的な決断をするなどというのは、理解しがたいことだった。

見識ある人間が、しかも事前にしかるべき警告を受けていながら、なぜそんな愚かしい行動をとるのか、妻も子も友人もまったく理解できなかった。それればかりか、彼らの中にはこうした事態に対処できない者もいた。こうして最初の離婚。ついで、家族も友人も同意しない女性とのつかの間の結婚。ついで、さらなる離婚。ついで、収入源もないままぶらぶらしているエリオットをなおもそばで支え見守ってきた者たちへの最後の一撃。障害者手当の支給打ち切りだった。

エリオットへの手当は再開された。私がエリオットの問題行動はある神経学的状態に起因するものであることを説明したからだった。なるほど彼の身体的能力は元のままだったし、心的能力もそのほとんどが影響を受けていなかった。しかし決断するための能力は損なわれていたし、数カ月先、数年先の将来は言うに及ばず、数時間先の効果的な計画を立てる能力すら損なわれていた。これらの変化は、けっして、われわれ誰もがときおりしてしまう誤った判断と同種のものではない。同種の教育を受けているノーマルで分別のある人間がミスをしたり愚かしい決断をしたりしても、そこにそのような恐ろしい因果関係があるわけではない。エリオットに起きた変化はより規模が大きく、病の徴候だった。こうした変化は、以前からあった性格的な短所に由来するものではなかったし、患者自身によって意図的にコントロールされているものではないことも確かだった。その根本原因はきわめて単純、脳の特定部位の損傷だった。さらに、これらの変化には慢性的特徴があった。つまり、エリオットの症状は一過性のものではなかった。つねにそうだった。

それを除けば健康的で知的なこの男の悲劇は、愚かでも無知でもないのにしばしばあたかもそうであるかのように行動することだった。彼の意志決定装置はひどく傷ついていたから、もはや有能な社会的存在にはなり得なかった。みずからの決断がもたらした悲惨な結果に直面していても、その過ちから何かを学ぶということがなかった。ちょうど、心からの後悔を口にしながらすぐあとで新たな罪をおかす犯罪常習者のように、エリオットは救いようがないようだった。彼の自由意志は弱められていたと言ってもかまわないだろうし、ゲージに関して私が提起した問題に答えるなら、ゲージの自由意志もまた弱められていたと言えるだろう。

いくつかの点でエリオットは新しいフィネアス・ゲージだった。社会的気品を失い、自分や家族の生活の維持や向上につながるような仕方で推論を働かせ決断することができず、もはや独立した一人の人間として成功することができなかった。またゲージ同様、エリオットも収集癖にかかった。しかしほかのいくつかの点でエリオットはちがっていた。彼はゲージがそうだったと思われるほど感情は激しくなかったし、けっして冒瀆的な言葉を吐くこともなかった。そういったちがいが両者の脳損傷箇所のわずかなちがいからくるのか、あるいは、社会文化的背景、病にかかる前の人格、年齢といったものからくるのかは、経験によって証明される問いであり、私はまだそれに対する答えをもっていない。

私はエリオットの脳を現代の画像化技術を使って研究する以前から、損傷が前頭葉領域に及んでいることを確信していた。エリオットの神経心理学的特徴が、ひたすらこの領域を暗示していたからだ。第4章で述べるように、ほかの部位（たとえば右半球の体性感覚皮質）の損傷も意志決定に悪い影響を与える可能性があるが、そういう場合は他の随伴的障害（重い麻痺、知覚処理障害）が見られる。

エリオットの脳をＣＴやＭＲＩを使って調べた結果、両半球の前頭葉が損傷を負っていること、損傷の程度は左側より右側がずっと大きいこと、などが明らかになった。たとえば、左半球前頭葉の外表面は無傷で、左側の損傷はすべて眼窩部と内側（ないそく）部にあった。右半球側もこれらの部位が同じようにダメージを受けていたが、それに加えて、前頭葉のコア（大脳皮質の下にある白質）も破壊されていた。破壊の結果、右前頭葉皮質のかなりの部分が機能しなくなっていた。

どちらの半球も、運動の制御に関わっている前頭葉部分（運動野と前運動野）は損傷を負っていなかった。これは驚くことではなかった。なぜなら、エリオットの動きが完全に正常だったからだ。また予想どおり、言語と関係する前頭葉皮質（ブローカ野とその周辺）も無傷だった。前頭葉の基底部の真後ろにある領域、すなわち前脳基底部も、同様に無傷だった。もしそれが損傷していたら、エリオットに記憶障害が起きていただろう。

エリオットの脳にはほかに損傷の徴候があっただろうか？　答えは明確にノーである。側頭、後頭、頭頂の各領域は左右半球とも無傷だった。同じことは皮質下にある大きな灰白質の神経核、大脳基底核と視床についても言えた。したがって損傷は前頭前皮質に限定されていた。ゲージの場合がそうであるように、前頭前皮質の腹内側部が格別大きな損傷を受けていた。ただし、エリオットの脳の損傷は左より右で大きかった。

脳はほとんど破壊されていなかったではないか、と思う人もいるかもしれない。実際、大部分が無傷だった。しかし脳損傷の結果に関するかぎり、問題は損傷の量ではないことがしばしばある。脳はけっして、どこにあっても同じことをするニューロンからなる一個の大きな塊などではない。ゲージの場合もエリオットの場合も破壊された構造が、たまたま、推論によって意志決定をするのに必要な構造だったのだ。

新しい心

私はエリオットの知性が健全だったことに心を打たれたのを思い出すが、もう一つ思い出すことがある。それは、前頭葉に損傷をもつほかの患者たちが、じつは特別な神経心理学的検査によってのみ検出可能な微妙な知的変化をきたしていたのに、健全なように見えると私が考えていたことだ。変化した彼らの行動は、しばしば、記憶や注意力の障害によるものとされていた。しかしエリオットが、その考えが誤りであることを私に気づかせてくれることになった。

彼は以前に別の研究所で診断を受けていて、そこでの見解は「器質性脳症候群」の徴候はないというものだった。つまり、彼は標準的な知能検査でいっさい障害の徴候を示さなかったのだ。彼の知能指数（いわゆるＩＱ）は高い範囲にあり、ウェクスラー式成人知能検査の成績も異常を示さなかった。彼の問題は「器質性疾患」とか「神経機能障害」――つまり脳の病――によるものではなく、「情動的」ならびに「心理学的」適応の問題――つまり心の問題――を反映しており、それゆえサイコセラピー〔心理療法〕にまかせるべきである、ということになった。そして一連のセラピーが不成功に終わってはじめて、エリオットはわれわれの研究所に回されてきた（「脳」の病と「心」の病という区別、そして「神経学的」問題と「心理学的」問題という区別は、社会と医学に浸透している不幸な文化的遺産である。そこにあらわれているのは、脳と心の関係性に対する根本的な無知だ。脳の病は、罹った人間をその症状のことで非難することのできない悲劇とみなされるが、心の病は、それもとくに行動や情動に影響するような病は、社会の迷惑であり、その責任の多くは病人自身にあるとみなされている。つまり、人格的欠陥、情動調節障害、等々に関して非難されるべきは個々人であり、意思力の欠如がその基本的問題と考えられている)。

ここで読者は、では最初の医学的評価は誤りだったのかと問うかもしれない。エリオットと同じぐらい脳を損傷している者が、心理学的検査でよい成績を収めるなどということがあり得るのか？　じつはあり得るのだ。社会的行動がひどく異常な患者が、多くの、あるいはほとんどの知能検査を、正常にこなしてしまう可能性があり、臨床医や研究者たちはこのいらだたしい現実ともう何十年間も闘ってきた。脳の病かもしれないのに、研究室の検査では際立った障害を判定できないのだ。問題は検査そのものにあって、患者にではない。単に検査が衰退した特定の機能に適切に向けられておらず、そのため機能の衰退を少しも判定することができないのだ。私はエリオットの症状や損傷の程度を知っていたから、ほとんどの心理学的検査で正常、前頭皮質の機能障害に敏感な少数の検査では異常、そんなふうになるのではないかと予測していた。が、あとで見るように、私はエリオットに驚かされることになる。

標準的な心理学的ならびに神経学的検査で優れた知性が明らかになった。[2] ウェクスラー式成人知能検査のすべてのサブテストで、エリオットは優または平均の能力を示した。数字に対する彼の直接記憶は優、短期言語記憶や幾何学模様に対する視覚的記憶も同様だった。またレイの単語表や複合図に対する遅延想起は平均の範囲内にあった。「多面的失語症検査」という、言語理解力、言語操作のさまざまな側面を評価する一連の検査は正常だった。顔の識別、線の方向判断、地理的方位検査、二次元ならびに三次元の積み木構築など、ベントンの標準検査による視覚認識と構築技能は正常だった。レイ＝オスターリース複合図の描画は正常だった。

エリオットは干渉手法を使った記憶検査を正常にこなした。おこなわれた検査の一つは、数を逆向きに数えさせて被験者の注意をそらすようにしながら、先に音声で提示していた子音三文字の組み合わせを、三秒後、九秒後、一八秒後に思い起こさせるというもの。あるいは、一五秒間計算に取り組ませてから要求項目を思い出させる検査もあった。前頭葉を損傷している患者は、ほとんどこれらの検査で異常を示す。しかしエリオットは二つの検査をうまくこなした。正確さは、それぞれ、一〇〇パーセント、九五パーセントだった。

要するに、知覚能力、過去の記憶、短期記憶、新しい学習、言語、計算能力は少しも損なわれていなかった。注意、つまり、ほかのことを除外して特定の一つの心的内容に集中する能力も損なわれていなかった。ワーキングメモリも同様だった。ワーキングメモリとは、何十秒間と情報を心の中に保持し、それにもとづいて心を働かせる能力である。ワーキングメモリは、通常、言葉や数字、物や物の特徴といった領域で検査される。たとえば被験者は電話番号を教えられ、それを逆向きに、しかも奇数を飛ばしてただちに繰り返すよう求められる。

前頭葉の機能障害を検出することで知られている検査ではエリオットもよい成績を残せないだろうというのが私の予想だったが、それはまちがいだった。エリオットは知的にはあまりにも完全で、その特別な検査でさえ彼にとっては朝飯前でしかないことがわかった。なされた検査は「ウィスコンシン・カード・ソーティング検査」。数少ないいわゆる前頭葉検査の中ではよく使われる検査だ。この検査では、被験者は何枚ものカードを仕分けることを求められる。カードの表に描かれている像は、色（たとえば赤とか緑）、形（たとえば星、円、四角）、数（一個、二個、三個といった要素）で分類できるようになっている。検査者が被験者の仕分け基準を変えたら、被験者は即座にその変化を察知し、新しい基準に切り替えねばならない。一九六〇年代に心理学者ブレンダ・ミルナーは、前頭前皮質を損傷している患者がしばしばこの検査をうまくこなせないことを示し、以後この発見は他の研究者により繰り返し確認されている。[3] 患者たちは適切に方針変更をおこなわず、一つの基準に固執する傾向がある。しかしエリオットは七〇の分類で六つのカテゴリーを達成した〔正しい分類を規定回数達成することを「カテゴリーの達成」と言う〕――これは前頭葉を損傷しているほとんどの患者がなし得ないことだ。エリオットは、障害のない人間と見たところ少しも変わることなく、この検査を楽々こなした。エリオットはもう何年もウィスコンシン検査やそれに類した検査でこの種の成績を維持している。この検査でのエリオットの正常な成績は、彼に基本的な論理能力、心構えを変える能力、そしてワーキングメモリに注意を向けそれをもとに精神を機能させる能力が備わっていることを示唆している。

　不完全な知識をよりどころに何かを推測する能力は高次の知的機能のもう一つ別の指標だが、前頭葉を損傷している患者の場合、しばしばその能力が弱まっている。ティム・シャリスとM・エヴァンスの二人の研究者は、この能力を評価する検査法を考え出した。この検査は（あなたが雑学の収集家でなければ）正確な答えがないような質問からなっており、それに対する答えは、関係のないさまざまな事実を思い起こし、そこから論理能力を使って妥当な推論を引き出すようなやり方でしか得られないようになっている[4]。たとえばあなたが、ニューヨーク市にはキリンが何頭いるか、アイオワ州にはゾウが何頭いるか、と問われたとしよう。この場合、あなたはキリンもゾウも北アメリカ原産の動物種ではないこと、したがって、いるとすればそれは動物園と野生動物公園にしかいないことに考えを及ばせねばならない。さらに、ニューヨーク市やアイオワ州の全体地図を頭に浮かべ、そのような施設がそれぞれに何カ所ぐらいありそうかを考えねばならない。つぎに別の知識群から各施設にいるキリンとゾウのそれらしい数を推測し、最後にすべてを足して合わせてある数を割り出すのではないかと思う（あなたはまあまあの概算数をはじき出すと思うが、もしあなたがその正確な数字を知っていたら私はびっくりもするが心配もするだろう）。

　要するに、あなたは切れ切れの無関係な知識にもとづいて妥当な推測をしなければならない。そしてそのためには、あなたは正常な論理能力、正常な注意、正常なワーキングメモリを有していなければならない。となれば、しばしば非理性的な振る舞いをしてきたエリオットが正常な範囲の認知的推測をしたというのはじつに興味深いことだ。

それまでエリオットは難関のほとんどをすり抜けてきた。しかし彼はまだ人格検査を受けていなかった。ひっかかるとすればそれだと、私は思った。MMPIとしても知られている「ミネソタ多面人格目録」[5] (Minnesota Multiphasic Personality Inventory) という基本的な人格検査で彼がうまくやる確率はいったいどの程度か。いまや察しがついている読者もいるかもしれない。エリオットはその検査でも正常だった。彼は妥当な成績を残した。彼の能力は本物だった。

これらの検査から、エリオットは正常な知性をもっていながら適切に決断することができない、とくにそれが個人的あるいは社会的な問題と関わっているとき決断できない人物であることがはっきりした。個人的、社会的領域における推論や意志決定の仕方は、物体や空間や数や言葉が関係する領域における推論方法や思考方法とはちがうということか? それらは異なった神経系やプロセスに依存しているのだろうか? 私が受け入れなければならなかった事実は、脳がダメージを受けたあと大きな変化が起きたにもかかわらず、伝統的な神経心理学的手法では研究室でこれといったことを何も判定できなかったということ。他の患者たちもこの種の解離を呈していたが、われわれ研究者が見るかぎり、これほど著しいものはほかになかった。もしわれわれがなにがしかの障害を判定しようというなら、新しい方法を考え出さねばならなかった。またもしエリオットの行動障害を満足に説明したければ、エリオットの申し分ない能力は通常疑われるべきものに原因を求めることはできないことを意味している、などといった伝統的説明ですませるべきではない。

難問に取り組む

知的な問題で行き詰まったとき、その問題からしばらく離れることほど効果的なことはない。というわけで、私はエリオットの問題からしばらく離れていた。そしてふたたび戻ったとき、その問題に対する私の見方が変化しはじめていることを知った。私はエリオットの知性や合理性に過度に心を奪われていたことに、そして、さまざまな理由はあったにせよ、彼の感情にあまり注意を払ってこなかったことに気づいた。一見したところでは、エリオットの感情に異常なことは何もなかった。すでに書いたように、彼は感情的には控えめなほうだったが、世の多くの輝かしい人間、社会の模範になるような人間は感情的には控えめだ。彼が感情過多でないことはまちがいなかった。場違いに笑ったり叫んだりしなかったし、悲しげでも楽しげでもなかった。彼はおどけたりはしなかったが、言葉少なにユーモラスなことを言った（彼のウィットは何人かの私の知人のそれよりよほど魅力的で、社会的にもはるかに受け入れられるものだった）。しかしより細かく分析してみると、何かがなかった。私はこのことに対する基本的な徴候の多くを看過していた。エリオットは、自分自身に降りかかった悲劇を、ことの重大さにそぐわない超然とした態度で語ることができた。彼はつねに自制的で、つねに無感情で無関係な傍観者として、状況を描写した。自分自身が主人公でありながら、彼自身の苦悩はどこにもなかった。そう、医師である聞き手である者の立場から言えば、この種の抑制はこちらの感情的負担を少なくしてくれるからしばしば大歓迎だ。しかし再度エリオットと何時間もぶっつづけに話してみると、彼がとっている距離の大きさが異常であることがはっきりした。エリオットは努力して感情を抑制しているのではなかった。彼は穏やかだった。リラックスしていた。彼の話はよどみなく流れた。内的な感情の共鳴を表に出すことを抑えていたわけでも、内的な動揺を覆い隠していたわけでもなかった。単に、覆い隠すべき動揺というものがなかったのだ。それは文化的に身についた平静さではなかった。ある奇妙な、自分では意図していない防御方法で、彼は自分自身の悲劇に苦しんでいなかった。エリオットの話を聞いているとき、苦しんでいそうなエリオットより私のほうが苦しんでいることに気づいた。つまり、単にそうした話を〈考えること〉で苦しむエリオットより、私のほうが苦しいと思った。

じょじょにこの無感情という病像が、部分的には私自身の観察から、部分的には患者自身の話から、そして部分的には患者の血縁の証言から、ゆるぎないものになっていった。いまやエリオットは病気になる前より感情表現がずっと柔らかだった。彼は何ごとにも同じニュートラルな雰囲気で応じているようだった。彼との何時間もの会話の中で、私はかすかな情動も見たことはなかった。悲しみもなかった。しびれを切らすこともなかった。私の矢継ぎ早の質問、繰り返しの質問にも、いらだつことはなかった。彼のそうした振る舞いは日常的環境でも変わらないことを私は知った。彼は怒りを露わにするようなことはまずなかったが、まれにそういうことがあっても感情的な爆発は瞬時のものだった。あっという間に彼は、穏やかで、恨みをもたない、新しい自分に戻った。

その後、きわめて自然発生的に、私が必要とする証拠を直接彼から手にすることになった。当時同僚のダニエル・トラネルが被験者たちに情動的な視覚刺激——たとえば、地震で崩壊するビルディング、燃えさかる家、残虐な事件で負傷した人びと、洪水でまさに溺れんとしている人びと、などの写真——を見せる心理生理学的実験をおこなっていた。このような写真を見る何回ものセッションの一つから戻ったエリオットに詳しく話を聞いた。すると彼は少しも言葉を濁すことなく、病気をする前とくらべて自分の感情は変わってしまった、と私に言った。かつて彼に強い感情を喚起したような話題が、肯定的にも否定的にも、もはやいかなる反応も引き起こさないことを彼はわかっていた。

これは驚くべきことだった。想像してほしい、それがどんなことかを。自分が好いている絵を見ても好きな音楽を聴いても、いっさい喜びを感じない。自分からその可能性が永久に奪われてしまっているにもかかわらず、その視覚的刺激、その音楽的刺激の知的内容については知っている。かつてそれが自分に喜びを与えてくれたことを知っている。エリオットの苦悩を〈知っているが感じない〉と要約できるかもしれない。

エリオットの意志決定障害には情動と感情の衰退がなにがしか関わっているのではないか。私はその可能性に興味をもつようになった。しかしその考えを裏づけるには、エリオットと他の患者についてもっと研究する必要があった。そしてそのためには、何よりもまず、一つの疑いを完全に払拭しておく必要があった。それは知性に関する何らかの基本的な障害を、つまり、他の障害とは関わりなくエリオットの問題を説明してしまうような障害を、私が見落としているのではないかという疑いである。

推論と決断

潜在的な知的障害の洗い出しは単純ではなかった。くる日もくる日も使うことを無視している行動の規則や原理をいまエリオットは知っているのかどうか、それを明確にすることが重要だった。もし彼が社会的行動に関する知識を失っていれば、彼の正常な推論のメカニズムをもってしても、彼は問題を解決することができないのではないか？　あるいは、彼はいまでもその知識をもってはいるが、もはやそれを呼び起こして使うことができないのではないか？　あるいは、その知識にアクセスすることはできても、それに働きかけて何かを選択することができないのではないか？

私はこの研究で、当時学生だったポール・エスリンガーの助けを受けた。われわれはまずエリオットに、倫理的ジレンマと財政的問題に焦点を当てた一連の問題を提示した。たとえば、彼はいま現金を必要としている。もし盗むチャンスがあり、しかも見つからないという実質的保証があれば、彼は盗みを働くだろうか？　あるいは、もし彼がX社の過去一カ月の株の動向を知っていたら、彼は持ち株を売るだろうか、それともさらに買うだろうか？　エリオットは研究所のわれわれ誰もが答えそうなことを答えた。彼の倫理的判断は、われわれ誰もがもっている原理に従っていた。彼は社会的慣習がその種の問題にどう適用されるかを知っていた。彼の財政的決断は理性的だった。われわれが用意した問題はとくに複雑ということはなかったが、それでもなお、エリオットが異常な振る舞いをしないということがわかったのは特筆すべきことだった。つまるところ、彼は実生活では、それらの問題が包含している領域でつぎつぎと過ちを犯していたのだ。実生活ではだめだが研究所では正常。この解離はさらなる難問だった。

同僚のジェフリー・セイヴァーは、後に、社会的慣習と道徳的価値とに関係する一連の対照実験でエリオットの行動を研究し、この難問に取り組んだ。その実験課題について説明しておこう。

第一は行動オプションを考え出すもの。この課題は、仮説的な社会問題に対する代替解決策を考える能力を評価するように工夫されていた。四つの社会的状況（実際には苦境）が口頭で提示され、被験者はそれぞれに対していくつかの異なった解決オプションを口頭で答えることを求められる。たとえば、主人公が連れ合いの花瓶を割ってしまう。被験者は、連れ合いが怒らないようにするためにその主人公がとりそうな行動を問われる。ついで、被験者から代替解決策を引き出すために、たとえば「ほかに何かできることは？」といった一連の定型化された催促がなされる。被験者が考えた適切で内容の異なる解決策がいくつあったかが、催促の前と後で記録される。エリオットは催促前に考え出された適切な解決策の数においても、適切な解決策の総数においても、適切さの得点においても、対照グループとくらべて少しも遜色がなかった。

第二の課題は、結果の意識に関するものだ。これは、行動の結果を考える被験者の自発的傾向を評価するように構築されていた。被験者は、通常の社会的慣習に背きたいという誘惑が起きるような四つの仮説的状況を提示される。たとえば、主人公が銀行で小切手を現金に換えたところ、出納係がその主人公にかなり多めの現金を渡してしまう。ここで被験者は、その後話がどのように展開するかを説明するよう求められる。また、その主人公が一つの行動をとる前に何を考え、またその後どう考えたか、どんな出来事が起きたか、を述べるよう求められる。ある特定の行動を選択したときの結果への配慮が、被験者の答えの中にどのぐらいの頻度で登場するかが、被験者の評点に反映される。この課題でのエリオットの成績は、対照グループのそれよりかなり優れていた。

第三の課題は「手段・目的、問題解決手順」(Means-Ends Problem-Solving Procedure)で、社会的目標を達成するための効果的な手段を概念化する能力に関するものだ。被験者は一〇の異なったシナリオを提示され、社会的な必要性——たとえば、友人関係の形成、恋愛関係の維持、仕事上の問題の解決——を満たすための適切かつ効果的な目標達成手段を考えるよう求められる。たとえば被験者は、ある人間が新しい場所に引っ越し、そこで多くの友人をつくり、気分よく過ごしているという話を聞かされる。ついで、この好ましい結果をもたらした出来事について述べた話をつくり上げるよう求められる。そのような結果をもたらす効果的な行動の数が、被験者の評点になる。エリオットは非のうちどころなく課題をこなした。

第四の課題は出来事の社会的結果を予測する能力に関するもの。試験項目は三〇あり、各項目において、被験者は、ある人間関係の状況を漫画にした七枚のパネルを見る。そして、その状況の結果としてもっともありそうなものを、別の三枚のパネルから一つ選ぶように求められる。正しい選択数が被験者の評点になる。エリオットの評点は対照被験者のそれと少しも変わらなかった。

第五の、そして最後の課題は、「標準問題道徳判断インタビュー」(ローレンス・コールバーグらが考えた「ハインツのジレンマ」の改変版)[6]で、道徳的推論の発達段階に関するものだった。被験者は、二つの道徳的規範のあいだで対立が生じるような社会的状況を提示され、そのジレンマの解決法を考え、その解決法に対する倫理的正当性を詳しく述べるように求められる。たとえば、被験者はある人物が妻を死から救うために薬を盗むべきかどうかを判断し、それについて説明しなければならない。評点は系統的な段階づけ基準を採用し、各インタビューでの判断を特定の道徳的発達レベルに位置づけてなされる。「標準問題道徳判断インタビュー」の評点では、被験者は、順次複雑さを増す五つの道徳的推論段階のうちの一つにランクづけされる。これらの道徳的推論の様式には、「前慣習的レベル」(ここには、段階1「服従と罰の指向」と段階2「手段的な目標と交換」が含まれる)、「慣習的レベル」(ここには、段階3「対人関係的協調と行動」と段階4「社会的協調とシステム維持」が含まれる)、そして「脱慣習的レベル」(段階5「社会的契約、幸福、個人的権利」)がある。研究によれば、三六歳までに八九パーセントの中流アメリカ人男性が道徳的推論の慣習的レベルに、一一パーセントが脱慣習的レベルに達しているとされる。エリオットの全体的評点は四ないし五で、慣習的レベル後期または脱慣習的レベル前期の道徳的思考ということになる。これは優れた結果だ。

要するに、エリオットは社会的状況に対してさまざまな反応オプションを生み出す能力と特定のオプションの結果を自発的に考える正常な能力を有していた。彼はまた、社会的目標を達成する手段を思い描き、社会的状況の蓋然的結果を予測し、高度な発達レベルで道徳的推論を実行する能力も有していた。こうした事実は、前頭葉腹内側部の損傷によって、実験という条件下で想起される社会的知識の記録は破壊されないことを明白に物語っていた。(7)

保持されているエリオットの能力は、記憶と知性に対する伝統的な検査での優れた評点と調和しているが、実生活で彼が見せる不完全な意志決定とは際立った対照をなしていた。これをどのように説明したらいいのか——われわれはこの劇的な解離を、こうした課題の条件と要求と、実生活の条件と要求との、いくつかの相違点をもとに説明した。それらの相違点を分析してみよう。

最後の課題を除けば、オプションの中から一つを選択するような要求はなかった。課題では、オプションと蓋然的な結果を考え出すだけで十分だった。言い換えれば、被験者は問題をあれこれ論理的に考えるだけで十分であり、推論が意志決定を支える必要はなかった。この課題における被験者の正常な反応は、社会的知識とそれへのアクセスが存在することを証明したが、そのプロセス、すなわち選択そのものについては何も語っていなかった。現実の生活では人は普通、選択を強制される。もしその強制に屈しなければ、人はまさにエリオットと同じぐらい優柔不断になり得る。

この相違はエリオット自身の言葉にもっともよくあらわれている。ある検査が終わったときだった。その検査で彼はじつにたくさんの行動オプションを考え出し、そのすべてが適切かつ実行可能だった。おそらく自分の豊かなイマジネーションに満足して、エリオットは微笑んだ。だがこう付け加えた。「そうは言っても、やっぱり私は何をすべきかわかってないんだよ！」

たとえわれわれがすべての項目でエリオットに選択を求めるような検査をしていたとしても、条件はやはり実生活の環境とは異なっていただろう。つまり、エリオットは最初の制約に対処していただけで、それがもたらす新しい制約に対処してはいなかった。仮にそれが「実生活」だったら、特定の状況でエリオットが示した行動オプションの一つひとつに対して相手側から反応があり、それが状況を変化させ、エリオットに別の付加的な行動オプションを要求し、またそれが別の反応を生み、エリオットにまた別の行動オプションを要求し……ということになっていただろう。言い換えれば、刻々と進行する、終わりのない、そして不確かな実生活的展開が、研究室の課題にはなかった。ジェフリー・セイヴァーの研究の目的は知識の基盤そのものの状態と利用可能性を評価するものであり、推論と決断のプロセスを評価するものではなかった。

現実の生活と研究室の課題との別の相違点も指摘しておくべきだろう。課題で考えている出来事の時間枠は、現実よりかなり凝縮されていた。状況によって実時間の処理は、情報（たとえば、人間、物体、情景の表象）をより長いあいだ頭に保持していることを要求するかもしれない。とくに新しいオプションや結果が浮上し、それらを比較することが必要になった場合はそうである。さらに、われわれの課題では状況とそれについての質問がほとんど言語で提示されていた。しかしたいてい実生活では映像的要素と言語的要素が、よりまぜこぜになっている。われわれの前には人間がいて物体がある。景色、音、匂い等々がある。いろいろな強さの情景がある。そしてそれらとともに、われわれがつくり出す言語的なあるいは絵的な話がある。

こういった短所はあったが、われわれは前進をしていた。研究の結果は、エリオットの意志決定障害が社会的知識の欠如によるものでも、その種の知識に十分にアクセスできないからでも、推論の基本的な障害によるものでも、いわんや、個人的・社会的領域での意志決定に必要な、事実についての知識の処理と関係する注意やワーキングメモリの基本的な障害によるものでもないことを、強く示唆していた。エリオットの意志決定障害は推論の後半の段階、すなわち選択形成あるいは反応的選択が起きる点、ないしはその近傍ではじまっているようだった。言い換えれば、何かうまくいかないことがあるなら、それはプロセスの後半で起きていた。エリオットは効果的に選択することができなかった。彼は選択ということをまったくしないのかもしれないし、選択が下手なのかもしれない。すでに書いたように、どのようにしてエリオットは与えられた仕事から知らぬ間に離れ、本筋からそれたまま何時間も過ごしてしまったりするのか？　われわれが一つの仕事と直面しているとき、われわれの前にはいくつものオプションがある。だからもし目標をもちつづけようというのであれば、われわれは繰り返し適切な道を選択しなければならない。しかしエリオットはもはやそういう道を選択することができなかった。なぜできなかったかが、われわれが発見しなければならなかったことである。

私はいまや、エリオットとフィネアス・ゲージのあいだに多くの共通点があることを確信した。二人の社会的行動と意志決定の障害は正常な社会的知識と共存し、通常記憶、言語、基本的な注意、基本的なワーキングメモリ、基本的な推論といった健全な高次の神経心理学的機能と共存していた。さらに、エリオットの場合、その障害が情動的反応と感情の衰退を伴っていることを私は確信した（たぶん情動障害はゲージにもあったと思われるが、記録によってそれを確信できるわけではない。しかし彼が卑猥な言葉を使ったり、自らの窮状を見せびらかしたりしたことを考えれば、少なくとも、彼がきまり悪さという感情を欠いていたということは推測できる）。また私は、情動や感情の障害が社会的行動障害と無関係ではないと、強く思うようになった。情動の不調がおそらく問題の一因だ。そくなってしまったのではないか。エリオットは異なったオプションに異なった価値を見いだせなくなっているのではないか、その冷徹な推論が、彼の意志決定の風景を絶望的なほど平坦にしているのではないか、そう私は考えはじめた。またその同じ冷静さゆえに彼の心の風景はひどく移ろいやすいものになり、反応選択をするのに必要な時間それが維持されなかった、言い換えれば、ワーキングメモリの基本的というよりは微妙な障害によって、決断が生まれるのに必要な推論のプロセスの後半が変化しているのかもしれなかった。いずれにせよ、エリオットとゲージの双方を理解しようという試みは合理性に関する神経生物学へとつながっているようだった。

第4章　冷めた心に

　ある条件下では情動により推論の働きが妨げられる——これまでこのことが疑われたことはない。証拠は豊富にあって、それらはわれわれが成長する際に受ける適切な忠告の源にもなっている。冷静にしなさい、情動を抑えなさい、情に惑わされることなく判断しなさい！　こうしてたいていわれわれは情動が余分な心的機能であると、つまり、合理的思考に対する自然がもたらした望みもしない付随物であると考えるようになっている。情動が快いとき、われわれはそれを贅沢品として享受する。苦痛なとき、それはわれわれにとって望まざる侵入物になる。そしてそのいずれであれ、賢者ならこうわれわれに忠告するだろう。情動と感情はもっぱら節度をもって経験されるべきである、われわれは理性的であらねばならない、と。

　広く受け入れられているこの信念には多くの知恵が見て取れる。たがのはずれた情動や的はずれの情動が不合理な振る舞いの主因になり得ることを、私は否定するつもりはない。また一見正常な理性が、じつは情動に根ざした無意識の偏見に乱されていることがあるこ死ぬと言われて治療を受けた患者の一〇パーセントは五年以内に死ぬと言われて治療を受けるより、九〇パーセントは五年以上生存していると言われて治療を受けたいにちがいない[1]。結果はまったく同じだが、死という概念によって呼び起こされる感情が、別の言い回しなら受け入れられるオプションを拒絶してしまう。要するに、一貫性のない不合理な推論である。

こうした不合理が知識の欠如によるものでないことは、医者が病気になったときの反応が一般人のそれと少しも変わらないという事実が証明している。しかし伝統的な説明が無視してきたのは、エリオットのような患者の研究や、以下で述べるような他の観察から生まれるつぎの概念だ。〈情動の衰退は、不合理な行動に対する、同じぐらい重要な原因になっている可能性がある〉。情動の欠如とゆがんだ行動。直観に反するこの二つの結びつきから、理性の生物学的な仕組みについて何かがわかるかもしれない。

私は実験神経心理学の手法を利用しながらこの概念を研究しはじめた[2]。大まかに言えば、この手法は以下のような段階に拠っている。まず、脳の特定部位の損傷と、行動や認知の障害との体系的な相関関係を発見すること。ついで、二重乖離法により、つまり、たとえば部位Aの損傷は障害Xを引き起こすが障害Yを引き起こさず、部位Bの損傷は障害Yを引き起こすが障害Xを引き起こさない、ということを確認することにより、その発見の正当性を立証すること。そして、さまざまな構成要素（たとえば皮質領域や皮質下核）からなる正常な神経システムは、さまざまな微細な要素とあいまって、ある正常な認知的／行動的作用をするという、一般的仮説と個別的仮説の双方を体系的に記述すること。そして最後に新しい脳損傷例において特定部位の損傷をいわば外科用の探り針として使いながら、損傷が仮説的影響をもたらしているかどうかを調べ、仮説を検証することである。

このように神経心理学の目的は、ある認知作用とその要素が、神経システムならびにその構成要素とどう関係しているかを説明することである。神経心理学は、特定の「症状」や「症候群」に対する脳の「局在性」を見いだすものではないし、またそうあるべきではない。

私の最初の関心は、エリオットに関するわれわれの観察事実が他の患者にも確実にあてはまることを実証することだった。そしてそうであることが明らかになった。これまでにわれわれは、エリオットに見られたのと同じ種類の前頭前野損傷を有する一二人の患者について研究してきた。そしてどの患者にもかならず、「意志決定障害と平坦な情動と感情」という組み合わせが見られた。理性の力と情動の経験がともに低下しているのだ。そしてその二つの障害は、基本的な注意、記憶、知性、言語がきわめて完全であるため、それらを取り上げて患者の判断の失敗を説明することはできないという点で、神経心理学的に際立っている。

しかしこの理性の障害と感情の障害の顕著な同時発症は、かならずしも前頭前野を損傷したあとにだけ起こるわけではない。この章では、こういった障害の組み合わせが他の脳の特定部位の損傷からも起こり得ることを、そしてそういった相関関係は、情動、感情、理性、意志決定の正常なプロセスを生み出す諸システムの相互作用を暗示していることを示そうと思う。

前頭前野損傷の他の症例からの証拠

前頭前野損傷の症例についての私見を、歴史的視点に照らして述べておくべきだろう。推論と意志決定の神経学的基盤を理解しようとする研究において、フィネアス・ゲージの症例が唯一の重要な歴史的事例というわけではない。ここでは基本的な輪郭を肉づりする事例を四つほどあげておきたい。

一つ目は、コロンビア大学の神経学者ブリックナーが一九三二年に研究した「患者A」。患者Aは三九歳のニューヨークの株仲買人で、個人的にも仕事の上でもうまくやっていたが、エリオットの髄膜腫に似た脳腫瘍を患った。[3] 腫瘍は前頭葉上部から成長し、前頭葉を圧迫した。結果はすでに見たエリオットの場合と類似していた。先駆者的神経外科医のウォルター・ダンディが、この命をも奪いかねない腫瘍をうまく摘出したものの、左右両半球の前頭葉の大脳皮質はその腫瘍によりすでに広範囲のダメージを受けていた。影響を受けた領域は、エリオットやゲージが失ったすべての部位を包含し、さらにそれを少し上回っていた。左半球に関しては、言語野の前部に位置するすべての前頭皮質が切除された。

右半球に関しては、切除はさらに大きく、運動を制御している領野の前部に位置する皮質を含んでいた。また両半球前頭葉の腹側(ふくそく)（すなわち眼窩）表面と内側(ないそく)の（すなわち正中線寄りの）下部表面の皮質も除去された。帯状回はそのまま残された（手術に関する記述は二〇年後に解剖で確認されている）。

患者Aの知覚は正常だった。人、場所、時間に対する定位力（現在の環境や時間の流れの中で自己を正しく認識する力）も正常、最近の事実、遠い過去の事実に対する通常記憶も同様に正常だった。言語と運動能力も損なわれていなかったし、当時おこなわれていた心理学的検査を根拠にすれば、知力も影響を受けていなかったようだ。計算ができ、チェッカー・ゲームをうまくこなせるという事実が重視された。しかし、印象的とも言える健全な身体と賞賛に値するほどの知的能力を有していながら、患者Aは仕事に復帰しなかった。家にこもって復職の計画を練ったが、いとも簡単な計画さえ実行に移さなかった。ここに破滅していくもう一人の人間がいた。

Aの人格は根本から変化していた。かつての上品さはなくなっていた。以前は礼儀正しく思いやりがあったが、いまやあきれるほど不適切だった。妻や周囲の人間に関する発言は思慮を欠き、ときには無慈悲この上ないものだった。仕事をしない、スポーツマンのようなことはしない、もう妻やいかなる女性ともセックスをしなくなったというのに、仕事や身体やセックスの能力を自慢した。その多くは架空の行為で、たいてい他人を犠牲に面白おかしく仕立てられていた。暴力こそ振るわなかったが、ときおり、欲求不満になると、

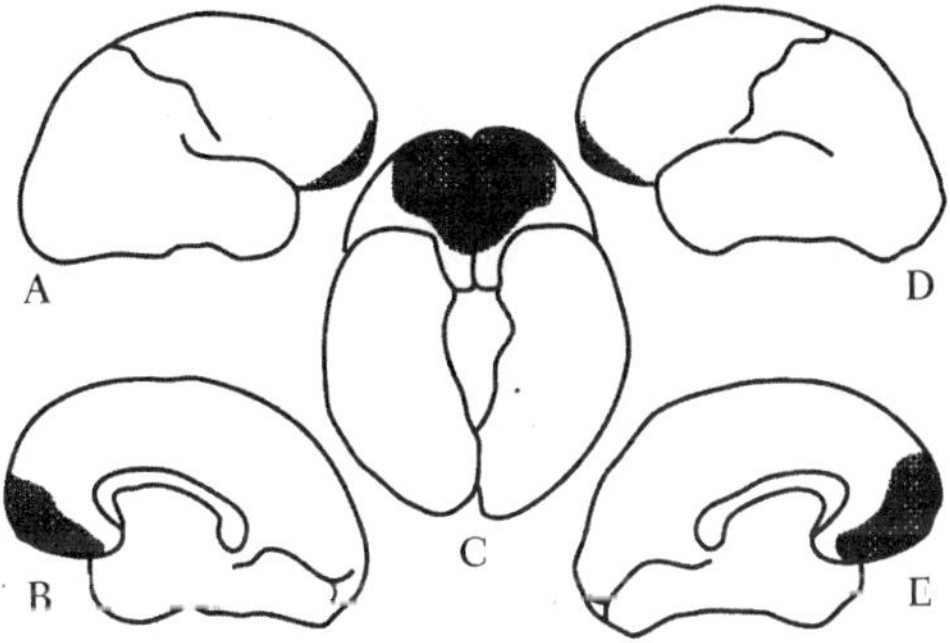

図4－1　陰をつけた部分は、「ゲージ・マトリックス」を有する患者において、つねに損傷をこうむっている前頭葉の腹側部と内側部をあらわしている。前頭葉の背外側部は影響を受けていないことに注意。
A：外から（外側から）見た右大脳半球　D：外から見た左大脳半球
B：内から（内側から）見た右大脳半球　E：内から見た左大脳半球
C：下から（腹側ないし眼窩から）見た脳

口汚くののしった。

患者Aの日常生活における情動的側面は衰えていたようだった。ときおり瞬間的に感情を爆発させることはあるが、ほとんどの場合、そのような感情の吐露はなかった。彼が他人を思いやっていた様子はない。そうした悲劇的な変化に当惑したり、悲しんだり、怒ったりした様子はない。彼の全体的感情は「浅い」と言うのがいちばんぴったりする。概して、患者Aはすでに受動的、依存的になっていた。彼は残りの人生を家族の加護のもとで送った。彼は印刷機の操作を教わり、それで名刺をつくった。それが彼の唯一の生産的活動だった。

明らかに患者Aは、私が証明しよ

うとしている言うなれば「フィネアス・ゲージのマトリックス」の認知的、行動的特徴を示していた。患者Aは前頭皮質にダメージを負ってからというもの、ほかの点で知的能力は完全だったにもかかわらず、自分にもっとも有利な行動を選択する能力を失っていた。そして、情動と感情が衰退していた。いくつかの症例を比較してみると、このマトリックスの周縁では、確かに人格的特徴に差がある。しかし、ある特定のマトリックス――つまり、症状に共通する本質――を有すること、そしてその本質の周縁に差異が存在することは、症候群の必然的特性だ。前にゲージとエリオットの表面的な差異を論じたときに示唆したように、そうした差異の原因を特定することは時期尚早である。ここでは単に、症状の共通の本質を強調しておきたい。

　第二の歴史的事例は一九四〇年代のものだ(4)。カナダ・マギル大学のドナルド・ヘッブとワイルダー・ペンフィールドは、一六歳のときに重大事故にあった患者について記述し、ある重要な点を検討している。フィネアス・ゲージ、患者A、そしてこの二人に類似するその後の患者たちはみな、前頭葉を損傷し異常な行動の徴候を示すようになる前は、正常な成人で、成熟した人格を身につけていた。しかしもし損傷が成長中に、つまり幼少期や青年期のある時期に生じていたらどうだったのか？　そういう時期に障害をもつようになった幼児や青年は正常な人格を形成できないのではないか、社会的感覚が成熟しないのではないか、そう予測できるかもしれない。ヘッブ＝ペンフィールドの患者は前頭骨を複雑骨折し、その前頭骨が両半球の前頭皮質を圧迫し、破壊した。患者はかつて正常な幼児で化した。

あり、正常な青年だった。損傷後、持続していた社会的な発達が止まり、社会的行動が悪化した。

たぶん、なおいっそう説得力があるのは第三の症例で、S・S・アカリーとA・L・ベントンが一九四八年に記述しているものだろう[5]。患者は、出産時に前頭葉損傷をこうむり、そのため、私が正常な人格形成のために必要であると考えている脳のシステムの多くをもたないまま、幼少期と青年期を過ごした。したがって彼の行動はつねに異常だった。彼は愚かな子ではなかったし、彼の心の基本的な仕組みは完全なようだったが、彼が正常な社会的行動を身につけることはなかった。一九歳のときに神経外科学的検査がおこなわれ、左前頭葉はほとんど空洞状態で、右前頭葉全体は萎縮症の結果存在しないことがわかった。出産時に受けた深刻なダメージが、前頭葉皮質の大半に取り返しのつかない損傷をもたらしたのだ。

この患者はけっして一つの仕事をつづけることができなかった。何日かは従順だが、その後自分がしていることに興味を失い、ついには盗みをしたり、荒れ狂ったりした。概して言えば彼は素直で礼儀正しかったが（事実、彼は、イギリスのボーイのような礼儀正しさをもちあわせているとされた）、定型的な手順から少しでもはずれるとすぐにフラストレーションがたまり、癇癪を起こすこともあった。性的関心は薄く、またいかなる相手ともけっして情動的な関わりをもつことはなかった。行動は紋切り型で想像力と創造性を欠き、職業的技術や趣味を身につけることもなかった。また報酬や罰が行動に影響を及ぼすこともないようだった。記憶は気紛れで、学習が起こるのでは、と期待されるようなことがらではだめでも、たとえば自動車の種類に関する詳しい知識のように、あまり重要でないことがらで突然うまく機能することもあった。彼は楽しくも悲しくもなく、喜びや苦しみはどちらも一時的だった。

ヘッブ＝ペンフィールドの患者とアカリー＝ベントンの患者には、いくつか共通する人格的特徴があった。二人とも生き方は頑固で我慢強かったが、将来の行動を計画することも、報酬を得られるような仕事を手にすることもできなかった。二人とも独自性と創造性を欠いていた。彼らは自分たちに都合のよい自己像を自慢げに述べたてた。作法は総じてまっとうだったが、紋切り型のそれだった。一般の人間ほど快を経験したり苦に反応したりすることはできなかった。性的欲求や探求欲は衰えていた。彼らは運動と感覚の欠如、コミュニケーション障害、そして彼らの社会文化的背景を前提とした場合に期待される範囲の知性を、はっきり示していた。このような患者は今日もあいついでおり、私がこれまで診てきた患者においては結果が類似している。それらの患者たちは、病歴と社会的行動が、アカリーとベントンの患者と似ている。彼らの苦しみを述べるなら、たとえば彼らは自分たち自身について、あるいは過去と未来を視野に入れた自分たちの社会的役割について、適切な理論をつくれないでいると言える。そして、彼らは自分自身に対してつくれないものを、他人に対してもつくれない。つまり、彼らは自分自身の心についての理論と、彼らが交流する人びとの心についての理論を奪われている。(6)

歴史的証拠である第四の事例は少々意外な筋からのものだ。前部前頭葉白質切断（Prefrontal Leucotomy）に関する文献である。一九三六年にポルトガルの神経学者エガス・モニスがはじめたこの外科的手法は、強迫性障害や統合失調症のような精神医学的症状を伴う不安や興奮を治療するためのものだった。[7]最初にモニスが考え、共同研究者の神経外科医アルメイダ・リマが実際にそれを手がけた。この手術によって両半球の前頭葉の白質に小さな損傷部位が生じた（手術の名称は単純そのものだ。leukos はギリシア語で「白」、tomos はギリシア語で「切断」を意味している。また prefrontal（「前部前頭葉」）は手術の目標領域を意味している）。第2章で述べたが、大脳皮質の下にある白質は、ニューロンの延長部分である軸索という神経線維の束からなっている。軸索はニューロンが別のニューロンと接触するための媒体だ。軸索の束は白質中を縦横に走り、大脳皮質のさまざまな部位を連結している。数ミリメートルしか離れていない部位どうしをつないでいる局所的な連結もあるし、たとえば、一方が左の大脳半球皮質領域、他方が右のそれ、のように、遠方の部位どうしを結んでいるものもある。また皮質領域と、大脳皮質の下方にあるニューロン集合体である皮質下核とのあいだを、前者から後者に向かって、あるいは後者から前者に向かって結んでいるものもある。ある所から特定の標的に向かう軸索の束は「投射（プロジェクション）」と呼ばれる。軸索が特定のニューロン集団に向かって投射（プロジェクト）しているからだ。またいくつかの標的をつないでいる一連の投射は「経路」として知られている。

モニスが考えていた奇抜なアイディアは、病的な不安や興奮をもつ患者においては前頭葉領域の白質の投射と経路が異常に反復的、活動的な回路を形成しているというものだった。そのような仮説を裏づける証拠は一つもなかった。もっとも、強迫性障害の患者と鬱病患者の眼窩領域の活動に関する最近の研究は、モニスの考えが細部においては誤っているものの、少なくとも部分的には正しかったかもしれないことを示唆している。しかし、たとえこのモニスの考えが大胆で証拠に先行していたとしても、その後彼が提案することになる治療法とくらべれば、それはほとんど臆病と言ってもよいものだった。モニスは、患者Aの症例と、あとで論ずる動物実験の結果から推論し、それらの連結を外科的に切断すれば知的能力を阻害することなく不安や興奮を根絶することができると予測したのである。そういう手術によって患者の苦しみが癒され、彼らが正常な精神生活を送れるようになるとモニスは信じたのだ。ひじょうに多くの未治療の患者が絶望的な状態にあるとして、モニスはその手術方法を開発し、それを試みた。

初期の前部前頭葉白質切断の結果は、モニスの予測に何がしかの確証を与えた。患者の不安と興奮は消え、しかも言語や通常記憶のような機能はおおむね影響を受けなかった。しかし、この手術が患者に別の障害をもたらすことはないとする仮定は正しくなかった。患者たちの行動はそれまでけっして正常ではなかったが、いまやそれは別の形で異常だった。極度の不安が極度の平穏と置き換わったのだ。彼らの情動は平坦なようだった。彼らは悩まないようだった。絶え間ない強迫やばかげた妄想を生み出してきた活発な知性が静まり返っていた。たとえ不適切であるとしても、それらに反応し行動しようとする患者たちの欲求が抑え込まれていた。

こういった初期の手法で得られた証拠はとても理想的なものとは言えない。その証拠は当時の限られた神経心理学の知識と道具を使って昔集められたものであり、またそれは、肯定的な意味でも否定的な意味でも、願うほど偏見がないわけではない。この治療法をめぐる議論はじつに激しいものだった。今日の研究が教えているのは以下の事実である。第一に、前頭葉の眼窩内側領域に近接した白質へのダメージが情動と感情を変化させ、両者を劇的に弱めた。第二に、知覚、記憶、言語、運動の基本的な機能は影響を受けなかった。そして第三に、こうした人的介入へとつながった行動の徴候と新しい行動の徴候をはっきり区別できるほど、白質を切断された患者は以前より創造性も決断力もなくなっていたようである。

モニスに対しても初期の前部前頭葉白質切断治療に対しても公平を期すなら、この手術によって患者はまちがいなく何がしかの益を受けたことを心に留めねばならない。原発性の精神疾患という背景を考えれば、意志決定障害という新たな負担も、制御できない不安にくらべればたぶん負担は小さかったのではないだろうか。脳の一部を外科的に切断することは容認できないが、一九二〇年代、そういった患者に対する典型的な治療法は精神病院に入れるか（場合によっては、なおかつ）大量の鎮静剤を投与して実質的に気を失わせ眠らせることで不安感を鈍らせるかだったことを忘れてはならない。白質切断に代わるものと言えば、拘束衣とかショック療法ぐらいしかなかった。ソラジンのような向精神性の薬が出はじめるのは一九五〇年代になってからだ。さらに、そのような薬剤の脳への長期的影響が選択的な形態の手術より破壊的でないのかどうか、いまだに知る術がないということも忘れてはならない。いまのところわれわれは判断を控える以外にない。

だが、「前頭葉ロボトミー」として知られるはるかに破壊的なモニスの介入に対しては、われわれは判断を保留する必要はない。モニスが考えた先の手術法は限定的な脳損傷をもたらした。これに対して前頭葉ロボトミーはしばしばさながら解体であり、脳に広範な損傷をもたらした。疑問の多いそのやり方、それがもたらす不必要な切断は、世界的な悪評を買った。(8)

歴史的文献とわれわれの研究室で得られた証拠をよりどころに、われわれは以下のような暫定的結論を得た。

1　もし損傷部に腹内側部が含まれていれば、両半球の前頭前皮質の損傷はつねに推論と意志決定の障害ならびに情動と感情の障害と関係している。

2　推論と意志決定の障害および情動と感情の障害が、おおむね完全な他の神経心理学的特徴に比して顕著であれば、ダメージは腹内側部でもっとも大きい。さらに、この障害により個人的、社会的領域がもっとも影響を受ける。

3　前頭前野に損傷があって、背側部と外側部の損傷の程度が、腹内側部以上ではないにしてもそれと同程度である場合には、推論と意志決定の障害はもはや個人的、社会的領域にとどまらない。そのような障害には、情動・感情の障害のみならず、物や言葉や数を使った検査によって見いだされる注意やワーキングメモリの障害も伴われる。

ここで筆者らが知る必要があったことは、この奇妙な組み合わせ——推論と意志決定の障害と情動と感情の障害——が、脳の他の領域の損傷結果として、単独に、あるいは他の神経心理学的症状の中で姿をあらわすことがあるかどうかだった。あり得るというのがその答えだった。事実、他のいくつかの部位の損傷結果としてそれが顕著にあらわれた。それらのうちの一つに、身体からの信号を処理するいくつかの皮質を含む右（左ではない）大脳半球の一部位があった。ほかに、たとえば扁桃体のような辺縁系の構造体を含む部位もあった。

前頭前皮質以外の損傷からの証拠

たとえ障害を負った患者が表面上はフィネアス・ゲージに類似していなくても、フィネアス・ゲージのマトリックスを共有する別の重要な神経学的疾患がある。それは病態失認（anosognosia）として知られているもので、誰の身にも降りかかる可能性のある、きわめて異常な神経心理学的な病の一つである。

この言葉は「病」を意味するギリシア語の nosos と「知識」を意味する gnosis に由来

し、元来、病気を認識することができないことを意味する。たとえば脳卒中を起こして左半身が完全に麻痺し、手足を動かすことができず、顔も半分動かなくなり、立つことも歩くこともできなくなった人間がいるとする。ところが、その同じ人間が問題に少しも気づいておらず、たぶん何も問題はない、と言い、「気分はどうですか？」という質問に、誠実にこう答える。「いいですよ」(anosognosia という言葉は、無自覚の盲目や失語症を意味するためにも使われてきたが、ここでは前述のような意味、つまりバビンスキが最初に記述した原型的な病態の意味でのみ使う[9])。

病態失認に通じていない人は、この病の「否定」は「心理学的に」引き起こされているのではないか、それは以前の苦悩に対する一種の適応的反応ではないか、と思うかもしれない。私が確信をもって言えるのは、この場合それはあてはまらないということだ。たとえばその鏡像的悲劇、つまり、左ではなく〈右〉半身が麻痺している患者を考えてみる。通常そのような患者は病態失認にはならない。しばしば言葉を使うことがひどく困難で、失語症になる可能性があるが、それでも自分の苦境を完全に認識している。さらに、たとえひどい左半身麻痺にかかっていても、麻痺と病態失認を**併せて**引き起こす脳損傷とはちがうパターンの脳損傷で半身麻痺になった患者の中には、精神も行動も正常で、自身のハンディキャップを認識している者がいる。要するに、ある特定のパターンの脳損傷に起因する左半身麻痺が病態失認を伴うのであって、それとは鏡像的なパターンの脳損傷に起因する右半身麻痺は病態失認を伴わない。また病態失認と結びついている脳損傷パターンとは異なるパターンで起きた左半身麻痺は、無自覚性を伴わない。結局、病態失認は、神経学的ミステリーに通じていない人には、半身麻痺と言語障害にかかっている患者より運がよさそうに見える患者の脳の特定の部位で、それも唯一その部位で、体系的に起きる。病の「否定」は、ある特定の認識機能の喪失で生じる。この認識機能の喪失は、脳卒中により、あるいはさまざまな神経学的疾患により損傷し得る、ある特定の脳システムの状態にかかっている。

典型的な病態失認患者は、自分に問題があることを認識するように、その歴然たる障害と向き合う必要がある。私が患者のDJに完全に麻痺している彼女の左半身について尋ねると、彼女はきまって最初に、動きは完全に正常だ、たぶん以前おかしかったこともあったがもうそうではない、と言った。私が左腕を動かすように言うと、彼女は左腕を探し回り、不動の腕に目をやったあと、本当に「それ」が「自力で」動くのを望んでいるのか、と尋ねた。ええ、どうぞ、と私が言うと、彼女は腕に少しも動きのないことに〈視覚的に〉気づくと、「それは自力ではたいしたことはしないようです」と言った。それから私への協力のしるしとして、彼女は良いほうの手で悪いほうの腕を動かすことを申し出た。「右手を使えば動かせますよ」。

身体の知覚システムを通じて障害を自動的に、迅速に、そして内面的に感じ取れないこの病態失認は、軽度なら覆い隠すことも可能だが、重度の場合、けっして消失しない。たとえば動きのない腕を視覚的に想起し、推測によって体のその部分に何か問題があることを悟る患者もいるかもしれない。麻痺がある、疾患がある、だめだ、状態が正常でない、といった意味の身内や医師らの無数の言葉を思い起こす患者もいるだろう。われわれのもっとも知的な病態失認患者の一人は、外部から得たその種の情報を頼りに、いつもこう言っている。「私には以前そういう問題があった」、「無視していたよ」。もちろん彼はいまでも無視している。身体の現実の状態に関する最新情報の欠如はまさに驚きである（不幸なことに、自身の病状に対する直接的自覚と間接的自覚の微妙な区別は、病態失認に関する議論でしばしば見落とされたり、もっともらしく説明されたりしている。数少ない例外としては、A・マーセルを参照してもらいたい[10]）。

　病態失認患者たちが病に冒された自分自身の四肢をまったく頭に入れていないということと同じぐらい劇的なのは、自分が置かれている全体状況に対する関心のなさ、表に出す情動のなさ、問えばわかる感情のなさ、である。重篤な脳卒中が起きた、脳や心臓にさらなるトラブルが起きる危険性が大である、侵襲性の癌にかかっていていまや脳にまで広がっている、といった話を――要するに、これまでと同じような暮らしは二度と送れそうにないという話を――彼らはたいてい平然と、そしてときにはブラックユーモアを交えながら受け入れるのだ。けっして苦悩や悲しみ、涙や怒り、絶望やパニックで、ではない。ここで重要なのは、もしその種のよからぬ話を左半球に鏡像的損傷をもつ患者に言えば、彼らの反応は完全に正常であるということ。病態失認患者には情動と感情がどこにも見当たらない。そしてたぶんこのことは、その他の点では悲劇的とも言えるこの病の、唯一幸せな側面だろう。将来に対する計画が、個人的、社会的意志決定が、深刻に阻害されていることは、彼らにとってたぶん少しも驚きではないのだ。たぶん麻痺そのものは、彼らが抱えている問題の中でもっとも小さな問題なのだろう。

病態失認の患者たちに関するある体系的研究において、スティーヴン・アンダーソンは障害が広範囲に及んでいることを確認し、また患者たちは、麻痺に対して無頓着であるのと同じぐらい、自分たちが置かれている状況とそれがもたらす結果に対しても無頓着であることを明らかにしている。[11] 多くの患者が、悲惨な結果になる見込みが大きいことを予見できないようだ。またたとえ彼らがそれを予測しても、それで苦しむということはなさそうだ。明らかに彼らはいま自分たちの身に起きていること、将来起きるかもしれないこと、他人が彼らについて思っていることに対して、適切な理論を構築することができない。同じぐらい重要なのは、彼ら自身の理論づけが不適切であることに彼ら自身が気づいていないことだ。自分自身の自己イメージがそれほどに弱まると、その自己の思考や行動がもはや正常でないことを認識するのは可能ではないのかもしれない。

前述のようなタイプの病態失認患者は右半球に損傷がある。病態失認の神経解剖学的相関を完全に記述するプロジェクトは現在進行中だが、以下のことが明らかになっている。まず、右半球大脳皮質のいくつかの特定部位に損傷がある。そこは体性感覚（somato-sensory）野として知られている部分で（somaは「体」で、語源はギリシア語。体性感覚システムは、接触、温度、痛みの外感覚と、関節位置、内臓状態、痛みの内感覚の双方をつかさどっている)、島皮質、細胞構造上の3野、1野、2野(頭頂領域にある)、ならびにS_2野(これも頭頂領域シルヴィウス溝の奥にある)を含んでいる(私がこの体性感覚という言葉を使うときはいつもsoma、つまり一般的な意味の身体を考えており、内臓の感覚作用を含めたあらゆるタイプの身体感覚作用を指している)。損傷はまた右半球の白質にも及び、そのため身体全体(筋肉、関節、内臓器官)からの信号を受けている前述の諸領域間の相互連結が断たれ、またこれらの諸領域と視床、大脳基底核、運動皮質、前頭前皮質との相互連結が断たれている。ただし、ここに記した多要素システムの部分的損傷は、私がいま論じているようなタイプの病態失認を引き起こすことはない。

たぶん、病態失認患者が損傷している右半球諸領域内で情報をやりとりしている脳部位が、それらの協力的な相互作用をとおして、脳が利用できる現在の身体状況のもっとも包括的、統合的な地図を生み出しているのではないかというのが、私が長いあいだ抱いてきた作業仮説である。

なぜこの地図づくりが両半球的ではなく右半球に偏っているのか、身体はほとんど対称的な二つの部分からなっているのに、と疑問に思う読者もいるかもしれない。人間においても人間以外の動物においても、機能はどうやら二つの大脳半球に〈非〉対称に割り当てられている、というのがその答えだ。非対称に割り当てられている理由は、たぶん、いざ一つの行動、一つの思考を選択するということになると、二つよりも一つの最終制御装置が必要であるということと関係しているだろう。もし両半球が一つの動作に関して同等の決定権を有していたら、結局対立してしまうかもしれない。たとえば右手が左手に干渉したら、複数の手足の調整された動きを生み出すチャンスは少なくなるだろう。多様な機能のためには、どちらか一方の半球にある構造が優越していなければならない。そしてそれらは〈優位〉構造と呼ばれている。

もっともよく知られている優位性は言語に関するものだ。多くの左利きを含む九五パーセント以上の人間の言語機能は、おもに左半球の構造に依存している。別の優位性の例。これは右半球が優位な例で、統合的な身体感覚に関するもの。それによって、内臓状態の表象と、四肢、胴、筋骨格器官の主要な要素の状態の表象が合体し、調整されたダイナミックな地図がつくられる。注意すべきは、地図と言っても、切れ目のない単一の地図ではない。分離した複数の地図における信号の相互作用と調整ということ。このような形で、身体の左右両側に関する信号は、右半球の先に触れた三つの体性感覚皮質部位に、もっとも包括的な合流の場を見いだしている。興味深いことに、身体を取り囲む空間の表象や、情動のプロセスにも、右半球の優位性がある。[12] このことは、左半球にある同等の構造が身体を——あるいは、そのことで言えば空間を——表象していないということではない。単に表象が異なっているにすぎない。左半球の表象はたぶん部分的で、統合されていない。

病態失認の患者は、いくつかの点で前頭前野に損傷をもつ患者に類似している。たとえ

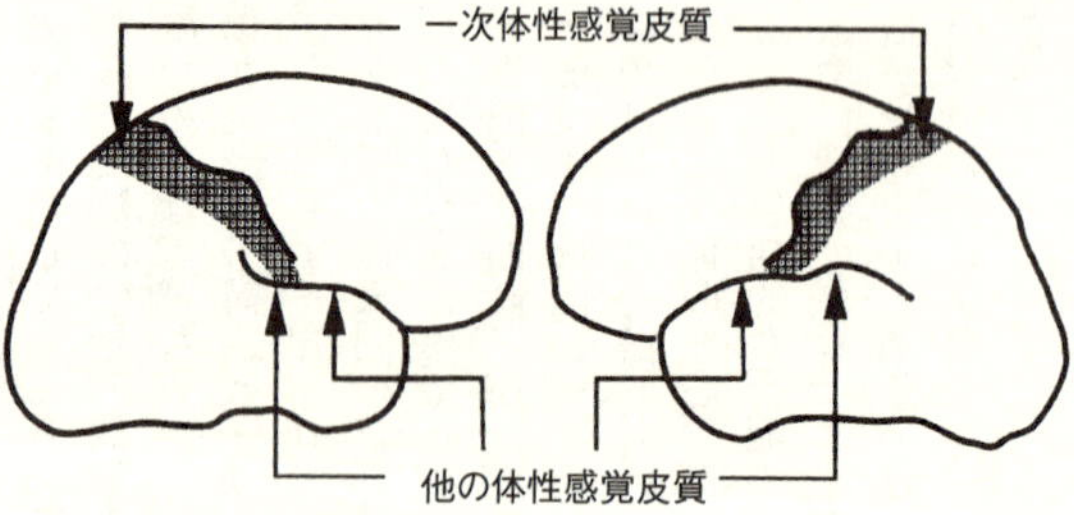

図4－2　体性感覚野はどこにあるのか？　人間の脳の左右半球の外観図。陰をつけた部分が一次体性感覚皮質である。他の体性感覚野、すなわち二次感覚野（S_2）と島（とう）は、一次体性感覚皮質最下部の前後を走る外側溝の内側に埋まっている。したがって、このような外観図では見えない。それらの大まかな位置を矢印で示してある。

ば前頭前野損傷患者の場合がそうであるように、病態失認患者も個人的、社会的問題に関して適切な決定ができない。また意志決定障害を有する前頭前野損傷患者は、病態失認患者のように通常自分の健康状態に無関心であり、また痛みに対して異常な我慢強さを有しているようだ。

読者の中にはこれに驚き、病態失認患者の意志決定障害についてこれまであまり耳にしたことがないのはなぜか、脳損傷後の推論障害に向けられたわずかな関心はなぜこれまで前頭前野損傷患者に集中してきたのか、と問う人もいるかもしれない。説明としては、つぎのように考えることもできるかもしれない。前頭前野損傷患者は、神経学的には正常に見える（彼らの運動機能、感覚作用、言語機能は完全で、問題は正常に機能しない彼らの感情と推論にある）から、彼らはさまざまな社会的相互作用に関わることができ、その結果容易にその推論障害が明らかになる。これに対して病態失認患者の場合、運動と感覚の障害が歴然としているから、しばしば病人とみなされ、その結果、彼らが関わることのできる社会的相互作用の範囲も限られてしまう。言い換えれば、危険な形で自身の身をさらす機会が圧倒的に減る。しかし、たとえそうでも意志決定障害はあり、機会があればそれはいつでも表出するし、患者のために家族や医者たちがつくった最善のリハビリ・プランはいつでも台無しになる。病態失認患者は障害がどれほど深刻かを認識することができないから、セラピストに協力しようという姿勢もよくなろうという意欲もほとんど、あるいはまったく見せない。とにかく、どれほど状態が悪いかを普通は自覚していないのだから、それは当然である。見た目には快活だったり無関心だったりしても、当てにはならない。そういう外見は自発的なものではないし、状況に対する知識にもとづいていないからだ。だが、こうした外見がしばしば適応的と誤って解釈されたり、隣にいる涙声の苦悶する患者より外見上快活な患者のほうに、治療奉仕者は誤ってよりよい回復の見通しを告げたりする。

これと関係する適例は最高裁判所判事ウィリアム・O・ダグラスだ。彼は一九七五年に右半球の脳卒中を起こした[13]。言語障害が起きなかったことは裁判所への復帰のよい徴候だったし、人びともそう思った。この聡明で決断力のある裁判官を早々と失うことにならないようにと、みなが願った。しかしその後の悲しい出来事が別の話を浮き彫りにした。それは、このような障害をもつ患者が幅広い社会的相互作用をもつことを許されると、問題が生じる可能性があることを教えている。

ダグラスが医師の忠告にさからって病院を抜け出したとき、早くも悪い兆しがあった（彼は一度ならずこうしたことをし、裁判所まで車で送らせたり、うんざりするほどのショッピングと贅沢なディナーに興じたりした）。このことも、そして、入院したことを冗談めかしに「転倒」のせいにし、左半身麻痺はつくりごとと否定したことも、はじめは彼の名高い頑固さとユーモアからくるものとされた。公の記者会見で、歩くことも、そして介助なしには車椅子から降りることもできないことをやむを得ず認識し、認めたものの、ダグラスはこう言って問題を打ち消した。「歩くことは裁判所の仕事とほとんど関係ない」。にもかかわらず、彼は記者たちに、来月一緒にハイキングに行こうと誘った。その後、リハビリの新たな努力もほとんど効果がないことが明らかになってからのこと、彼の左足の状態を尋ねた見舞い客にダグラスは、「体操室で左足を使って四〇ヤードのフィールドゴールを蹴ってるところだよ」と答え、ワシントン・レッドスキンズと契約するつもりだと豪語した。仰天した見舞い客が、若からぬ年齢がその計画に水をさすかもしれない、と丁重に反論すると、判事は高笑いして言った。「そのとおり。だが、君は私がどれほどのキックをしているかを見るべきだよ」。だが最悪の事態を迎えることになった。ダグラスは再三にわたり他の判事やスタッフたちとの社会的慣習に従わなかった。自分の仕事をこなせなくなったというのに、彼は頑として辞職することを拒み、また辞職を余儀なくされたあとも、彼はしばしばまるで辞めていないかのように振る舞った。

私がここで述べたタイプの病態失認患者は、このように、自分では気づいていない左半

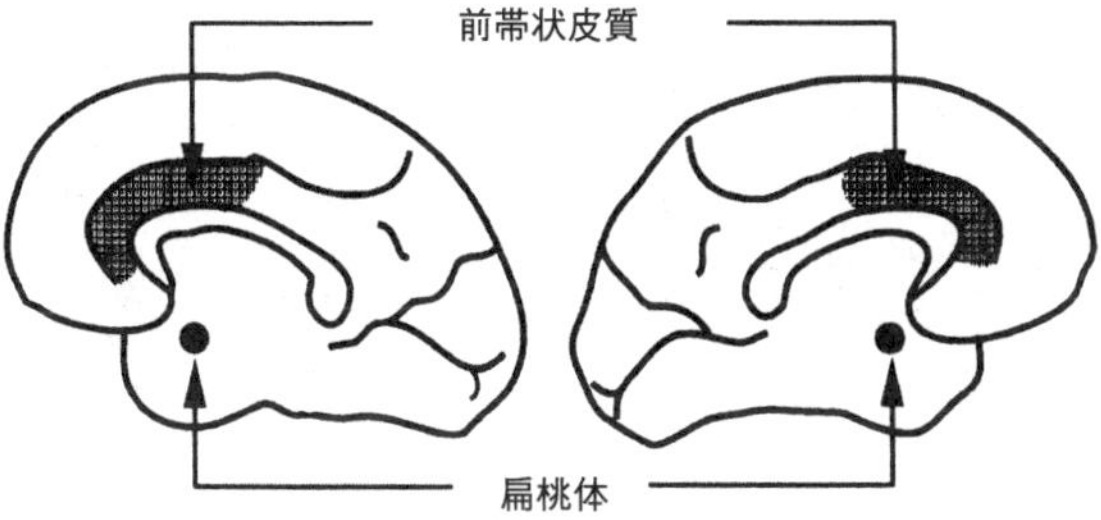

図4－3　両半球の内側を見たところ。陰をつけた部分は前帯状皮質。黒丸は側頭葉内表面への扁桃体の投写を示す。

身麻痺にかかっているだけではない。彼らには推論や意志決定の障害もあるし、情動や感情の障害もある。

扁桃体の損傷から得られている証拠について一言触れておく。扁桃体は辺縁系のもっとも重要な構成要素の一つだ。扁桃体に限定された両側性損傷患者はひじょうにまれにしかいないが、同僚のダニエル・トラネル、ハナ・ダマシオ、フレデリック・ナーム、ブラッドリー・ハイマンは、幸運にもそうした患者の一人を研究してきている。個人的、社会的不適切さを生涯もちつづける女性だ[14]。

彼女の情動の範囲と適切さが損なわれていること、そして自分が置かれている困難な状況に彼女自身がほとんど関心を示さないことは疑いようがない。彼女の行動の「愚かさ」は、フィネアス・ゲージや病態失認患者らに見いだされるそれと少しも変わらない。そして彼らの場合がそうであったように、問われるべきは教育の程度が低いとか知能が低いといったことでない（この女性は高校を出ている。またＩＱは正常な範囲にある）。さらに、一連の独創的な実験でラルフ・アドルフスは、情動の微妙な側面を識別する力がひどく異常であることを明らかにしている。こういった知見は、それらに過度の重みを置く前に、いくつかの類似症例で再現される必要はあるが、ラリー・ワイスクランツが最初に示し、アグルトンとパッシンガムが確認したように、サルにおける同等の損傷が情動のプロセスに欠陥をもたらすことを付け加えておかねばならない。さらに、ラットの研究でジョウゼフ・ルドゥーは、扁桃体が情動において役割をはたしていることを明らかにしている（この知見についてはさらに第７章で述べる）[15]。

構造と機能に関する見解

推論・意志決定障害と情動・感情障害が顕著にあらわれる神経学的疾患を概観したが、それは以下のことを明らかにしている。

第一に、前頭前腹内側皮質という人間的な脳領域があって、そこを損傷すると、誰もが気づきそうなほど純粋な形で、推論と意志決定および情動と感情の双方が、それもとくに個人的、社会的領域において、冒される。比喩的に表現すれば、理性と情動は前頭前腹内側皮質で「交差」し、それらはまた扁桃体でも交差していると言える。

第二に、右半球には体性感覚皮質複合体という人間的な脳領域があって、そこを損傷すると、やはり推論と意志決定および情動と感情が冒され、さらに基本的な身体信号のプロセスが混乱をきたす。

第三に、前頭前皮質には、腹内側部のほかにも、そこを損傷するとやはり推論と意志決定が冒される領域がある。ただし冒され方は異なる。障害がひじょうに広い範囲に及び、あらゆる領域の知的作用が冒されるか、障害がより選択的で、個人的、社会的領域における作用より、言語、数、物、空間に関する作用が冒されるかの、いずれかだ。これらの重要な部位の大雑把なマップを図4－4に示しておく。

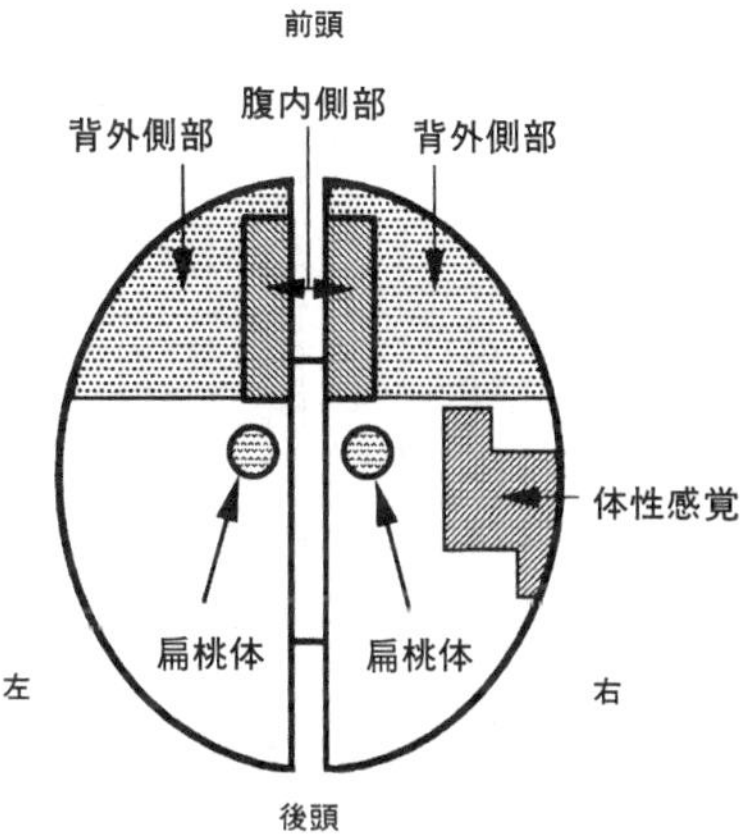

図4－4　損傷を受けると推論と情動のプロセスの両方が冒される領域群。

要するに、人間の脳にはわれわれが推論と呼んでいる目的指向の思考プロセスとわれわれが意志決定と呼んでいる反応選択の双方に一貫して向けられている、それもとくに個人的、社会的領域が強調されている、システムの集まりがある。そしてこの同じシステムの集まりが情動や感情にも関わっており、また部分的には身体信号の処理にも向けられている。

源泉

人間の脳損傷の問題を離れる前に、人間の脳には、情動と感情、注意、ワーキングメモリと関係するすべてのシステムが緊密に相互作用し、それにより外的作用（運動）と内的作用（思考活動、推論）の活力源を構成している特定の領域がある、という考えを提示しておきたい。この源の領域は、辺縁系というジグソーパズルの別の一片、前帯状皮質である。

この領域についての私の考えは、その領域の内部と周縁を損傷している一群の患者の観察によっている。彼らの症状にいちばんぴったりする表現は、心的ならびに外的仮死状態――推論と情動表出の障害の極端な状態――だ。この損傷により影響を受ける重要な領域は、前帯状皮質、補足運動野（SMAまたはM_2として知られている）、そして三次運動野（M_3として知られている）である。[16] 場合によっては、隣接するいくつかの前頭前野部位が含まれることもあり、大脳半球の内表面にある運動皮質はその可能性がある。概して言えば、前頭葉のこの部分に含まれるこれらの部位は、これまで運動、情動、注意と関連づけられてきている（それらの部位が運動機能に関与していることは十分に立証されている）。また情動や注意への関与に関する証拠は、ダマシオとヴァン・ホーセン（一九八三）、な

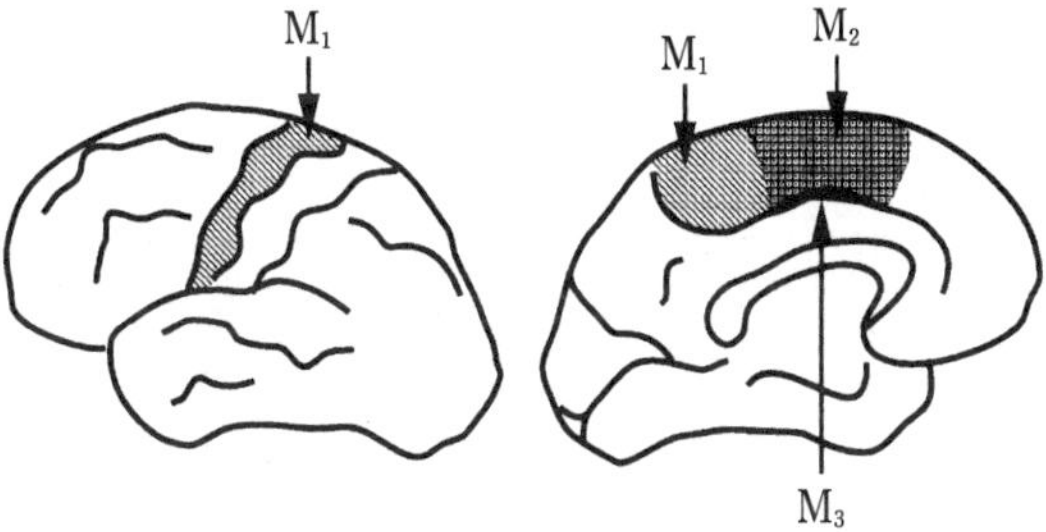

図4－5　人間の左大脳半球を外から見たもの（左図）と内から見たもの（右図）。M_1、M_2、M_3 は、三つの主要な皮質運動領域。M_1 は一般に言われている運動野で、大脳の挿絵にはいつも描かれている。またそういう挿絵の上には例の醜い人間（「ペンフィールドのこびと」＝ホムンクルス）が描かれていることが多い。あまり知られていない M_2 は補足運動野で、6野の内側の部分だ。もっと知られていない M_3 は、帯状回の奥深くに埋まっている。

らびにピーターセンとポスナー（一九九〇）、をそれぞれ参照[17]）。しかしこの部分の損傷は運動、情動、注意の障害をもたらすだけでなく、活動や思考プロセスの実質的な機能停止を引き起こし、その結果、理性はもはや役立たなくなる。そのような損傷をもつ私の患者の一人の話が、この障害がどういうものかを教えてくれる。

この患者——ミセスTと呼ぶ——が起こした脳卒中は両半球の前頭葉の背側と内側領域に広範なダメージを与えた。彼女は突然動かなくなり、物を言わなくなった。以後彼女はよく、目は開いているものの無表情のままベッドで横になっていた。私はよく「ニュートラル」という言葉を使ってきたが、それは、そのような表情の平静さ——あるいは欠如——を伝えるためである。

体の動きも顔と同じだった。手と腕は、たとえばベッドカバーを引っ張るなど、正常に動かすことはできたかもしれないが、概して四肢は休止状態だった。状態はどうかと尋ねても、彼女はたいてい黙ったままだった。あれこれうまくもちかければ、自分の名前、夫や子供たちの名前、住んでいる町の名前を言うことはできたかもしれない。しかし彼女は過去や現在の病歴について話すことはなかったし、彼女を入院へと追いやった出来事について語ることもなかった。だから、彼女がそうした出来事を思い出せないのか、それとも思い出せてもそれについて話したくないのか、あるいは話すことができないのかは、知る術がなかった。私の執拗な問いかけにも彼女はけっして怒ったりしなかったし、自分自身のことやその他のことを思い悩んだりする様子は一瞬たりとも見せなかった。数カ月後、彼女は徐々にこうした無言症と無動症〔アキネジア、あるいは運動不能症とも言う〕から抜け出して質問に答えはじめ、彼女の心の状態の謎を明かしてくれるようになった。誰もが思ったであろうこととはちがい、彼女の心は非可動性という監獄に繋ぎ止められていたわけではなかった。そうではなく、心が、本当の思考や推論が、まったくなかったようだった。彼女の顔と体の受動性は心の活動の欠如を適切に反映していたのだ。この点に関して、その後彼女は、コミュニケーションがないことで苦しみを感じることはなかったと言った。彼女が本心を話さないように何かが仕向けていたわけではなかったのだ。もっと正確に言えば、彼女が回想したように、「話すことが本当に何もなかったんです」。

私の目には、ミセスTは非情動的だったように見えた。そして彼女の経験からすると、その間ずっと彼女には感情がなかったようだ。私の目には、外からの刺激に彼女はとくに注意を向けていなかったように見えたし、また内的にも、その刺激の表象や、関連して誘発された表象に、注意を向けていなかったように見えた。彼女の意思は封じられていたと思う。そしてそれが彼女の感想だったように思える（フランシス・クリックは、そのような障害をもつ患者においては意志作用が封じられているという私の考えを使って、自由意志に対する神経的基盤を論じている）[18]。要するに、イメージや運動を生み出す欲求の、そしてそれらを強化する手段の、全面的障害があった。その欲求の欠如が、外向きには、ニュートラルな顔の表情、無言症、無動症という形に翻訳された。ミセスTの心の中には正常に区別された思考や推論は存在しなかったろうし、また当然、何か決断がなされることも、いわんや実行されることもなかったと思われる。

動物の研究からの証拠

私がいま論じていることに対するさらなる背景は動物の研究に由来している。最初に取り上げる研究は一九三〇年代にさかのぼる。チンパンジーについてなされたある観察がかならずしも前部前頭葉白質切断プロジェクトに火をつけたわけではなかったとしても、少なくともモニスにとって、それは彼のアイディアを推し進めていくのに必要な強い励みにはなったと思われる。観察をおこなったのは、学習と記憶を理解するために研究していたイェール大学のJ・F・フルトンとC・F・ジェイコブセンだった[19]。彼らが研究に使っていた二匹のチンパンジー、ベッキーとルーシーは、扱いやすい相手ではなかった。すぐ欲求不満になり、そんなときはひどく狂暴になった。研究中にフルトンとジェイコブセンは、前頭前皮質へのダメージが二匹の学習作業にどういう変化をもたらすかを調べたいと思った。

第一段階で、彼らは一方の前頭葉にダメージを加えた。しかし行動にも個性にも大したことは何も起きなかった。つぎの段階で彼らはもう一方の前頭葉にダメージを加えた。するとある注目すべきことが起きた。ベッキーとルーシーは、以前なら欲求不満になっていた環境をいまや気にかけていないようだった。狂暴になるのではなく、いまや二匹は穏やかだった。ジェイコブセンは、一九三五年の世界神経学会議で、会場に溢れんばかりの専門家たちを前に、生き生きとした言葉でこの変容について述べた[20]。彼の話を聞き、モニスが立ち上がってこう質問したとされている。精神病患者の脳に同様の傷をこしらえたら、それは彼らが抱えている問題のうちのいくつかの解決策にはならないか、と。仰天したフルトンは答えることができなかった。

前述のような両側性の前頭前野損傷は、正常な情動の表出を妨げる。また同じぐらい重要なのは、それにより社会的行動に異常をきたすことだ。ロナルド・マイヤーズは一連の意味深い研究で、両半球の前頭前野を切除（腹側部と背側部を含むが、帯状領域は入っていない）されたサルたちは、身体的外観は変化していないという事実にもかかわらず、サルの群れの中で正常な社会的関係を維持していないことを明らかにしている。[21] 脳に手を加えられたこれらのサルたちは、（自分自身と他のサルに対する）手づくろい行動がひどく減る。また相手がオスであれ、メスであれ、子供であれ、他のサルたちとの感情的相互作用がひどく減る。顔の表情と発声が減り、母性行動障害や性的無関心が起こる。これらのサルたちは普通に動けるが、手術前に自分が属していた群れのサルたちとうまくいかず、また他のサルたちもこれらのサルとうまくいかない。しかし他のサルたちは、前頭前野を損傷していないサルとなら、麻痺のようなひどい身体的障害をもつサルとも、普通にやっていく。麻痺を起こしているサルは、一見、前頭前野を損傷しているサルより無能力のようだが、仲間の援助を求めたり受け入れたりする。

前頭前野損傷のサルは、もはや、サルの群れという組織に特有の複雑な社会的慣習（さまざまなメンバーの階層的関係、何匹かのメスとオスによる支配、等々[22]）に従うことができないと考えてよいだろう。これらのサルは「社会的認識」と「社会的行動」がうまくできないから、他のサルたちもそれなりに反応しているということだろう。注目すべきことに、前頭前皮質ではなく運動皮質を損傷しているサルには、こうした問題はない。

扁桃体に損傷を与えないようにしてなされた手術により両半球の側頭葉の前部を切除されたサルは、何がしかの社会的行動障害を示すが、その程度は前頭前野損傷のサルよりはるかに小さい。サルとチンパンジー、チンパンジーと人間には、顕著な神経生物学的差異があるにもかかわらず、前頭前野損傷によってもたらされる障害には共通する本質がある。[23]

フルトンとジェイコブセンの研究はほかにも重要な証拠を提供している。すでに述べたように彼らの研究の目的は学習と記憶の理解であり、そうした視点から彼らの研究は際立った業績を残している。彼らがチンパンジーたちに出したある課題の目的は、報酬刺激とその刺激の空間的配置との関係の学習だった。彼らの古典的実験は次のように進行した。一匹のチンパンジーの手が届く範囲に、二つの容器を置いた。そしてそのチンパンジーに丸見えの状態で、うまそうな餌をそのうちの一つに入れ、それから両方に蓋をして、餌が見えないようにした。このチンパンジーがしなければならないことは、数秒の時間遅れのあと、空の容器を避け、餌が隠されているほうに手を伸ばすことだった。正常なチンパンジーは、どこに餌があるかについての知識をその時間遅れのあいだ保持し、ついで、餌を手に入れるための適切な動きをした。だが前頭前野を損傷したあとは、同じチンパンジーが、もはやこの課題をこなすことができなかった。刺激が視界から消えるや、それは頭からも消え去るようだった。こうした発見は、パトリシア・ゴールドマン＝ラキックとジョアキム・フースターによるその後の前頭前皮質の神経生理学的探求の礎石になった。[24]

私の議論ととくに関係する近年の発見は、前頭前皮質の腹内側部と扁桃体にセロトニンの化学的レセプターの一つが集中しているという発見だ。セロトニンというのは主要な神経伝達物質——その作用が実質的に行動や認知のすべての側面に関与している化学物質——の一つである（ほかに、ドーパミン、ノルエピネフリン、アセチルコリンといった主要な神経伝達物質がある。それらはみな脳幹中の、あるいは前脳基底部の小核内のニューロンから放出される。それらのニューロンの軸索は、新皮質、辺縁系の皮質と皮質下、人脳基底核、視床に終端がある)。霊長類でのセロトニンの役割の一つは、攻撃的行動の抑制である(奇妙なことに、他の種では役割が異なる)。動物実験で、セロトニン・ニューロンがセロトニンを放出しないようにしてやると、一つの結果として、動物は衝動的、攻撃的に行動するようになる。一般に、セロトニンの機能を強化すると、攻撃性が減り、社会的行動が助長される。

こうした文脈において重要なのは、マイケル・ローリーの研究が明らかにしているように[25]、行動が社会的にうまく適応しているサル(基準は、協力的行動、毛づくろい行動、他のサルへの接近行動)では、前頭葉腹内側部、扁桃体、ならびにその近傍の側頭葉内側皮質においてセロトニン-2レセプターがひじょうに多いが他の脳領域ではそうでなく、また非協力的、敵対的行動を示すサルではその反対になっていることだ。この発見は、私が神経心理学的結果を根拠に示唆してきた前頭前腹内側皮質と扁桃体との体系的な結びつきを説得力あるものにし、またこれらの部位を社会的行動——すなわち、私の患者の不完全な意志決定においてもっとも影響を受ける領域——と結びつけるものである(この研究で確認されたセロトニン・レセプターが「セロトニン-2」と記されるのは、じつは一四種もの多くの種類のセロトニン・レセプターが存在するからだ)。

§ 神経化学的説明について

話が行動と心の説明ということになると、神経化学について述べるだけでは十分ではない。ある特定の行動を引き起こすとされているシステムのどのあたりで、その化学作用が起きるのかを知らなければならない。その化学作用が起こる皮質領域や神経核のことを知らずに、それがどのようにそのシステムの働きを加減しているかを理解できる見こみはない（しかも、そうしたことを理解することは、より微細な神経回路がどのように作用しているかを最終的に解明するための第一歩にすぎないことを心に留めておく必要がある）。さらにまた、その神経的説明は、あるシステムの作用が別のシステムに及ぼす〈結果〉に目を向けてはじめて、有用なものになる。先に述べた重要な発見は、セロトニンだけが適応的な社会的行動を「もたらし」、その不足は攻撃性を「もたらす」といったような表面的な言いまわしで汚されるべきではない。特定のセロトニン・レセプターを有する特定の脳システムの中にセロトニンがあるかないかが、システムの作用を変える。そしてその変化が、今度はまた別のシステムの作用を変え、その結果が最終的に行動的、認知的に表現される。

最近この神経伝達物質が何かと目立っていることを考えれば、セロトニンについてこうコメントしておくことはとくに適切だろう。セロトニンの再取り込み〔伝達物質がニューロンの前シナプスの末端で再吸収・再利用されること〕を阻害し、たぶんその濃度を高めることで効果をもたらす有名な抗鬱剤プロザックが、広く世の注目を集めている。また低レベルのセロトニンは暴力傾向と関連しているかもしれないという考え方が大衆紙で紹介されている。問題は、何か症状があらわれたとき、それを「引き起こしている」のはセロトニンの量の多寡ではないということ。セロトニンは、分子、シナプス、局所回路、システムという、それぞれがそれぞれのレベルで作用しているきわめて複雑なメカニズムの一部にすぎない。しかもこのメカニズムには、過去、現在の社会文化的要素も強力に干渉する。全プロセスをより包括的な視点からとらえてはじめて、たとえば鬱病とか社会的適応能力といった特定の問題と関係するすべての要素が詳細に分析された納得のいく解釈が生まれる。

社会的要素だけを強調し、神経化学的相関を無視していては、社会暴力に対する解決策は生まれないし、一つの神経化学的相関だけを取り上げていてもそうだ。社会的要素、神経化学的要素の〈双方〉をほどよく考慮することが必要である。

結論

この章で述べた証拠は、一群の脳領域と推論と意志決定のプロセスとのあいだに、密接な関係があることを示唆している。また動物の研究から、同じいくつかの領域にいくつかの同じ結びつきがあることもわかった。人間と動物の双方の研究からの証拠を結びつけることで、われわれがこれまでに確認してきた神経システムの役割に関し、いくつかの事実を列挙することができる。

第一に、確かにこれらのシステムは、言葉の広い意味での「理性」のプロセスに関与している。とくにそれらは計画や意志決定に関与している。

第二に、これらのシステムのある部分的集合（サブセット）は、「個人的、社会的」という言葉でひとくくりできるような計画作成や行動決断に関係している。通常合理性と呼ばれている理性の側面とこれらのシステムは関係しているように思われる。

第三に、われわれがこれまでに確認してきたシステムは、情動の処理において重要な役割をはたしている。

第四に、これらのシステムは、もはや存在しない対象の適切なイメージを、ある時間心に留めるのに必要とされている。

こういった本質的に異なる役割が、なぜ脳のある限られた領域で合流する必要があるのか。ものごとを計画し、個人的、社会的決断をする。情動を処理する。そしてあるイメージを、もはやそれが表象するものが存在しない中で、心に留める——これらに共通することは、はたして何か？

第2部

第5章　説明を組み立てる

ミステリアスな連携

第1部（第1〜4章）で述べた推論と意志決定の後天的障害をもつ患者についての研究から、それらの患者においてはつねに脳システムの特定の一群が損傷していることが確認された。またそれらのシステムの完全性に依存している一見意外な一群の神経心理学的プロセスも確認された。では、第一にそれらのプロセスを相互に結びつけているものは何か、そしてそれらのプロセスを第4章で概観した神経システムと結びつけているものは何か。以下がその暫定的な答えである。

第一に、ある社会的な環境の中で提起される複雑で結果が定かでないような個人的問題に関して決断までいたるには、広い基盤に根ざした知識と、その知識の上で機能する推論の戦略の双方が必要とされる。この広い基盤に根ざした知識には、物、人、外界の状況についての事実が含まれる。しかし個人的、社会的決断は生存という問題から切り離せないものなので、その知識には有機体全体の調節に関する事実とメカニズムも含まれる。また推論の戦略は目標、行動オプション、将来結果の予測、さまざまな時間スケールでの目標実現のための計画を中心に展開している。

第二に、情動と感情のプロセスは生体調節のための神経機構の要の部分である。生体調節の中核は恒常性の制御、欲求、本能で構成されているからだ。

第三に、脳のデザインゆえに、広範な基盤に根ざした必要不可欠な知識は、脳の一領域にではなく、たがいにかなり離れた複数の脳領域に位置する多数のシステムに依存している。したがってそのような知識の大部分は、脳の一部位におけるイメージという形ではなく、多数の部位におけるイメージという形で想起される。われわれは、すべてのことがたった一つの解剖学的劇場で一体になるような錯覚をもっているが、近年の証拠はそうではないことを示唆している。たぶん、さまざまな部位における活動の相対的同時性が、ばらばらな心の部品を一つにまとめあげているのだろう。

第四に、知識は並列的な多数のシステムの部位からばらばらに部分化された形でしか想起されないので、それらをもとに推論の戦略を展開するには、無数の事実に関する表象が、かなり長い時間（最低でも数秒間）、広範な並列的表示の中で動的に保たれている必要がある。言い換えると、われわれが推論で使うイメージ（特定の物体や行動や関連シェーマのイメージ、あるいは、言語という形に翻訳するための言葉のイメージ）は、単に「ピントが合っている」――これは注意によってなされる――だけでなく「心の中で動的に保持されている」——これは高次のワーキングメモリによってなされる——必要がある。

前章の終わりで明らかになったいろいろなプロセスのミステリアスな連携は、部分的にはその有機体が解こうとしている問題の性質にもよるだろうし、部分的には脳のデザインにもよるのではないかと思う。個人的、社会的決断は不確実性をはらんでおり、また直接的、間接的に生存に影響を与える。だからそれらの決断は、有機体の外なる世界と内なる世界についての広範な種類の知識を必要とする。しかし脳は、統合された形ではなく空間的に分離された形で知識を維持したり想起したりするので、それらの決断は、イメージの表示として想起される知識の要素を時間的に操作できるように、注意やワーキングメモリも必要としている。

われわれが確認した神経システムはなぜそれほど歴然と重複しているのかという問題に関しては、進化的に都合がよかったというのがその答えではないかと思う。もし基本的な生体調節が個人的、社会的行動の指針に必要不可欠なものだとすれば、おそらく、自然選択において優勢だったと思われる脳のデザインは、推論や意志決定を担当するサブシステムと生体調節に関わっているサブシステムとが、緊密に連動しあっているようなものではなかっただろうか。つまり、両者は生存という問題にともに関わっていたのではないだろうか。

これらの答えの中でざっとなされた一般的説明が、フィネアス・ゲージの症例により提起された問題に対する大雑把な結論である。では、脳の中の何によって人間は理性的に行動できるようになっているのか。そこにはどのような仕組みがあるのか。私はこうした問いに答えようとする努力を「合理性の神経生物学」という表現で括ってしまうことに、たいてい抵抗している。形式ばった、尊大な響きがあるからだ。しかし手っ取り早く言えば、そういうことだ。人間的合理性の神経生物学の最初の部分は、大規模な脳システムのレベルにある。

この第2部では、前述した一般的説明の妥当性を検討し、そこから引き出される検証可能な仮説を提示しようと思う。しかし話がひじょうに多岐にわたるので、考えを明瞭にする上で必要不可欠と私が考えているいくつかの問題に絞って、議論を進めることにする。

この第5章は、第1部で述べた事実と、あとで提示するそれに対する解釈との架け橋である。この架け橋――読者がこれを話の流れを遮るものとみないように願っている――には、いくつか目的がある。一つは、私がこの先しばしば訴える諸概念（たとえば、有機体、身体、脳、行動、心、状態）について検討すること。また、知識は本質的に部分化されており、かつイメージに依存しているということを強調しつつ、知識の神経的基盤を簡単に論じること。そしてもう一つ、神経の発達についての私見を述べることである。私は網羅主義にならない（たとえば、学習や言語に関する議論も取り上げ方によっては適切かつ有用であったかもしれないが、いずれも私が考えている目的にとって必要不可欠というわけではない）。私は教科書的な話題の取り上げ方をするつもりはないし、私が表明した見解をすべて正当化しようというつもりもない。これはあくまで対話である。

次章以降でわれわれの中心的話題に戻り、生体調節について、情動と感情におけるその発現について、そして、意志決定において情動と感情が用いられるメカニズムについて、それぞれ検討する。

先へ進む前に、本書の序文で述べたことをここで改めて繰り返しておきたい。ここに記すことは同意されている事実のカタログではなく、制約のない探求である。私が考えているのは仮説と経験的検証であって、確実性を主張することではない。

有機体、身体、脳について

自分は誰か、なぜ自分は自分なのかについて、誰もがいろいろに問うだろうが、一つだけ確かなのは、われわれは一個の純身体(ボディプロパー)(略して、身体)と一つの神経システム(略して、脳)を有する複雑な生ける有機体であるということ。普通に言われている意味では脳は身体の一部だが、本書で身体と言うときは、その有機体から神経組織(中枢神経系と抹梢神経系)を除いたものを指す。

その有機体は一つの構造と無数の構成要素を有している。それは多数の部品を備えた一つの骨格構造を有し、それらの部品は関節で連結され筋肉で動く。またそれは、システム的に結合している多数の器官を有している。それは外縁を形成する境界または膜を有し、それはおおむね皮膚からなっている。ときおり私は器官(オーガン)――血管、頭や胸や腹の中の器官、皮膚——を「内臓（ヴィセラ）」（viscera（複数形）、viscus（単数形））と呼ぶ。ふたたび、普通に言われている内臓の意味では脳も含まれるが、ここではそれを除外する。

この有機体の各部は生物学的組織（ティシュー）で構成され、その組織は細胞で構成されている。各細胞は、細胞骨格をつくるための無数の分子、多数の器官とシステム（細胞核やさまざまな細胞器官）、そして境界（細胞膜）から構成されている。生きている細胞や身体器官を実際に見ると、その構造と機能の複雑さには圧倒される。

有機体の状態

のちの議論で「身体状態」とか「心的状態」という言葉が頻繁に登場する。生ける有機体はつぎつぎと「状態」を帯びながら、絶え間なく変化している。それらの状態の一つひとつは、有機体の全構成要素の中で進行しているさまざまなパターンの活動によってきまる。この状態をたとえるなら、ある限られた範囲の中でうごめいているおびただしい数の人と物の合成体と見ることもできよう。たとえば、いまあなたは大空港のターミナルにいて、内や外を見回しているとしよう。さまざまなシステムの間断なきざわめきが目や耳に入ってくる。飛行機に搭乗する人、飛行機から降りる人、ただ座っている人、立っている人。目的らしきものをもって行き交う人。滑走路を移動中の飛行機、離陸、着陸する飛行機。仕事に精を出すメカニックや荷物運搬係。さてここで、動いているビデオのコマを止めるとか、全景を広角の写真に収めるとかするとしよう。すると、止めたビデオのコマやスチール写真の中にあるのが、一つの〈状態〉のイメージだ。これはものごとの人工的、瞬間的な一断片だが、それはカメラのシャッタースピードによってきまる時間枠の中で、飛行場という巨大な有機体のさまざまな器官において何が進行していたかを示している（実際には、事はこれより少々複雑だ。というのは、分析の規模により、有機体の状態は個別のユニットにもなるだろうし、連続的に合流することもあるだろうからだ）。

身体と脳の相互作用――有機体の内側

脳と身体は、両者をターゲットにしている生化学的回路と神経回路により、分割不可能なまでに統合されている。この相互結合の中心的ルートは二つある。通常最初に思い起こされるルートは、身体各部から脳へ、そして脳から身体各部へと信号を送っている、感覚と運動の末梢神経である。もう一つのルートは、進化的にはそれよりずっと古い、しかし忘れられがちな血流だ。血流はホルモン、神経伝達物質、調節物質といった化学的信号を運搬している。

簡単に要約しても、脳と身体の関係性がいかに複雑であるかがわかる。

1　身体のほとんどすべての部分、すべての筋肉、関節、内臓は、末梢神経を介して脳に信号を送ることができる。それらの信号は、脊髄か脳幹のレベルで脳に入り、いくつかの中継点をとおって、最終的に、頭頂葉と島領域にある体性感覚皮質へと送られる。

2　身体の活動から生じる化学物質は血流を介して脳に達し、直接、あるいは脳弓下器官のような特別な部位を活性化させることで、脳の作用に影響を及ぼすことができる。

3　これとは逆向きに、脳は神経を介し、身体各部に働きかけることができる。それらの作用を仲介しているのは、自律（内臓）神経系と筋骨格（随意）神経系である。自律神経系に対する信号は進化的に古い領域（扁桃体、帯状皮質、視床下部、脳幹）で生じ、筋骨格系に対する信号は、進化的にはさまざまな時代の運動皮質と皮質下運動核で生じる。

4　脳はまた血液中に放出される化学物質、とりわけホルモン、伝達物質、調整物質を生産したり生産を指令したりして、身体に働きかける。これについては次章でさらに詳しく取り上げる。

脳と身体は分割不可能な有機体を形成しているという私の表現は、けっして大げさではない。実際には単純化しすぎているぐらいだ。たとえば脳は身体からの信号を受け取っているだけではなく、脳のいくつかの部分においては、身体からの信号を受け取っている脳部位からの信号も受け取っているのだ！　脳 - 身体の緊密な協力関係で構成されている有機体は、一個の総体として環境全体と相互作用する。しかしわれわれ人間のような複雑な有機体は単に環境と相互作用するだけ、つまり、ひとまとめに「行動」として知られる自発的、反作用的な外的反応を生み出しているだけではない。それは内的反応も生み出し、そのうちのいくつかはイメージ（視覚的、聴覚的、体性感覚的、等々のイメージ）を構成している。私はそれが心の基盤ではないかと考えている。

行動と心について

多くの単純な有機体が、そして一個の細胞からなる脳のない有機体でさえ、自発的に、または環境中の刺激に反応して、活動する。つまり、それらは行動を生み出している。こうした活動には、有機体それ自体に含まれていて観察者には見えないものもあるし（たとえば、内部器官の収縮）、外から観察できるものもある（たとえば、筋肉の引きつり、手足の伸張）。また環境に向けられた活動もある（這う、歩く、物をもつ、など）。しかしいくつかの単純な有機体とすべての複雑な有機体においては、自発的なものであれ反作用的なものであれ、活動は脳からの指令によってもたらされている（身体はあるが脳はない、だが動くことはできる、という有機体が、身体と脳を併せもつ有機体に先行して存在し、その後それと共存したことを心に留めておくべきだ）。

脳の指令による活動のすべてが、熟考によりもたらされているわけではない。それどころか、この世でこの瞬間になされている、いわゆる脳に起因する活動のほとんどは、少しも熟考されていないと言ってさしつかえない。それらは単純な反応である。反射作用はその一例であり、一つのニューロンにより伝達された刺激が別のニューロンの活動を生み出している。

有機体が複雑さを獲得するにつれ、「脳に起因する」活動はますます中間的なプロセスを必要とするようになった。刺激を伝えるニューロンとそれに反応するニューロンとのあいだに他のニューロンが介在するようになり、そのようにしてさまざまな並行回路がつくられた。しかし、そのようなより複雑な脳を有する有機体が必然的に心をもったわけではなかった。脳は刺激と反応のあいだに介在する回路の中に多くの中間的段階をもち得るが、それでも、もし以下の本質的条件を満たしていなければ、脳が心をもつことはない。その条件とは、内的にイメージを提示し、「思考」と呼ばれるプロセスの中でそれらのイメージを順序よく配列する能力である（ここで言うイメージは視覚的なものだけではない。「音のイメージ」、「嗅覚的イメージ」などいろいろある）。したがって、行動する有機体についての私見をまとめるなら、すべてが心をもっているわけではない、すべてが心的現象をもっているわけではない（これは、すべてが認知作用や認知的プロセスをもっているわけではない、と言うのと同じ）と言うことができる。行動と認知作用の双方を有する有機体はいる。知的な行動を有し心を有していない有機体もいる。しかし心を有し行動を有していない有機体は一個たりともいないだろう。

したがって私の考えでは、心をもつということは、イメージになり得る、思考と呼ばれるプロセスの中で操作し得る、そして、将来を予測させ、それに従って計画させ、つぎなる動作を選択させることで最終的に行動に影響を及ぼし得る、そんな神経的表象を有機体が形成することを意味している。私が理解するところでは、ここに神経生物学の中心がある。すなわち、学習によってニューロン回路中に生じた生物学的変化からなる神経的表象がわれわれの頭の中でイメージに変わるプロセス、つまり、ニューロン回路（細胞体、樹状突起、軸索、シナプス）の中の目に見えないミクロ構造の変化が一つの神経的表象になり、ついでその神経的表象が、われわれ一人ひとりが自分のものとして経験するイメージになるプロセスがそれだ。

大まかに言えば、脳の全般的機能は、脳以外の身体——つまり純身体——で進行していることを熟知していなければならない。また脳それ自体で進行していることを、そしてその有機体を取り巻いている環境を熟知していなければならない。熟知していれば、有機体と環境とのあいだに適切かつ生存可能な適応が達成される。進化的視点からは、その逆ではない。もし身体がなかったら、脳というものは存在しなかっただろう。ちなみに、身体も行動もあるが脳や心がない単純な有機体はいまでも存在し、その数は人間とはくらべものにならないほど多い。われわれの中に住んでいる大腸菌のような多くの幸せなバクテリアを思い起こしてもらいたい。

有機体と環境の相互作用——外なる世界を取り込む

もし身体と脳が強く相互作用していれば、それらが形成する有機体はその環境とも同じように強く相互作用する。両者の関係をとりなしているのは、その有機体の運動と感覚の装置である。

環境はさまざまな方法で有機体にその影響を記す。その一つは、目（内側には網膜がある）や耳（内側には音のセンサーである蝸牛や、バランス装置である耳前庭がある）の神経活動と、皮膚や味蕾や鼻粘膜にある無数の神経終端の活動を刺激することだ。目、耳、皮膚、舌、鼻の神経終端は脳の特定の入力点、すなわち、視覚、聴覚、体性感覚、味覚、嗅覚のいわゆる初期感覚皮質に信号を送る。これらの場所は、信号が確実に届く安全な港と考えればよい。それぞれの初期感覚領域（初期視覚皮質、初期聴覚皮質、等々）はいくつかの領野の集まりで、たとえば図5-1に示すように、それらの複数の領野のあいだでさかんに信号が行き交っている。この章の後半で、緊密に相互連結したこれらの部位が地形図的に構成されている表象の基盤であり、心的イメージの源であるという考えを示そうと思う。

一方、有機体は、全身体、四肢、発声器官の動きによって環境に働きかける。それらの動きはいくつかの皮質下運動核の助けとともにM_1、M_2、M_3皮質により制御されている。純身体や身体の感覚器官からの信号が絶え間なく届いているいくつかの脳部位がある。

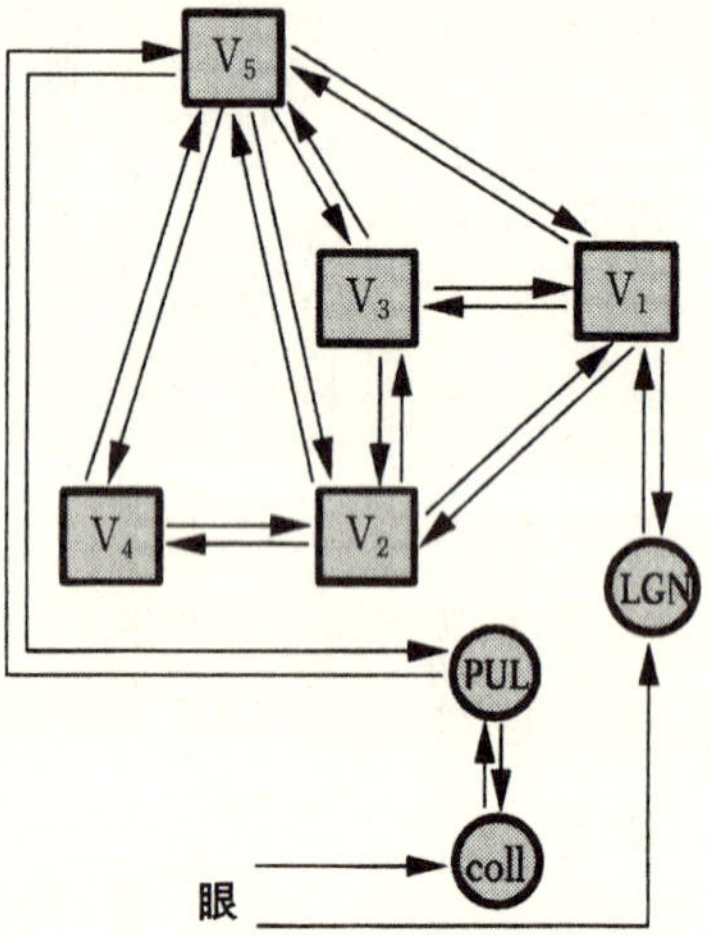

図５－１　「初期視覚皮質」(V_1、V_2、V_3、V_4、V_5) と、視覚と関係する皮質下の三つの構造、つまり、外側膝状体核 (LGN)、視床枕 (PUL)、上丘 (coll) とのあいだの相互連結を単純化したもの。V_1 は「一次」視覚皮質としても知られていて、ブロードマン地図の17野と対応している。このシステムの構成要素のほとんどは、フィードフォワードとフィードバックの双方向のニューロン投射により連結している (図中の矢印)。このシステムへの視覚インプットは、眼からLGN と上丘を介して入ってくる。またこのシステムのアウトプットは、これらの構成要素の多くから (たとえば、V_4、V_5などから) 皮質ならびに皮質下のターゲットに向けて同時に生じる。

これらの「インプット」部位は解剖学的には分離していて、直接、たがいにコミュニケーションをとってはいない。また運動信号や化学的信号が生じる部位もある。これらの「アウトプット」部位には、脳幹や視床下部の神経核と運動皮質がある。

§ 神経システムの構造

仮にいまあなたが人間の脳をゼロから設計していて、いろいろな感覚信号を送り込むすべての港(ハーバー)を想定しているとしよう。そのときあなたはさまざまな感覚源——たとえば視覚と聴覚——からの信号を、できるだけ早いうちに合体させたいとは思わないだろうか。そうすれば脳は、同じ時に見聞きしたものごとに対する「統合された表象」を生み出せるのではないか、と。あるいはあなたは、それらの表象を運動制御と結びつけたいとは思わないだろうか。そうすれば脳はそれらの表象に対して効果的に応答できるようになるだろう、と。私もあなたの考えは大正解だと思うが、それは自然のやり方ではなかった。二〇年ほど前にE・G・ジョーンズとT・P・S・パウエルがおこなったニューロン連結に関する重要な研究が明らかにしたように、自然は感覚の港どうしが〈直接〉語り合うことを許していないし、それらが〈直接〉運動制御装置に語りかけることも許していない[1]。たとえば大脳皮質のレベルでは、各初期感覚野群は、まずさまざまな中間領域に語りかけ、それらの領域が今度はさらに遠く離れた別の領域に語りかけ、というようになっている。会話は前方に投射する軸索によって、すなわち下流の領域に収束するフィードフォワード投射によってなされ、それらの領域自体も他の領域へと収束していく。

こういった多数の並行的な流れは、たとえば海馬にもっとも近い皮質（嗅内皮質）とか前頭前皮質のいくつかの部位（背外側や腹内側）で終わる。しかしこれはあまり正確な表現ではない。一つの理由は、前方に投射する各点の近傍から逆向きの投射があるので、流れそのものはけっして「終わる」ことがないからだ。したがって、信号の流れは前方と後方に向かう、と言うのが適切だ。前方に進む流れではなく、フィードフォワードとフィードバックのループがあり、それらが間断なき循環を生み出している。

厳密な意味で流れが「終わる」ことがないもう一つの理由は、流れの中継点のいくつかから、それもとくに先方に位置する点から、運動制御機構に向けて直接的投射があるからだ。

このように、インプット部位どうしの、またインプット部位とアウトプット部位のあいだのコミュニケーションは、直接的ではなく、媒介的であり、そのコミュニケーションには複雑な構造の相互に連結したニューロン集合体が利用されている。大脳皮質レベルにおけるそうした集合体は、さまざまな連合皮質内に位置する皮質部位だ。しかし媒介的なコミュニケーションはまた、視床や大脳基底核にあるような大きな皮質下核を介しても、また脳幹にあるような小さな核を介しても起きる。

要するに、インプット部位とアウトプット部位のあいだに位置する脳構造の数はきわめて多く、またそれらの連結パターンの複雑さはとてつもない。そこで当然の問いは、ではそうしたすべての「中間」構造の中でいったい何が起きるのか、そうした複雑さはわれわれに何をもたらすのか、である。それに対する答えは、そこでの活動が、インプット部位とアウトプット部位での活動とあいまって、われわれの頭の中に刻々とイメージを構築し、ひそかにそれを操作しているということである。それらのイメージについてはあとで詳しく述べるが、そうしたイメージをもとに、われわれは初期感覚皮質に入ってきた信号を解釈し、それらを概念として系統立てたり分類したりする。こうしてわれわれは推論や意思決定の戦略を獲得する。脳の中に用意されているメニューから一つの運動反応を選択したり、新たな運動反応、すなわち、テーブルをたたく、子供を抱く、編集者に手紙を書く、ピアノでモーツァルトを弾く、といった、意志をもった意図的な活動をあみだしたりしている。

脳の五つの主要な感覚インプット部位と三つの主要なアウトプット部位のあいだには、連合皮質、大脳基底核、視床、辺縁皮質と辺縁核、脳幹、小脳がある。この情報と管理の「機関」、つまり、このシステムの大集合体は、身体や外界に関する、そして身体や外界と相互作用するときの脳それ自体に関する、生得的ならびに後天的知識を保持している。そしてその知識が、運動のアウトプットと心的アウトプット——われわれの思考を構成するイメージ——を展開、操作するのに使われている。私は、事実とその事実を操作するための戦略の貯蔵庫が、脳のさまざまな部位に「傾性的表象」(略して「傾性」)という形で、言わば冬眠状態、休止状態で保持されていると考えている。生体調節、以前の状態の記憶、将来の行動の計画は、初期感覚皮質と運動皮質における協力的な活動の産物であるだけでなく、中間的ないくつもの部位の協力的な活動の産物でもある。

部分化された活動から生まれる統合された心

脳がどのように機能しているかを考えるのが好きな人間が共通してもっている誤った直観の一つに、心の中で経験される感覚処理の多くの要素——景色や音、味や匂い、肌触り、そして形——は、すべてたった一つの脳構造の中で「起きる」、というのがある。どういうわけか、心の中で一体のものは脳の一つの場所で一体になっており、そこでさまざまな感覚的側面が混じり合っている、という考えに固執しているのだ。このことでよく使われる比喩は、たとえば、すばらしいテクニカラー映像、ステレオサウンド、それにたぶん匂いのトラックにも対応しているシネマスコープスクリーンである。ダニエル・デネットはこういうものを「デカルト劇場」と呼び、それについてこれまでさかんに書いてきている。

そして彼は認知的議論をもとにデカルト劇場が存在しないことを力強く説いてきた。[2] 私も、神経科学を根拠に、そうしたものは誤った直観であると主張する。

私はその理由をほかで詳しく論じているが、[3] ここでそれを要約しておこう。一個の統合的な脳部位という概念に対する私の反論の中心は、われわれが、たとえば音、動き、形、色などを同時に経験するとき活動するすべての感覚様相（モダリティ）からの表象を同時に処理するような領域は人間の脳にはない、というものである。

われわれはいま、個々の様相に対するイメージの構築がそれぞれどこで起きているらしいかを探り出しはじめているところだが、そういった個々の産物のすべてが正確に投射される単一の領域はどこにも見いだすことはできない。

確かに、多くの異なった初期感覚領域からの信号が収束する可能性がある領域はいくつかある。そして、そうした収束域のうちのいくつかは、さまざまな種類の多様相の信号を実際に受け取っている。たとえば、嗅内皮質や嗅周囲皮質がそれである。しかしそれらの領域がそういった信号を使いながら生み出す種類の統合は、統合された心に対する基盤を形成するものとはちがうようである。一つの理由は、そういった高次の収束域の損傷は学習障害のような検出可能な他の神経心理学的帰結をもたらすものの、それが両半球で起きてもまったく「心」の統合を妨げることがないからだ。

たぶんもっと実りのある考え方は、われわれ誰もがもっている心の強い統合感はいくつかの大規模なシステムの調和のとれた活動から生まれている、つまり、分離しているさまざまな脳領域での神経活動のタイミングを同期させることで生まれている、とすることだろう。事実上、タイミングのトリックである。たとえ活動が解剖学的に分離したいくつかの脳領域で起きていても、それがおおよそ同じ時間枠の中で起きていれば、いわば舞台裏のすべての部品を結びつけ、それらすべてが一つの場所で起きているかのような印象を生み出すことは依然として可能である。注意してほしいのは、けっしてこれは時がどのように活動を結びつけるかの説明ではなく、タイミングというものがそのメカニズムの重要な一部であるという提案である。過去一〇年、この時間による統合という考え方が浮上してきており、いまやそれは何人かの理論家の研究に顕著に見られる。[4]

もし脳が別々のプロセスを時間によって意味あるものに統合しているのだとすれば、それは賢くかつ経済的な解決法だが、リスクや問題がいっさいないわけではない。大きなリスクは、タイミングのとりちがいである。タイミングのメカニズムが少しでも不調をきたせば〈不〉統合というまやかしの統合をもたらすだろう。これがじつは頭部損傷による錯乱状態において、あるいは統合失調症などのいくつかの症状において起きていることかもしれない。時間結合によって生じる基本的な問題は、意味ある結合がなされて推論と意志決定が起こるのに必要な時間だけ、さまざまな部位における集中的な活動を維持していなければならないことだ。言い換えれば、時間結合には強力で効果的な注意とワーキングメモリのメカニズムが必要であるということ。だが、どうやら自然はそれを授けることに同意したようだ。

各感覚システムは、それ専用の局所的な注意とワーキングメモリを生じるようになっているようだ。しかし全体的な注意とワーキングメモリのプロセスに関しては、人間の研究や動物実験から、前頭前皮質といくつかの辺縁系構造（前帯状皮質）が重要であることが示唆されている。[5] この章のはじめに論じたプロセスと脳システムのミステリアスな関係は、いまやより明確であるかもしれない。

現在のイメージ、過去のイメージ、将来のイメージ

推論と意志決定に要求される事実に関する知識は、イメージという形で頭に浮かぶ。そうしたイメージに対する可能な神経的基盤をざっと見ておこう。

あなたがもし窓から秋の風景を眺めれば、あるいはバックグラウンド・ミュージックに耳を傾ければ、あるいは滑らかな金属の表面を指でこすれば、あるいはこの頁のこれらの言葉を一行一行読み進めば、そのときあなたはさまざまな感覚様相を知覚していて、またそれによってそれらのイメージを形成している。そのようにして形成されるイメージは〈知覚的イメージ〉と呼ばれる。

だが、あなたは風景や音楽や金属表面や文章に注意を向けるのを止め、それから気をそらし、ほかのところに思考を向けるかもしれない。もしかするとあなたはいまマギー伯母さんのこと、あるいはエッフェル塔のこと、あるいはテノール歌手プフシド・ドミンゴの

声のこと、あるいはイメージについて私が話したことを考えているかもしれない。そのときそうした思考はどれも、それがおもに形、色、動きや声、話された言葉や話されなかった言葉で形成されているかどうかにかかわらず、やはりイメージで構成されている。過去の思い出を呼び起こすときに生じるそうしたイメージは〈想起されたイメージ〉として知られ、知覚的イメージとは区別される。

この想起されたイメージを使うことで、あなたはある特別な種類の過去のイメージを、たとえば今週末予定している蔵書の整理のように、まだなされてはいないがするつもりのことを計画したときに形成されたイメージを呼び戻すことができる。あなたは、その計画の手順がはっきりしてくると、物や動きのイメージを形成し、心の中でその虚構の記憶を強化していた。このように、まだ起きていない、そしてじつは将来も起きないかもしれないことについてのイメージは、すでに起きたことに対してあなたが保持しているイメージと本質的にちがわない。それは過去にあったことの記憶ではなく、あり得る将来の記憶を構成している。

こういったさまざまなイメージ——知覚的イメージ、本物の過去から想起されるイメージ、将来の計画から想起されるイメージ——は、あなたという有機体の脳の構築物である。あなたが確かに知り得ることは、それらがあなたの自己にとって現実であるということ、そして他の人間も類似のイメージを形成するということ。われわれはこのイメージにもとづく世界の概念を、他の人間と、そしてときにはある種の動物とさえ共有している。つまり、環境の本質的様相（肌触り、音、形、色、空間など）についてさまざまな人間がつくりあげる構築物に、驚くべき整合性がある。もしこの有機体がちがったようにデザインされていたら、まわりの世界についてわれわれがつくりあげる構築物もちがっていただろう。「絶対的」リアリティがどういうものか、われわれにはわからないし、将来それがわかるということもありそうにない。

では、われわれはどのようにしてこうした素晴らしい構築物を牛み出すようになっているのだろうか？　明らかにそれは、知覚、記憶、推論の複雑な神経的機構によってつくりだされている。ときおりその構築物は、脳の外の世界——すなわち、われわれの身体の内部や周辺の世界——から、過去の記憶のわずかな助けとともに導き出される。われわれが知覚的イメージを生み出している場合がそうだ。またその構築物は、われわれの甘い静寂な思考のプロセスによって、完全にわれわれの脳の内側から、いわばトップダウン的に誘導されることもある。たとえば好きなメロディを想起しているとき、あるいは、本当の出来事のリプレイであれ想像上の出来事のそれであれ、目を閉じてある視覚的情景を想起しているときがそうである。

だが、われわれが経験するそうしたイメージともっとも密接に関係している神経活動は初期感覚皮質で起きていて、他の部位においてではない。知覚によるものであれ記憶の想起によるものであれ、初期感覚皮質でのこの活動は、数多くの大脳皮質部位と大脳基底核や脳幹などにある数多くの皮質下核でいわば裏方的に作用している複雑なプロセスの産物である。要するに、イメージはそのような神経的表象を、それも唯一、地形図的に構成され、なおかつ初期感覚皮質に生じる神経的表象を、直接の基盤としている。ただし、それらは脳の外部にある感覚レセプター（たとえば、網膜）の制御下か、脳の内部――すなわち、皮質部位と皮質下核――に包含されている傾性的表象（傾性）の制御下か、そのいずれかで形成される。

§ 知覚的イメージの形成

　われわれが世の中の何かを、たとえば風景を、あるいは身体の中の何かを、たとえば右肘の痛みを知覚しているとき、イメージはどのように形成されるのだろうか？ いずれの場合にも、必要ではあるが十分ではない第一段階がある。関係する身体部位（前者の場合は目と網膜、後者の場合は肘関節部の神経終端）からの信号が、軸索を下りいくつかの電気化学的シナプスをとおり抜けながらニューロンによって運ばれ、脳に入り、初期感覚皮質に伝えられる。★網膜からの信号であれば、頭の後ろの後頭葉にある初期視覚皮質に伝わる。また肘関節からの信号であれば、頭頂葉と島（とう）領域にある初期体性感覚皮質――病態失認症において損傷が見られる脳領域――に伝わる。繰り返せば、そこは一つの中枢ではなく、領野の〈集合体〉である。その集合体の部分である領野はそれぞれに複雑だが、それらが形成する相互連結の網の目はいっそう複雑だ。地形図的に構成されている表象はこれらの領野の調和のとれた相互作用から生まれるのであって、それらのうちの一つからではない。この概念には骨相学的なものは何もない。

★現在、こうした初期皮質内の知覚の仕組みが理解されつつある。視覚システムの研究は、神経解剖学的なものから、神経生理学的、神経心理学的なものまで、これまでに莫大な量のデータが得られており、この方面の研究をリードしているが、体性感覚や聴覚のシステムに関しても新しい知見がかなり得られている。これらの皮質はダイナミックな連携を形成しており、それらが生み出す地形図的に構成されている表象は、インプットの種類や量により変化することが、何人かの研究者の研究により明らかにされている。[6]

特定の感覚様相に対する初期感覚皮質のすべてまたは大半が破壊されると、その様相におけるイメージ形成能力は消失する。たとえば、初期視覚皮質を失った患者は、ほとんど物を見ることができない（そのような患者においても関連するいくつかの感覚能力は保持されている。たぶんそれは、その感覚様相と関係している皮質および皮質下の構造が無傷だからだろう。たとえば、初期視覚皮質が大きく破壊されたあとでも、自分には見えないと言いながら明るい目標を指し示すことができる患者がいる。彼らには盲視として知られるものがある。そうしたプロセスと関係しているとされる部位を少しだけあげておくと、頭頂皮質、上丘、視床などがある)。知覚障害はきわめて特異的なものになることがある。たとえば、初期視覚皮質内のサブシステムの一つがダメージを負うと、色を知覚する能力が損なわれる可能性がある。完全喪失ということもあるだろうし衰退ということもあるだろうが、患者は色が抜け落ちているように感じる。患者には形や動きや奥行きは見えているが、色は見えていないのだ。こういう症状、つまり色盲の場合、患者は灰色の濃淡の中に世界を構築する。

初期皮質とそれがつくり出す地形図的に構成されている表象は、意識の中にイメージが生じる上で必要ではあるが、それで十分ということにはならないだろう。言い換えれば、もしわれわれの脳が地形図的に構成されている精緻な表象を生み出すだけで、その表象に関してほかに何もしないなら、われわれがそれをイメージとして意識することはないだろう。それが〈自分自身の〉イメージであることを、どうして知ることができようか。意識の重要な特質である主観性が、そのようなデザインからは脱落している。ほかの条件が満たされねばならない。

本質的にそうした神経的表象は、自己に対する神経的基盤を刻々形成している神経的表象と関連づけられねばならない。この問題は第7章と第10章でふたたび登場するので、ここでは以下のことを述べておくにとどめる。けっして自己は、脳が形成するイメージを認識したりそれについて考えたりする脳の中の小さな人間、評判の悪いあのホムンクルス〔第4章図4-5キャプション参照〕などではない。そうではなく、自己とは、間断なく再創造される神経生物学的状態である。ホムンクルスという概念に対してもう何年も正当な批判がなされてきたが、しかしそのために、多くの理論家が自己の概念を同じように恐れるようになってしまった。しかし神経的自己(ニューラルセルフ)は、少しもホムンクルス的である必要はない。実際には、何か恐れを引き起こすものがあるとすれば、それは無自己的認知という概念のほうだろう。

イメージの保存と想起におけるイメージの形成

イメージは、物、出来事、言葉、文などのファクシミリ画像として保存されているわけではない。脳は、人物、物体、風景のポラロイド写真をファイルしているわけでも、音楽や会話のテープを保存しているわけでもない。また日常生活の情景のフィルムを保存しているわけでも、政治家の日々の暮らしを陰で支えているあのキューカードやテレプロンプターのようなものをもっているわけでもない。要するに、たとえ小型化されていても、永久に保持されているどんな画像もありそうにない。マイクロフィッシュもないし、マイクロフィルムもないし、ハードコピーもない。一生のあいだにわれわれが獲得する莫大な量の知識を考えれば、どんな種類の複写的保存も、収容スペースという克服しがたい問題を抱えることになるだろう。もし脳が伝統的な図書館のようなものであれば、そういう図書館が現実にそうであるように、棚が不足するだろう。さらに、複写的保存は復元の効率という難問をつきつけるはずだ。われわれ誰もが直接的証拠をもっていることだが、特定の物、顔、情景といったものを想起するとき、われわれが手にするのはその正確なコピーではなく、オリジナルを新しく構築し直した〈解釈〉ヴァージョンである。つけ加えれば、年齢と経験が変化するにつれ、そのヴァージョンも徐々に変わっていく。そのどれ一つとして、正確な複写的表象と一致するものはない。イギリスの心理学者フレデリック・バートレットは、数十年前、記憶は本質的に再構築的である、と最初に言っている。[7]

しかし脳には恒久的などんな画像も存在し得ないということなら、われわれは心の目や耳を使って以前に経験したイメージの近似物を呼び起こすことができるというわれわれ誰もが共有している感覚が矛盾なく説明されねばならない。これらのイメージ近似物は正確ではないとか、それらは再現しようとするイメージほど鮮明ではないということは、この事実を否定するものではない。

この問題に対するある暫定的な答えは、これらの心的イメージは一瞬の構築物、かつて経験したパターンの〈複製の試み〉であり、正確な複製の確率は低いが、実体に合った複製の確率は、そのイメージが学習されたときの状況、そしていまそれが想起されている状況により、高くもなるし低くもなることを示唆している。想起されたこれらのイメージはほんのつかのま意識の中で保持され、またそれらは優れたレプリカに見えるかもしれないが、しばしば不正確で不完全である。明確に想起される心的イメージは、おもに、かつて知覚的表象に伴う神経発火パターンが生じたのと同じ初期感覚皮質に、同じ発火パターンを一時的、同時的に活性化することから生まれるのではないかと思う。そしてその活性化によって、地形図的に構成されている表象が生み出されるのだと思う。

こうした考え方を支持するいくつかの論拠と証拠がある。前述の色盲として知られる症状においては、初期視覚皮質の局部的損傷が色知覚の喪失だけでなく、カラーの心象の喪失ももたらす。たとえば、もしあなたが色盲であれば、あなたはもはや色を思い浮かべることはできない。もし私があなたにバナナを思い浮かべてもらいたいと言えば、あなたはその形を思い描くことはできるが、その色を思い描くことはできない。つまり、あなたは灰色の濃淡でそれを見ることになる。もし「色の知識」がどこかほかのところに、つまり、「色知覚」を支えているシステムとは別のシステムに蓄えられていれば、たとえ外界の物体の色を知覚できなくても、色を思い浮かべることはできるだろう。しかし実際にはそうはならない。

初期視覚皮質を広範囲に損傷している患者は、視覚的イメージを生み出す能力を喪失している。しかし彼らは物体の触覚的、空間的特性についての知識を想起することはできるし、音のイメージを想起することもできる。

脳機能画像化技術である陽電子放射断層撮影法（PET）やファンクショナルMRI（fMRI）を使った視覚想起に関する基礎研究も、この考え方を支持している。スティーヴン・コスリンと彼の研究グループ、ならびにハンナ・ダマシオとトマス・グラボウスキ

の研究グループは、視覚的イメージの想起によってとりわけ初期視覚皮質が活性化されることを見いだしている。(8)

想起されるイメージを経験するのに必要な地形図的に構成されている表象を、われわれはどのように形成しているのだろうか？ それらの表象は、脳の別のところにある後天的に獲得された〈傾性的な〉神経的パターンの命令で瞬間的に構築されると、私は考えている。私がこの「傾性的」という言葉を使うのは、それがしていることが、文字どおり他の神経的パターンを駆使しながら、同じシステムに属し神経的に強く相互連結している別の回路に神経活動を引き起こさせているからである。傾性的表象は、私が「収束域」と呼んでいる小さなニューロン集合体の中に、潜在的神経活動パターンという形で存在している。つまり、それは、その集合体の中にある一連のニューロン発火傾性からなっている。想起可能なイメージと関連する傾性は学習をとおして獲得されるので、それらは一つの記憶を構成していると言うこともできる。傾性的表象が初期感覚皮質へ興奮を伝えるとイメージが生まれるようになっているこの収束域は、(後頭葉、側頭葉、頭頂葉、前頭葉における)高次連合皮質に広く存在し、また大脳基底核や辺縁系にもある。

傾性的表象が、その小さなシナプス共同体に保持しているのは画像そのものではなく、画像を再構築するための手段である。たとえば、あなたがマギー伯母さんの顔に対する傾性的表象をもっているとすれば、その表象の中にあるのは彼女の顔それ自体ではなく、マギー伯母さんの顔の近似的表象を初期視覚皮質中に瞬間的に再構築する発火パターンである。

　あなたの心の中にマギー伯母さんの顔が浮かぶためにほぼ同時に発火されねばならない一連の傾性的表象は、いくつかの高次視覚連合皮質にある（ほとんどは、後頭部と側頭部にあるのではないかと私は考えている）[9]。これと同じことが聴覚の領域にも言えるだろう。マギー伯母さんの声に対する傾性的表象は聴覚連合皮質にあり、それが初期聴覚皮質へと興奮を伝え、ただちにマギー伯母さんの声の近似的表象を生み出す。

　こうした再構築のためにたった一つの隠れた手順があるわけではない。完全な一個人としてのマギー伯母さんは、あなたの脳の中のたった一つの部位に存在してはいない。彼女は、あれやこれやの多くの傾性的表象という形で、脳全体に分布している。そしてあなたがマギー伯母さんのことを思い起こし、彼女が（視覚、聴覚などに対する）さまざまな初期皮質に地形図的表象という姿で浮かび上がるときも、彼女はやはり、あなたが彼女についてのある記憶を構築するあいだ、ばらばらの姿でのみ存在している。

　いまから五〇年後の想像上の実験で、仮にあなたがある人間の頭の中にあるマギー伯母さんに対する〈視覚的な傾性的表象〉の内側に入ったとしても、マギー伯母さんの顔に似たものは何も見つからないだろう。なぜなら、傾性的表象は地形図的に構成されてはいないからだ。しかし、もしマギー伯母さんの顔に対する収束域が活性化されて〇・一秒のうちにその人間の初期視覚皮質の中で起きている活動のパターンを調べれば、たぶんマギー伯母さんの顔の形となにがしか関連をもつ活動パターンを目にすることができるだろう。あなたが知っている彼女の顔と、やはり彼女を知っていて彼女について考えている人間の初期視覚皮質中の回路の中の活動パターンとのあいだには〈整合性〉があるだろう。

そうであることを示唆する証拠がすでにある。R・B・H・トゥーテルは神経解剖学的画像技術を使いながら、サルが四角や十字のようないくつかの形を目にすると、初期視覚皮質におけるニューロンの活動パターンが、サルがいま見ている形と一致するパターンで地形図的に構成されることを示した[10]。つまり、外界の刺激と脳の活動パターンの双方を眺めている独立した観察者が、構造的類似性に気づくのだ（図5－2参照）。

同様の推論は、体性感覚皮質における身体的表象の動的なパターンに関するミハエル・メルツェニヒの発見についても言えるかもしれない[11]。しかし前に指摘したように、大脳皮質内にそのような表象をもつことと、それを意識しているということは同じでは**ない**。それは必要であるが十分ではない。

私が傾性的表象と呼んでいるものは休眠中の潜在的発火能力であり、その表象が目覚めると、ニューロンが、あるパターン、ある速度、ある時間幅で、ある特定の標的——別のニューロン集合体——に向けて発火する。シナプスの変化についての研究で蓄積されてきた多くの新しい知見にもかかわらず、その集合体の中にある「コード」がどのようなものであるかは誰にもわからない。しかしつぎのようなことは言えるだろう。発火パターンはシナプスの強化または劣化から生まれ、その強化や劣化はニューロンの線維状の枝（軸索や樹状突起）の内部のミクロレベルで起きている機能的変化から生じる。[12]

傾性的表象は、ブリガドゥーンの町〔一九四六年のミュージカルで描かれた一〇〇年に一度姿をあらわすスコットランドの町〕のように潜在的状態で存在し、活性化を必要としている。

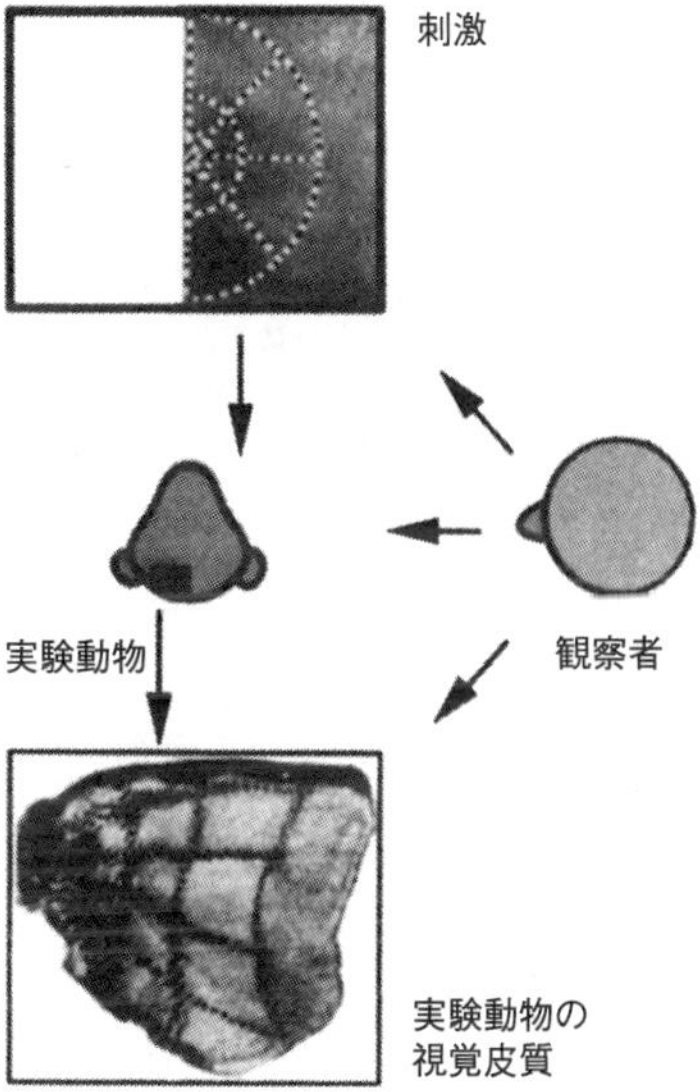

図５－２　観察者はまず実験動物に対して提示された刺激を見、つづいて、その刺激が実験動物の視覚皮質に引き起こした活性化のパターンを見る。すると観察者は、その刺激の形と、一次視覚皮質層のうちの[illegible]（layer$_4$C）の神経活動パターンの形とのあいだに、著しい相関があることに気づく。
——ロジャー・B・H・トゥーテルの研究

知識は傾性的表象の中に統合されている

傾性的表象はわれわれの知識の全宝庫であり、そこには生得的な知識と経験によって獲得された知識の双方が包含されている。そのうち生得的な知識の基盤は、視床下部、脳幹、辺縁系における傾性的表象にある。この知識を生存に必要な生体調節（たとえば、代謝や欲求や本能の調節）に関する一連の指令と見ることができる。その指令は数多くのプロセスを制御しているが、概して心の中のイメージにはならない。このことについては次章で論じたい。

一方、後天的知識は高次皮質中にある傾性的表象と、皮質レベルの真下にある多数の灰白質の神経核に存在している傾性的表象に、その基盤がある。それらの傾性的表象の中には、われわれが想起することのできる、そして運動や推論や計画や創造のために利用される、イメージ化が可能な知識についての記録を含むものもある。また規則や戦略に関する記録を含む傾性的表象もあり、われわれはそれらを使ってそうしたイメージを操作する。新しい知識の獲得はそういった傾性的表象の連続的な修正によってなされる。

傾性的表象は活性化されるとさまざまな結果をもたらす。回路的に強く関係している他の傾性的表象を発火させる（たとえば、側頭皮質の傾性的表象は、同じ〈強化された〉システムの一部である後頭皮質の傾性的表象を発火させる）。あるいは、初期感覚皮質に直接興奮を伝えたり、同じ〈強化された〉システムの他の傾性的表象を活性化したりすることで、地形図的に構成されている表象を生み出す。あるいはまた、運動皮質や大脳基底核のような核を活性化することで動きを生み出す。

想起におけるイメージの出現は、初期感覚皮質の中に、ある一時的なパターン（比喩的に言えば、地図）が再構築されるからで、その再構築の引き金になるのは、たとえば連合皮質のような他の部位にある傾性的表象の活性化である。これと同じタイプの地図的活性化は運動皮質でも起こり、それが運動の基盤である。運動が起こるときの基盤になる傾性的表象は、前運動皮質、大脳基底核、辺縁皮質にある。それらが身体の運動もその運動の内的なイメージも活性化している証拠がある。ただ、動きというのは本来速いものだから、後者はしばしば意識の中で覆いをかけられている。われわれの意識が運動それ自体に向けられるからだ。

思考は主としてイメージでできている

よく、思考はただのイメージよりもっとずっと多くのものからなる、思考は言葉や非イメージ的な抽象的記号からもなっている、などと言われる。確かに、思考が言葉や恣意的な記号を含むことは誰も否定しないだろう。しかしそうした言明が欠いているのは、言葉も恣意的な記号もよりどころは地形図的に構成されている表象にあり、だからイメージになり得るという事実である。一文を話したり書いたりする前にわれわれが頭の中の発話で使っている言葉のほとんどは、聴覚的イメージか視覚的イメージとして、われわれの意識の中に存在している。どれほどつかのまであろうと、もしそれがイメージにならなかったら、それはわれわれが知り得るものではないだろう。[13] 同じことは、明瞭な意識の中で注意は向けられていないが、ひそかに活性化されている、そんな地形図的に構成されている表象についても言える。ひそかに処理されてはいても、こういった表象が思考のプロセスに影響したり、少しあとで意識の中にひょっこり入ってきたりすることは、プライミング実験（ある表象を不完全に活性化するとか、活性化しておいてそれに注意を向けないといった実験）からわかる。

われわれはこうした現象を毎日のように経験している。たとえば、数人でのせわしい会話のあと、そのときは耳に入っていなかった言葉や話が突然心に浮かんでくる。それを聞き損じていたという事実に驚き、たとえば「あなたはかくかくしかじかのことを言ったかね？」などと尋ねて、それが本当かどうかを確かめたりする。X氏は実際にかくかくしかじかのことを言ったのだが、あなたはY氏の言うことに集中していたから、X氏が言ったことと関連して形成された地図化された表象に注意が向けられておらず、傾性的な記憶だけが残った。Y氏へのあなたの集中が解かれると、聞き逃した言葉や話があなたに関わることだったので、その傾性的表象が初期感覚皮質に地形図的に構成されている表象を生み出した。そしてあなたがそれに気づいたので、それがイメージになった。ちなみに、ここで注意すべきは、最初に地形図的に地図化された知覚的表象を形成せずに、あなたが傾性的表象を形成することはなかっただろうということだ。つまり、最初に初期感覚皮質に立ち寄らずに、傾性的表象を支えている連合皮質に複雑な感覚情報を送り込む解剖構造的経路はなさそうだということ（複雑ではない感覚情報に関しては、これはあてはまらないかもしれない）。

ここで述べたことは、数学的な問題を頭の中で解決していくときに使う記号についても当てはまる（ただし、たぶんすべての様式の数学的思考に当てはまるということではないだろうが）。もしそうした数学的記号がイメージ化できないものなら、われわれはそれらを知ることもないだろうし、それらを意識的に操作することもできないだろう。これに関しては、すぐれた直観力をもつ何人かの数学者や物理学者が、彼らの思考がイメージに支配されていると言っているのは興味深い。しばしばそのイメージは視覚的で、ときとして体性感覚的でさえあり得る。当然かもしれないが、フラクタル幾何学をライフワークにしているベノア・マンデルブローは、「いつもイメージで考えている」と言っている[14]。その彼によれば、あの著名な物理学者、故リチャード・ファインマンは、イラストのついていない数式を見るのは好きではなかったという（実際は、数式もイラストもイメージであることに注意する必要がある）。アルバート・アインシュタインに関して言えば、彼はイメージ的プロセスになんら疑いをもっていなかった。

書き言葉であれ話し言葉であれ、言葉や言語といったものは私の思考のメカニズムにおいてはなんら役割を有していないようだ。思考の要素として役に立ちそうな心的実在は、いくつかの記号と、「おのずと」増殖し結びついていくいくぶん明確なイメージだ。もちろん、そうした要素と適切な理論的概念とのあいだには確かな結びつきがある。最終的には論理的概念にたどりつきたいという欲求が、前述のような要素を用いた、このかなり漠とした作用の感情的基盤であることもまた明らかである。

アインシュタインは、同じ文のあとのほうで、それをより明確にしている。

前述の要素は、私の場合視覚的で（中略）……力強いタイプのものだ。慣習的な言葉や記号を懸命に探すのは第二段階でのことであり、前述の連想的作用が十分になされ、意のままに再現できるようになったときのことである。[15]

重要な点は、たぶんイメージはわれわれの思考の重要なコンテンツであるということ。イメージを生み出している感覚様相が何であれ、またそのイメージが物に関するものであれプロセスに関するものであれ、あるいは物やプロセスと対応しているある特定言語の言葉であれ他の記号であれ、そういうこととは無関係である。そうしたイメージの背後には、われわれがけっして、あるいはめったに知ることのできない数多くのプロセスがあり、それらが、時間的、空間的に、そうしたイメージの創生と展開を誘導する。それらのプロセスは傾性的表象に組み込まれている規則と戦略を使っている。その規則と戦略はわれわれの思考にとって〈本質的〉だが、われわれの思考の〈コンテンツ〉ではない。

想起の際にわれわれが再構築するイメージは、外部からの刺激で形成されるイメージと密接に関係して生じる。脳の内部から再構成されたイメージは、外部により誘発されたイメージほど鮮明ではない。デイヴィッド・ヒュームが言ったように、それらは、脳の外側からの刺激によって生み出される「溌剌とした」イメージとくらべると「弱々しい」。しかしそれでもそれらはイメージである。

神経の発達に関して

前に書いたように、脳のシステムと回路、ならびにそれらの働きは、ニューロン間の結合のパターンと、それらの結合を形成しているシナプスの強さとに依存している。しかしわれわれの脳の中のその結合パターンとシナプスの強さはどのように、そしていつセットされるのだろうか？　それらは脳のすべてのシステムに対して同時にセットされるのだろうか？　一度セットされたら永久にそのままなのだろうか？

こうした問いに対する断定的な答えはない。この問題に関する知識はたえず変化していて、確実に言えることはそう多くないが、こんなふうであるかもしれない。

1　ヒトのゲノム（われわれの染色体中の遺伝子の総合計）は脳の全構造を規定してはいない。われわれヒトの有機体のすべての構造と場所を正確に決定するのに必要な遺伝子が存在しない。何十億のニューロンがシナプスで接触しあっている脳だけでもそうである。その不釣合いの程度は小さくはない。われわれはたぶん約一〇万の遺伝子をもっているが、脳には一〇兆以上のシナプスがある。さらに、遺伝子が誘発する組織形成は細胞間の相互作用の支援を受けており、そこでは細胞接着分子や基質接着分子が重要な役割をはたしている。分化とともに細胞間で起こることが、部分的にだが、じつは成長を調節する遺伝子の発現を制御している。わかっているかぎりでは、多くの構造的特性が遺伝子によって決定されてはいるが、これまたかなり多くのことが有機体それ自体の活動によって決定されており、そうやって有機体は成長し、一生絶え間なく変化していく。[16]

2　ゲノムは、人間の脳の進化的に古い部分のいくつかの重要なシステムや回路の正確な、あるいはほぼ正確な構造を組み上げるように作用している。脳のこれらの部分に関しては現代的な発生学的研究がなおいっそう必要とされているし、またそうした研究が実現するにつれ多くのことが変わる可能性があるが、このことは、脳幹、視床下部、前脳基底部についてはある程度確かであるし、扁桃体と帯状領域についてはかなり確かである（これらの構造と機能については次章で詳しく述べる）。脳のこれらの部位の本質を、人間は他の多くの種の個体と共有している。これらの部位にある構造体の基本的な役割は、心や理性に頼ることなく、命に関わる基本的なプロセスを調節することである。これらの回路におけるニューロンの生得的な★活動パターンがイメージを生み出すことはない（ただし、それらの活動の結果はイメージになり得る）。それらは恒常性の機構を調節しており、それなくして生存はあり得ない。この生得的にセットされたこれらの脳部位の回路なしに、われわれは呼吸することも、心臓の鼓動を調節することも、代謝のバランスをとることも、食事や住処を求めることも、捕食者を避けることも、繁殖することもできないだろう。この基本的な調節がなければ、個的な生存も進化的生存も止まるだろう。しかしこれらの生得的な回路にはもう一つ重要な役割がある。私がそれを強調するのは、心と行動を支えている神経構造を論じる際に、たいていそのことが無視されているからだ。〈生得的な回路は身体の調節に関係しているだけでなく、進化的に新しい脳構造の発達と成熟した活動にも関係している〉。

★　私が「生得的」（文字どおり「誕生時にある」という意味）という言葉を使うとき、構造や活動パターンの決定における環境や学習の役割を除外しているのではない。また、経験によってもたらされる適応能力を除外しているのでもない。私はこの「生得的」という言葉を、ウィリアム・ジェームズが使った「プリセット」という意味で使っている。つまり、ゲノムによって大半が決定されているが、それのみで決定されてはいない構造やパターン、新生児の恒常性の調節のために使えるようになっている構造やパターンを意味している。

3　遺伝子が脳幹や視床下部の回路の中に定める特性と同等のものが、生後かなりたってから、すなわち、幼児期、学童期、青年期と過ぎ、その間、自然環境や人間と相互作用していくうちに、脳のそれ以外の部分にもたらされる。十中八九確かなことは、進化的に新しい脳部位に関するかぎり、遺伝子はシステムや回路の正確な配列を定めるのではなく、大まかにそれを定めているということ。ではどのようにして正確な配列が生まれるのか。それは〈生体調節に携わっている生得的で正確な回路の作用によって補足され、制限されながら、環境の作用のもとで生じる〉。

要するに、経験により駆動される進化的に新しい脳部位（たとえば、新皮質）にある回路の働きは、心（イメージ）や意識的行動がよりどころにする特定の種類の神経的表象を生み出す上で必要不可欠である。しかし、もし地下に身を隠している旧式の脳（たとえば、視床下部や脳幹）が完全でなかったり協力的でなかったりしたら、新皮質はイメージを生み出すことはできない。

このような仕組みに疑問を抱く人もいるかもしれない。われわれには身体の機能を調節し有機体の生存を保証することを仕事とする生得的な回路があり、その仕事は内分泌システム、免疫システム、内臓、欲求と本能の生化学的作用をコントロールすることで達成されている。こうした回路がいったいなぜ、われわれの後天的な経験の表象に携わっている新しい可塑的な回路の形成に干渉しなければならないのか？　この重要な問いに対する答えは、経験の記録と経験に対する反応の記録は、もしそれらが適応的であるべきなら、生存を最優先に考える有機体の一連の基本的な好みにより評価され、方向づけされなりればならないという事実にある。この評価と方向づけはその有機体の継続性にとって決定的に重要だから、遺伝子は、経験によって修正し得る事実上すべての回路に生得的な回路が強力に作用するよう規定しているように思われる。その作用はかなりの部分、「モジュレータ」ニューロンによってなされる。これらのモジュレータ・ニューロンは脳幹と前脳基底部にあり、いつも有機体の相互作用に影響されている。モジュレータ・ニューロンは（ドーパミン、ノルエピネフリン、セロトニン、アセチルコリンのような）神経伝達物質を大脳皮質と皮質下核の広範な部位に送っている。この賢明な仕組みをつぎのように記すことができるだろう。（1）生得的な調節回路は有機体の生存という仕事に関わっており、またそれゆえに、進化的に新しい脳部位で起きていることに内々に通している。（2）状況のよし悪しがそれらの回路に定期的に信号で伝えられる。（3）よし悪しに対するそれらの回路の生得的反応は、脳の残りの部分をどのように方向づけるかにあらわれる。その反応がもっとも効果的に生存を支えられる方法だ。

このように、われわれが幼児から成人へと成長していくとき、その進化する身体と、その身体と外界との相互作用を表象する脳回路の構造は、その有機体が関わる活動に依存し、また〈生得的な生体調節回路がそうした活動に反応しているから〉生得的な生体調節回路の活動にも依存している。この説明は、脳、行動、心を、生まれか育ちか、遺伝子か経験か、で考えることの不適切さを強調するものである。われわれの脳も心も、生まれたとき完全に白紙状態ではない。だが、それらが完全に遺伝子的に決定されているわけでもない。遺伝子の影が不気味に迫るが、それがすべてではない。遺伝子は、一方では正確な構造を有する脳要素に対して、他方では正確な構造があとで決定される脳構造に対して、準備している。しかし、この、あとで決定される構造は、もっぱらつぎの三つの要素の作用の下で成し遂げられる。(1)正確な構造の脳要素、(2)個的な活動と環境、(3)システムのきわだった複雑さから生じる自己組織化作用。

予測しがたい各個体の経験は、それが生得的な回路に誘発する反応を介して、またその反応が回路形成の全プロセスにもたらす帰結を介して、直接的にも間接的にも、回路のデザインに決定権を有している。[17]

私は第2章で、ニューロン回路の作用はニューロン間の連結パターンとそうした連結をつくっているシナプスの強さに依存していると書いた。たとえば、興奮性ニューロンにおいては、強いシナプスは活性化を容易にし、弱いシナプスは正反対のことをする。とすれば、さまざまな経験が多くの神経システムの内と外でシナプスの強さを変えるから、経験が回路の構造を形づくると言うことができる。さらに、とくに一部のシステムでは、シナプスの強さは生涯をとおして変わり、有機体のさまざまな経験を反映するので、その結果、脳回路の構造も変化しつづける。脳回路は最初の経験の結果に対して感受性があるだけでなく、継続される経験により、繰り返し、柔軟に修正できるようになっている。[18]

回路によっては、有機体が経験する変化に応じて、生涯をとおして繰り返し形を変えるものもあるし、反対に、おおむね安定していて、内なる世界に関して、そして外なる世界に関して、われわれが構築してきた概念のバックボーンを形成しているものもある。すべての回路が一過性であるという考えは、あまり道理に適っていない。全部が全部修正可能であったりしたら、たがいに誰であるかがわからないばかりか、自分自身の伝記の感覚を欠いている人間ばかりが生み出されてきただろう。そうしたことは適応的ではないから、明らかにそういうことは起きていない。かなり安定した後天的表象もあるという簡明な証拠は、幻肢として知られる症状に見いだせる。四肢のいずれか一つ（たとえば肘から下）を切断している人の中には、失った部分がまだそこにあるように感じる、想像上の動きを感じ取れる、失っている手「の中に」痛みや寒さや暖かさを感じ取れる、と医者に言う人がいる。明らかに、これらの患者は消え去った手の記憶をもっている。でなければ、彼らは心の中にそのイメージをつくれないだろう。しかし時間がたつと幻肢の短縮を経験する患者もいる。どうやらこれは、その記憶――あるいは、意識の中でのその再生（プレイバック）――が改変を受けつつあることを暗示している。

脳は、むら気な人間のように発火への忠誠心が変わる回路と、変化に対してかならずしも鈍感ではないが抵抗的な回路とのバランスを必要としている。きょう、鏡の中の自分の顔を少しも驚くことなく自分のものと認識させている回路は、これまでの時間がその顔にもたらしてきた構造的変化に順応すべく、微妙に変化してきたのである。

第6章　生体調節と生存

生存のための傾性

有機体の生存は、その構造全体の細胞と組織の健全性を維持する一連の生物学的プロセスに依存している。簡単にではあるが、説明しておこう。多くのことが求められている中で、生物学的プロセスは酸素と栄養の適切な供給源を有していなければならない。その供給源の基盤は呼吸と摂食である。それを目的として脳には生得的な回路があり、その活動のパターンが、純身体における生化学的プロセスに支えられながら、反射作用、欲求、本能を確実に制御し、その結果、必要なときに呼吸と摂食が実行されるようになっている。前章での議論に戻って考えれば、この生得的な神経回路には傾性的表象が含まれている。そしてこれらの傾性の活性化が、一連の複雑な反応を始動させる。

別の面に目を向けると、捕食者や逆境的状況による破滅を避けるために、たとえば闘争行動や逃避行動を引き起こす欲求や本能のための神経回路がある。さらに、（たとえば性行動や血族の世話などにより）その個体の遺伝子を確実に持続させる欲求や本能を制御している回路もある。ほかにもあげればいろいろ特別な回路があり、中には、一日の時間や周囲の温度によって、理想的な明るさや暗さ、暑さや寒さを求めることと関係しているものもある。

一般に欲求や本能の作用の仕方は、直接特定の行動を生み出すか、あるいは、気づいていようがいなかろうが、個体に特定の行動をとるように仕向ける生理学的状態をつくり出すかのいずれかだ。また欲求や本能から生じる事実上すべての行動は、救命的行動をとることで直接生存に貢献するか、生存に有利な条件を強化したり潜在的に有害な条件の影響を減らしたりして間接的に生存に貢献するかのいずれかである。私がここで提案している合理性の見解にとって重要な情動と感情は欲求と本能が強い形であらわれたものであり、欲求と本能は情動と感情の作用の要である。

基本的な生物学的プロセスを制御している傾性が大きく変化することは、有機体にとって有利ではないだろう。大きな変化はさまざまな器官のシステムに重大な機能不全をもたらす危険性があるし、病的な状態や死さえもたらしかねない。しかしこれは、通常そうした生得的な神経パターンによって動かされている行動にわれわれが意図的に影響を及ぼせるという事実を否定することではない。われわれは潜水するとき、少しのあいだ息を止めることができるし、長い断食に入ることを決心することもできる。簡単に心拍数に影響を与えることもできるし、あまり簡単ではないが、血圧を変化させることさえできる。しかしそれらいずれの例においても、傾性が変化するという証拠はない。変化するのはその後に生ずる行動パターンのうちの何がしかの要素であり、われわれけたとえば筋肉の力（上部の気道と胸郭を収縮させて息を止める）や純粋に意志の力など、いくつかの方法でそれらを抑制しているのだ。またそれは、他の脳領域からの神経信号により、あるいは血流や軸索をとおしてそれらの領域に入るホルモンや神経ペプチドにより、そうした生得的パターンの発火の程度が変化し得る——つまり、発火が起きやすくなったり、起こりにくくなったりする——ことを否定することでもない。実際、脳の中の多くのニューロンが、生殖腺、副腎、甲状腺からのそうしたホルモンに対するレセプターをもっている。そうしたニューロンで構成される回路は、その初期の発達も通常の作用も、そういった信号の影響を受けている。

基本的な調節機構のうちのいくつかは隠れたレベルで作用しており、個体自身が直接知ることはできない。循環しているさまざまなホルモンやカルシウム・イオンの状態、身体中の赤血球数などは、分析しないかぎりわからない。しかし明白な行動と関わるもう少し複雑な調節機構は、われわれに何かをするように（あるいは、しないように）ある特殊な形で仕向けるので、そのときわれわれはその存在を間接的に知ることができる。それらは本能と呼ばれている。

本能的調節は以下のような例で単純に説明できるかもしれない。食事をして数時間後、あなたの血糖値は低下する。視床下部のニューロンがその変化を検出する。すると関係する生得的パターンが活性化され、修正の確率が増加するように、脳が身体状態を変化させる。するとあなたは空腹を感じ、その空腹感を終わらせるための行動を開始する。あなたは何かを食べる。すると食物の摂取により血糖値が修正される。最後に視床下部がふたたび血糖の変化（今度は増加）を検出し、そして身体を、その経験が満腹感を構成する状態に置く。

この全プロセスの目的はあなたの命を救うことだった。そのプロセスを開始する信号はあなたの身体からきていた。あなたの身体をあなたに救わせるべくあなたの意識に入りこんだ信号も、やはりあなたの身体からきていた。そしてそのサイクルが完了し、あなたの身体はもはや危険な状態にないことを知らせた信号も、あなたの身体からきていた。脳によって感じ取られ管理されているとしても、これはいわば身体の身体による統治である。

そのような調節機構は、特定の傾性に特定のパターンの身体的変化（欲求）——ある場合は特別な意味をもつ身体状態（たとえば、空腹、吐き気）、ある場合は明白な情動（たとえば、恐れ、怒り）、ある場合はそれらの組み合わせ——を呼び起こさせることで、生存を保証している。きっかけは内なる「内臓」かもしれないし（たとえば、内部環境における低血糖値）、外部かもしれないし（たとえば、恐ろしい刺激）、内なる「心」かもしれない（たとえば、あるカタストロフィがまさに起きようとしているという認識）。そのいずれもが、内的な生体調節反応、あるいは本能的行動パターン、あるいは新しく生み出された行動計画、あるいはそれらの組み合わせを引き起こす可能性がある。このサイクル全体を動かす基本的な神経回路は、車のブレーキがそうであるように、われわれの有機体の標準装備品だ。われわれはそれらを特別に装備させる必要はなかった。それらは「前もって構成されている機構」――この概念については次章であらためて説明する――である。われわれがしなければならないことは、その機構を環境に適合させることだけだ。

この、前もって構成されている機構は、基本的な生体調節にとって重要なだけではない。その助けを得て有機体はものごとや出来事を「よい」、「悪い」に分類してもいるのだ。なぜなら、それらは生存に影響する可能性があるからだ。言い換えると、有機体には一連の基本的な好み――あるいは、基準、偏見、価値観――がある。そしてそれらの作用と経験の力とによって、よし悪しの分類目録が急速に増え、新しいものごとのよし悪しを見抜く能力が指数関数的に増していく。

仮に外界のある実在が、ある状況における要素だったとする。そしてその状況ではかつてそれとは〈別の〉要素が「よかった」か「悪かった」、つまり、それはかつてある生得的な傾性を呼び起こしたとする。すると脳は、生得的には前もっていかなる価値も与えられていないこの新しい実在を、実際はどうであれ、あたかもそれもまた価値評価ができるものであるかのように分類する。脳がそれを特別に扱うのは、ただ単に、それが確かに重要な実在に類似しているからだ。そのやり方は、もしそれがよいものであれば言わば七光り方式、悪いものであれば言わば連座方式である。よいものであれ悪いものであれ、真に重要なものを照らす光はその同類をも照らすというわけだ。こういう仕方で機能するために脳がしなければならないことは、脳と身体の調節方法に関するあまたの「生得的知識」を有する世界を手にいれることだ。脳は、生得的調節に関係する、実在や状況との相互作用の傾性的表象を取り込むにつれ、有機体の生存に直接関わるかもしれない実在や状況をその中に含める機会を増やしていく。そしてこうしたことが起こると、世界がどのようなものであるかについてのわれわれの感覚が、身体と脳が相互作用する神経的空間に変化として固定される。神話的なのは心と脳の分離だけではない。心と身体（ボディ）の分離もたぶん虚構である。心は文字どおり身体化（エンボディード）されているのであり、ただ脳化（エンブレインド）されているだけではない。

基本的調節に関する付言

生存にとってもっとも重要であると思われる生得的な神経パターンは、脳幹と視床下部の回路において維持されている。後者は内分泌腺——とりわけ下垂体、甲状腺、副腎、生殖器官。そのすべてがホルモンを生産している——の調節と免疫系の機能において中心的役割を果たしている。内分泌調節は神経インパルスにではなく血流中に放出される化学物質に依存しており、代謝機能の維持やウイルス、バクテリア、寄生体のようなミクロ捕食者に対する生体組織の防御管理に欠くことのできないものである。[1]

脳幹と視床下部に関係する生体調節は、辺縁系における制御によって完全なものになっている。本章はこのかなり大きな脳領域の複雑な構造や機能の詳細を論ずる場ではないが、辺縁系が欲求や本能の喚起にも関わっていること、そして情動や感情においてとくに重要な役割を有していることに注意しておかねばならない。回路がほとんど生得的で安定している脳幹や視床下部とはちがい、この辺縁系には生得的な回路だけでなく、たえず発展する有機体の経験により修正される回路も含まれているのではないかと私は考えている。

視床下部は脳幹と辺縁系の助けを得ながら〈内部環境〉(少し前にも使ったが、この言葉と概念は生物学のパイオニア、クロード・ベルナールから受け継がれている)を調節している。内部環境というのは、ある瞬間に有機体の中で起きているすべての化学的プロセスと考えればよい。命はそれらの化学的プロセスがある適切な範囲に保たれているかどうかにかかっている。その範囲から大きく逸脱すると病や死に至る。一方、視床下部ならびに関連する諸構造は、脳の他の領域からの神経的信号と化学的信号によって調節されているだけでなく、さまざまな身体システムで生じる化学的信号によっても調節されている。

以下のことからもわかるように、この化学的調節はとくに複雑だ。甲状腺と副腎が放つホルモンは、それなしにわれわれは生きていけないものだが、そのホルモンの生産は下垂体からの化学的信号によって部分的に制御されている。下垂体そのものは、視床下部から下垂体近くの血流に放出される化学的信号によって部分的に制御され、視床下部は、辺縁系からの神経的信号によって部分的に、また新皮質から神経的信号によって間接的に制御されている（癲癇発作時のいくつかの辺縁系回路の異常な電気的活動は異常な心的状態をもたらすだけでなく、深刻なホルモン異常も引き起こし、それがたとえば卵巣嚢腫などの多数の身体的疾患をもたらす）。逆に、血流中の各ホルモンは、下垂体、視床下部などの脳領域に作用するだけでなく、そのホルモンを分泌する腺にも作用する。言い換えると、まず神経的信号が化学的信号を生み、それが他の化学的信号を生み、それが多くの細胞や組織（脳の中のものも含む）の機能を変えるとともに、このサイクルそのものを引き起こした調節回路を変える。そして入れ子状になったこれら多くの調節機構が局所的にも全体的にも身体状況を管理し、その結果、分子から器官にいたるまで、有機体の構成要素が、生存に求められているパラメーターの範囲で機能する。

調節の各階層は多くの次元にわたり相互依存的である。たとえば、ある機構はより単純な機構に依存していたり、同時に、より複雑な、あるいは同程度に複雑な機構に影響されていたりする。視床下部の活動は、直接あるいは辺縁系を介して新皮質の活動に影響を与え、逆もまた真である。

もっと見えにくい心と身体の相互作用もある。つぎの例を考えてみよう。慢性の精神的ストレス。これは、新皮質、辺縁系、視床下部における数多くの脳システムのプロセスと関係する状態の一つで、皮膚の内側の神経終端に「カルシトニン遺伝子関連ペプチド」（CGRP）という化学物質の過剰生産をもたらすようだ。[2] その結果、免疫と関連するランゲルハンス細胞の表面がCGRPに過剰に覆われてしまう。ランゲルハンス細胞の役割は、感染性の病原体を捕らえてそれをリンパ球に渡すことであり、それにより免疫系は病原体を中和することができる。もしそのランゲルハンス細胞がCGRPで完全に覆われてしまったら、ランゲルハンス細胞はもはや防御機能をはたせなくなる。入り口の防御が薄くなるから、身体は以前より感染しやすくなる。ほかにも心と身体の相互作用の例がある。悲しみや不安が性ホルモン調節を著しく変え、性的欲求の変化や月経周期の変調が起こることがある。あるいは死別の悲しみ。これも脳全体のプロセスに依存する状態で、免疫系の機能低下をもたらし、感染しやすくなり、直接的結果であれ間接的結果であれ、ある種の癌にかかりやすくなる。(3) 人は失望で命を落とすこともある。

もちろんこの逆の影響、つまり、身体からの化学物質の脳や心への影響も知られてきた。当然のことだが、タバコ、アルコール、ドラッグ（医療用のもの、非医療用のもの）は脳に入ってその働きを変え、それゆえ心を変える。体内化学物質の中にはニューロンやその支援システムに直接作用するものもあるが、前章で論じたように、脳幹や前脳基底部にある神経伝達物質放出ニューロンをとおして間接的に作用するものもある。それらの小さなニューロン集合体は、発火すると、大脳皮質や大脳基底核を含む脳の広い領域にドーパミン、ノルエピネフリン、セロトニン、アセチルコリンを送る。その様子はうまく仕組まれた一連のスプリンクラー装置のようで、各スプリンクラーはいくつかの特定のシステムに、またそのシステムの内側では特定の種類のレセプターをもつ特定の回路に、特定の化学物質を送り込む。[4] それらの伝達物質のうちのたった一つでも放出量や分布が変化したり、特定部位における伝達物質の相対的バランスが変化したりすると、ただちに、しかも深刻に皮質活動に影響し、その結果、鬱、高揚、ときには躁病がもたらされる（第7章参照）。思考のプロセスの速度が落ちたり速くなったり、想起されるイメージの数が減ったり増えたり、イメージの奇抜な組み合わせが強化されたり弱められたりする。したがって特定の心のコンテンツに集中する能力が揺らぐ。

トリスタン、イゾルデ、媚薬

トリスタンとイゾルデの話を覚えているだろうか？　話はこの二人の主人公の関係の変容をめぐって展開される。イゾルデがメイドのブランゲーネに毒薬を用意するように頼むが、ブランゲーネは代わりに「媚薬」を用意する。そしてトリスタンとイゾルデは、どうなるのかも知らずにそれを飲んでしまう。その摩訶不思議な薬は二人の中にこの上もない熱情を解き放つ。そしてなにごとも——二人がそれぞれに慈悲深いマルク王を卑劣にも裏切っているという事実さえも——二人を割くことができないほど有頂天に、二人はたがいに引かれ合う。リヒャルト・ワーグナーは、オペラ『トリスタンとイゾルデ』で、音楽史上もっとも高揚した、そしてもっとも絶望的な愛の言葉で、二人の愛の力を表現した。しかしなぜワーグナーはこの物語に引かれたのか、そして一世紀以上のあいだ、何百万という人間がなぜこのワーグナーの解釈に心を奪われてきたのか。

最初の問いに対する答えは、この作品がワーグナー自身の類似した熱情を謳い上げたものであるという事実にある。ワーグナーとマチルデ・ヴェーゼンドンクは恋に落ちた。ヴェーゼンドンクはワーグナーの気前のいいパトロンの妻、そしてワーグナーもすでに結婚していたとなれば、それは彼らの思慮深い判断に完全に反していた。ときとして人間の意志を打ち負かす心の奥にある抑えがたい力に、そして、より適切な解釈がないがゆえに魔力や運命などとされてきた力に、ワーグナーは敏感だった。

二番目の問いに対する答えはもっと興味深い。じつはわれわれの身体と脳には、場合によっては強い決心だけでは抑えられない行動をわれわれに強いるクスリがある。その重要な例は化学物質のオキシトシンだ[5]。人間も含めた哺乳動物の場合、それは脳(視床下部の視索上核と室傍核)と身体(卵巣や精巣)の双方で生産されている。たとえばそれは、直接、あるいはホルモンを介して、代謝調節に関わるために脳により放出されることもあるし、出産時、あるいは生殖器や乳首が性的刺激を受けたとき、あるいはオーガズム時などに身体により放出されることもある。その場合、それは(たとえば分娩中に筋肉を弛緩させて)身体そのものに作用するだけでなく、脳の中でも作用している。それがそこですることは、まさに伝説的秘薬の作用にほかならない。一般に、それは毛づくろい行動から、移動行動、性的行動、母性行動にいたるまで、さまざまなものに影響を及ぼしている。そして私の話にとってもっと重要なのは、それが社会的相互作用を促進し、交配パートナー間の絆を生み出していることだ。好例は、見事な毛皮の齧歯類動物、ハタネズミに関するトマス・インゼルの研究に見られる。電光石火の求愛のあと何度も強く交尾すると、オスとメスはその日からずっと、死が両者を分かつまで離れることはない。オスは、最愛のメス以外のすべての生き物に気難しく振る舞うようになり、たいてい巣の周囲で甲斐甲斐しくしている。そのような絆はチャーミングな適応であるだけでなく、多くの種に見られるひじょうに有利な適応でもある。なぜなら、それは子孫を育てなければならないものどうしを結びつけ、また社会的組織の他の側面に関しても有用であるからだ。そしてまちがいなく人間も、たえずオキシトシンの多くの作用を利用している。ただし人間は、究極的にはよくも悪くもなり得るそうした作用を、状況によっては避けることも学んできた。例の媚薬はワーグナーのトリスタンとイゾルデにとってよいものではなかった。幕間を勘定に入れなければ三時間後、二人は希望を失って死ぬ。

性の神経生物学について最近多くのことが知られているが、いまやわれわれはそれに揺籃期の愛情の神経生物学を付け加えることができ、その二つを使えば、われわれが愛と呼ぶ心の状態と行動との複雑な組み合わせをもっと解明できるだろう。

これまで概略を述べてきたこのひじょうに反復的な回路で活動しているのは一連のフィードフォワードとフィードバックのループであり、そのうちのいくつかは純粋に化学的である。たぶんこの仕組みに関してもっとも重要なことは、基本的な生体調節と関わっている脳構造がじつは行動調節にも関わっていて、認知プロセスの獲得と正常な機能に不可欠であるという事実だろう。視床下部、脳幹、辺縁系は身体の調節だけでなく、たとえば知覚、学習、想起、情動と感情、そして——あとで提示するように——推論と創造性といった、心的現象のよりどころであるすべての神経的プロセスにも介入している。身体調節、生存、そして心は、密接に絡み合っている。この絡み合いは生物学的組織の中で起き、化学的、電気的信号伝達を使っている。すべてはデカルトが言った〈延長〉(物質的領域。レス・エクステンサ)の中で起きている。彼は身体と環境をその中に含めたが、非物質的な魂は含めなかった。それは「思考するもの」(レス・コギタンス)に属す)の内側で起きている。興味深いことに、それは、かつてデカルトが非物質的な魂を閉じ込めようとした松果体からそう遠くないところでもっとも強く起きている。

欲求と本能を超えて

欲求と本能だけでどの程度まで有機体の生存を保証できるかは、それを取り巻く環境の複雑さ、そしてその有機体の複雑さによる。昆虫から哺乳動物まで、動物には、生得的戦略をもとに特定の環境にうまく対処している明白な例があるし、またそういった戦略にしばしば社会的な認識作用と行動の側面が含まれていることも明白である。私は、われわれの遠い親類であるサルの複雑な社会組織や多くの鳥に見られる複雑な社会的慣習に、いつも驚かされる。しかし人間という種を、そして人間が生き抜いてきたはるかに多様で予測不可能な環境を考えてみると、われわれ人間は遺伝子に基盤を置く高度に進化した生体調節に依存しなければならないだけでなく、超本能的生存戦略にも依存しなければならないことは明らかだ。それは社会の中で発展してきたもので、文化によって伝達されるものである。そしてそれを使うには、意識、理性的熟考、意志力を必要とする。だからこそ人間の空腹感、欲望、爆発的な怒りは、食物の奪い合い、強姦、殺人といったことに、少なくともいつも無制限に向かうわけではない。健全な人間有機体は、超本能的生存戦略が積極的に伝えられ尊ばれるような社会で発達してきたのだ。

東西の思想家は、宗教的な人間もそうでない者も、何千年も前からこのことを知っていた。われわれに近い二人をあげれば、デカルトもフロイトもその問題に心を奪われた。デカルトの『情念論』によれば、われわれを人間たらしめているのは、思考、理性、意志による動物的傾向の抑制だった。[6] 私は彼の見解に同意する。ただし、デカルトが非物質的媒体によってなされる抑制を指摘したのに対して、私は人間という有機体の中に構築されている生物学的な作用を思い描いている。一方、本能を社会的指令に順応させる超自我の創造が、『文明と不満』でのフロイトの見解だった。そこにはデカルト的二元論はないが、神経学的には少しも明白ではなかった。[7] 今日神経科学者の前にある仕事は、適応的な超調節（スープラレギュレーション）という考え方を支持する神経生物学を考えること、つまり、そのような調節を知るのに必要な脳構造の研究と理解である。私は社会的現象を生物学的現象に還元して説明しようとしているのではない。そうではなく、両者のあいだの強い結びつきを論じようとしているのだ。文化と文明は生物学的個体の行動から生まれてはいるが、その行動は特定の環境の中で相互作用している個体の集合の中で生み出されている。文化と文明が一個の個体から生まれるということはあり得ぬことだから、それらを生物学的メカニズムに還元することはできない。いわんや、それらを遺伝的仕様というサブセットに還元することなどはできない。文化と文明の理解に求められるのは、一般的な生物学や神経生物学だけではない。社会科学の方法論も求められるのである。

人間の社会には社会的慣習、倫理的規則がある。それらは有機体がすでに備えている慣習や規則の上に積み上げられている。それらの付加的な調整層は、急速に変化していく複雑な環境に本能的行動が柔軟に適応できるように、また前もってセットされている一連の生得的反応では即刻あるいは最終的に逆効果になってしまうような環境の中でのその個体とほかの個体（とくに両者が同じ種に属している場合）の生存を保証するように、本能的行動を方向づける。そのような慣習や規則によって回避される危険は差し迫っていて直接的なもの（身体的、精神的な危害）かもしれないし、間接的なもの（たとえば将来的損失、困惑）かもしれない。そのような慣習や規則は唯一教育や社会化をとおして世代から世代へ伝えられる必要があるが、それらが包含する知に対する神経的表象とその知を実行する手段の神経的表象は、生得的な生体調節のプロセスの表象と、不可分なまでに結びついているのではないかと思う。私には後者を表象する脳から前者を表象する脳へいたる「道」

が見える。当然、その道はニューロン間の連結からなっている。

倫理的規則と社会的慣習は、その目標がどんなに高尚でも、そのほとんどはより単純な目標と、そして欲求や本能と、意味をもって結びついているように思う。なぜそうでなければならないのか。なぜなら、純化された社会的目標を達成したりしなかったりという結果が、間接的ではあれ、生存に、そしてその生存の質に影響するからだ。

はたしてこのことは、愛、寛容、親切、思いやり、正直、等々の優れた人間的特性が、意識的だが利己的な、そして生存指向の神経生物学的調節の結果にすぎないことを意味しているだろうか？　はたしてこのことは、利他主義の可能性を否定し、自由意志の存在を否定するものだろうか？　はたしてこのことは、真の愛、真の友情、真の思いやりというものが存在しないことを意味するだろうか？　けっしてそういうことではない。もし私が、自分自身がどう感じているかに関して嘘をついていなければ、つまりもし私が〈本当に〉愛を、友情を、思いやりを感じていれば、愛は真実であり、友情に偽りはなく、思いやりは本物である。たぶん、もし私が純粋に知的な努力と意志力によってそのような感情に達したなら、私はもっと賞賛されるに値するのだろうが、もしそうではないとしたら、もし私の現在の性質ゆえに、試みもせずにそういう感情により早く到達し、親切であり、正直であるのだとしたら、いったいどうだと言うのか？　生存、脳、適切な教育がそのような感情をわれわれが経験する理由と大いに関係があることを知ったからといって、感情の真実（つまり、私の言行が私の心の中にあることと一致すること）、感情の大きさ、感情の美が危うくなるわけではない。かなりの程度まで同じことが利他主義や自由意志にも言える。もっとも崇高な人間的行為の背後に生物学的メカニズムがあるのを知ることは、神経生物学の基本的要素への単純な還元ではない。ともかく、単純なことで複雑なことを部分的に説明したからといって、それで価値がさがることにはならない。

私が描いている人間像は、自動的な生存機構をもって生まれ、教育と文化的適応によって社会的に許容される好ましい一連の意志決定戦略が付加され、今度はその戦略が生存を強化し、生存の質を著しく改善し、〈人格〉形成の基盤となっている、そんな有機体像である。生まれたとき、人間の脳は欲求と本能を与えられた状態にある。それは代謝を調節する生理学的装置だけでなく、それに加えて社会的な認識作用や行動に対処する基本的な装置も含んでいる。それは生存戦略の付加的な層を備えた子供の状態からあらわれてくる。その付加された戦略の神経生理学的基盤は本能のそれと密接に結びついていて、その使い方を変化させるだけでなく、その活用範囲を拡大していく。この超本能的戦略を支える神経機構は、全体構造においては生物学的欲求を支配しているものに類似しているかもしれないし、またそれらに制約を受けているかもしれない。しかしこの神経機構があるべき姿になるためには社会の介入が必要であり、それゆえ、それらは神経生物学的側面に関係しているだけでなく、それと同じぐらい特定の文化とも関係している。さらに、そうした二重の制約から、超本能的生存戦略は人間に特有のもの、すなわち、ときとして目前の集団の利益や種の利益を超越する道徳的視点を生み出す。

第7章　情動と感情

前章の終わりで提示した考えを神経生物学の言葉に翻訳するとどうなるだろうか？　生体調節に関する証拠は、有機体が意識していない、それゆえに意図的ではない反応選択は、進化的に古い脳構造で連続的に起きることを示している。脳の中にそうした原始的な構造しかなく進化的に現代的なものがない有機体――たとえば爬虫類――は、そのような反応選択を苦もなくおこなう。決定をおこなっているものが意識ある自己ではなく一連の神経回路であることが明らかであるとすれば、その反応選択を意志決定の基本的な形と考えてよいだろう。

一方、これもよく受け入れられていることだが、社会的な有機体が複雑な状況に置かれ、不確実性を前に意志決定するよう求められるとき、その有機体は、新皮質という進化的に新しい脳領域のシステムを使わねばならない。証拠があることだが、新皮質の拡大と特化と、その拡大によって個体が対処できるようになる環境の複雑さと予測不可能性とのあいだには関係がある。このことと関係しているのは、果物を食べるサルの新皮質は、体の大きさとは無関係に、葉を食べるサルのそれより大きいというジョン・オールマンの価値ある発見である。[1]果物を食べるサルは、実のつかない木や腐った果物に出くわさないよう、いつどこで食に適う果物を探したらよいかを覚えておく必要があるので、優れた記憶力をもっていなければならない。サルたちに必要な事実のための多大な記憶容量は、より大きな新皮質に支えられている。

「下等で古い」脳構造と「高等で新しい」脳構造の処理能力にはあまりにも歴然とした差があるので、それらの脳部位の機能分担に関して、暗黙の、そして一見まっとうな見解が育くまれてきた。それを平易な言葉で言えば、古い脳は階下にあって基本的な生体調節を扱い新皮質は階上にあって知恵を使い緻密に熟考している、あるいは、皮質の階上には理性と意志力があり皮質の階下にはたとえば情動のような劣った肉欲的なものがある、ということになる。

しかし私の見るところ、この見解は合理的な意志決定の根底にある神経構造を考えていない。たとえば、この見解は第一部で論じた知見と相容れない。さらに、推論の質の反映と考えられる寿命の延びは、予想どおり新皮質の増大と関係しているだけでなく、階下の主要素である視床下部の増大とも関係しているという証拠がある。[2]伝統的に〈新〉皮質的とされてきた合理性の装置は、これまた伝統的に皮質〈下〉的とされてきた生体調節のそれなしには機能しないように思える。自然は合理性の装置を生体調節装置の上に組み立てただけでなく、〈そこから〉、そして〈それを使って〉組み立てたのだ。欲求や本能を超越する行動のメカニズムは階上と階下の双方を使っていると私は考えている。つまり、新皮質は古い脳の中核と関わっていて、合理性は両者の調和のとれた活動から生まれているということである。

ここで、合理的なプロセスと非合理的なプロセスは、それぞれどの程度まで人間の脳の皮質構造、皮質下構造とつながっているのか、という問いが生じよう。この問いに答えるために、私はここで生体調節の重要な側面である情動と感情に目を向け、情動と感情が合理的プロセスと非合理的プロセスの、そして皮質構造と皮質下構造の架け橋になっているという考えを提示しようと思う。

情動

約一世紀前、ウィリアム・ジェームズは——人間の心に関する洞察で彼と比肩できるのはシェークスピアとフロイトだけだが——情動と感情の本質に関してじつに驚くべき仮説を唱えた。彼の言葉を考察してみよう。

もしわれわれがある強い情動を思い描き、つぎに、それに伴う身体的徴候のすべての感覚をわれわれの意識から取り除くと、あとには何も残っていないことが、つまり、その情動を構成し得る「心の素材」がいっさいないことが、そして冷めた、ニュートラルな状態の知的認識が残れるもののすべてであることがわかる。

なるほどと思える例をあげながら、ジェームズはこうつづけた。

もし、高鳴る心臓の感覚もない、浅い呼吸の感覚もない、震える唇の感覚も力の抜けた四肢の感覚もない、鳥肌の感覚もないし内臓が動揺する感覚もないとしたら、はたしてどういう種類の怒りの情動が残されているのか、私には考えることはとても不可能だ。はたして、人は怒りの状態を思い描くとき、胸中のうっぷん、紅潮した顔、拡大した鼻腔、くいしばった歯、荒々しい行動の衝動をいっさい想像せず、代りに、弛緩した筋肉、穏やかな息づかい、平静な顔でいられるだろうか？[3]

当時はもとより今日この時代にも先んじるこうした言葉から、私は、ウィリアム・ジェームズが情動と感情の理解に必要なメカニズムを摑んでいたと思っている。しかし不幸にも、また彼らしくもなく、そのほかの提案はそこで取り上げている多様で複雑な現象を十分説明するものではなかったから、それは終わりのない、そしてときには望みのない議論の源となってきた（この問題に関するさまざまな見識を私がここで正当に評価することはできないが、ジョージ・マンドラー、ポール・エクマン、リチャード・ラザラス、ロバート・ザイアンスによってそれがなされてきた[4]）。

ジェームズの見解に関してこれまで何人かの批判者が取り上げてきた大きな問題は、彼が情動を丸裸にし、こともあろうにそれを身体と関わるプロセスに貶めてしまったということではない。彼らにとってそれはショックだったにちがいないが、問題はそのことではない。情動を引き起こす状況を心的に評価するプロセスにジェームズがほとんど重きを置かなかったこと、それが問題なのである。人が人生においてはじめて経験するような情動なら、ジェームズ的見解でうまく説明できる。しかしそれはオセロが嫉妬や怒りを覚える前に心の中で経験したことを、あるいはハムレットが身体をかき立て嫌悪を知覚するようになる前に考えたことを、あるいはマクベス夫人が夫をそそのかして残忍な行動へと走らせたときなぜエクスタシーを経験したのか、そのねじ曲がった理由を、まっとうに評価していない。

ほとんど同じぐらい問題だったのは、情動にかき立てられた身体に対応する感情を生み出す代替的あるいは補足的機構を、ジェームズがまったく用意しなかったという事実だ。ジェームズ的見解ではつ・ね・に・身体がそのプロセスに介在していた。さらに、認知や行動における情動の可能な役割をジェームズはほとんど考えなかった。しかし本書の序で示唆したように、情動は贅沢品ではない。情動は他人への意味の伝達においてある役割をはたしており、また次章で私が提案する認知的誘導の役割もはたしているかもしれない。

要するに、ジェームズは環境中の特定の刺激により呼び起こされる基本的機構の存在を仮定した。それは、特定の身体反応パターーンという、生得的にセットされた柔軟性のない機構だ。したがって、その反応が生じるための刺激の意味を評価する必要はなかった。彼は「本能をかき立てるものはすべて情動もかき立てる」などと碑文になりそうなことを言ったが、問題は少しも明確にならなかった。

しかし社会的存在としてのわれわれの生活状況においては、多くの場合、評価的、随意的、非自動的な心的プロセスがあってはじめて情動が引き起こされることを、われわれは知っている。われわれの経験の本質ゆえに、広範な刺激と状況が、情動を生じるように生得的にセットされている刺激と結びつくようになった。その広範な刺激と状況に対する反応は、中間に介在する心的評価によってフィルターにかけることが可能だ。そして、その思考的、評価的なフィルタリング・プロセスゆえに、前もってセットされている情動のパターンの範囲と強さに変化が起こる余地がある。事実、ジェームズが情動的プロセスの本質とみなした情動装置とは異なるものがある。さらに、ジェームズが探り出した基本的な身体感覚を実現する別の神経的手段も存在するように思える。

以下では、情動と感情に関する私見の概要を述べる。まず個人の歴史という観点から話をはじめ、ジェームズ学派の言う「前もって構成されている機構」でも十分説明できるような、われわれが生まれて早い時期に経験する情動と、そうした「初期の」情動の基礎の上に徐々に枠組みがつくられていく、大人として経験する情動との差異を明確にする。ここで「初期の」情動を一次の情動、「大人の」情動を二次の情動と呼ぶことを提案する。

一次の情動

誕生時にどの程度まで情動反応が神経回路に組み込まれているだろうか？　私なら、動物も人間も、クマを恐れたりワシを怖がったりするように生得的に配線されている必然性はないと答える（ただし、クモやヘビを怖がるように配線されている動物や人間もいるかもしれない）。私が確信している一つの可能性は、外界における、あるいは身体における刺激のいくつかの特徴が、単独に、あるいは組み合わされて知覚されると、ある情動を伴いながら、前もって構成された形で反応するようになっているということ。

そのような刺激の特徴には、大きさ（たとえば大きな動物）、広がり（たとえば飛んでいるワシ）、動き方（たとえば爬虫類のそれ）、ある種の音（たとえばうなり声）、ある種の身体状態（たとえば心臓発作時の苦痛）などがある。それらの特徴は個々に、あるいは連結的に処理されて、辺縁系の構成体の一つ、たとえば扁桃体の知るところとなる。その神経核には傾性的表象があり、それが、恐れの情動に特徴的な身体状態を生み出す引き金として働くとともに、その恐れの状態に適した形で認知のプロセスを変化させる（あとで、脳が身体状態を「シミュレーション」し、身体をバイパスする可能性があることを述べる。またどのようにして認知の変化がなされるかも論じる）。ここで注意すべきは、ある身体反応を引き起こすためにクマ、ヘビ、ワシそれ自体を「認識する」必要はない、つまり、正確には何が苦痛を引き起こしているかを知る必要はない、ということ。必要なことは、初期感覚皮質がある特定の実在（つまり、動物とか物体）のいくつかの重要な特徴を感知し、分類し、扁桃体のような構造がそれらの〈連結された〉状態に関する信号を受け取ることである。巣の中のひよこはワシが何かを知らないが、広い翼をもった物体がある速度で頭上を飛ぶと、警戒し、頭を隠して反応する（図7－1参照）。

情動的反応は、それだけでも、たとえば捕食者からすばやく身を隠したり、競合者に対して怒りを示したり、といくつかの有用な目的を達成することができる。しかしそのプロセスは、一つの情動を定める身体的変化で終了するわけではない。人間の場合、そのサイクルはまちがいなく継続し、つぎなる段階は、その情動を呼び起こした対象と結びつけながら〈その情動を感じること〉、つまり、対象と情動的な身体状態との関連の認識である。ここで、なぜ人はそのような関係を認識するようになる必要があるのか、と問う人がいるかもしれない。すでに自動化されたレベルで適応的に反応する手段があるというのに、なぜ問題を複雑にしてまでこのプロセスに意識を介入させる必要があるのか？　答えは、意識は拡大された防衛策をとるということ。つまり、こういうことだ。あなたが、ある動物や物体や状況（それらをXとする）は恐れを引き起こすということを〈知る〉ようになれば、そのXに対してあなたには二通りの行動方法があるだろう。第一は、生得的なもの。この場合、あなたはXをコントロールすることはない。またその行動はXに特有のものでもない。多数の生物、物体、状況が同じ反応を引き起こす可能性がある。第二は、あなた自身の経験にもとづくもので、それはXに特有のものだ。あなたはXについて知っている

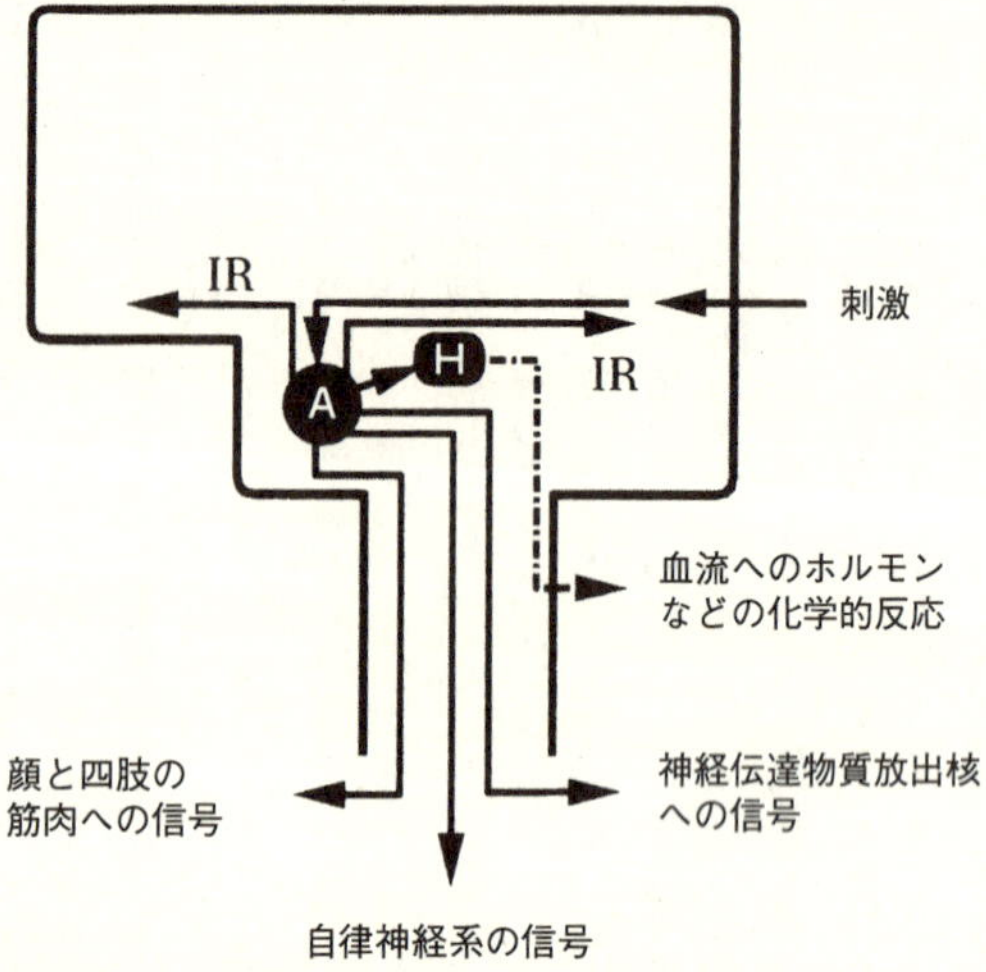

図7－1　外側の境界線は大脳と脳幹を意味している。一つの適切な刺激が扁桃体（A）を活性化すると、つぎのようないくつかの反応がこれにつづく。内的な反応（IR）、筋肉反応、内臓反応（自律神経系の信号）、神経伝達物質放出核と視床下部（H）への反応。視床下部はホルモンなどの化学的反応を生み出す。この反応は血流を利用する。上の図では、この大規模な反応が起こる上で必要な、いくつかの脳構造が省略されている。たとえば、われわれが情動を表現するときの姿勢などの筋肉反応は、おそらく大脳基底核内の構造（いわゆる腹側線条体）を使っている。

から、先を考え、ある状況でそれがあらわれる可能性を予測することができ、その結果、緊急事態的にXへの対応をせまられるのではなく、先取り的にXを回避することが可能になる。

しかし、あなたが自分の情動反応を〈感じる〉利点はほかにもある。それによってあなたは知識を一般化することができるし、また、たとえばXのごとくに見えるものに用心することを決心することができる（もちろん、過度に一般化したり、過度に用心深く行動したりすると、病的恐怖症になることもあり、好ましいことではない）。さらに、Xにはじめて遭遇したとき、あなたはXの振る舞いに何か特別なもの、潜在的に弱いものを発見していたかもしれない。そうであれば、つぎにそれに遭遇したとき、あなたはその弱さをうまく利用したいと思うかもしれない。そしてそれが、あなたがあらかじめ〈知っている〉必要があるもう一つの理由である。要するに、自分自身の情動的状態を感じることで、言い換えれば、情動を意識することで、あなたは、〈環境との相互作用の特定の歴史にもとづく柔軟な反応〉を手にする。あなたは知識を蓄積しはじめるのに生得的装置を必要としているが、感じることがあなたに特別なものを授けてくれる。

一次の（言い換えると、生得的、前もって構成されている、ジェームズ学派的）情動は辺縁系回路に依存し、扁桃体と前帯状皮質がその最重要の作用子（プレーヤー）だ。前もって構成されている情動において扁桃体が重要な役割をはたしているという証拠は、動物と人間の双方の観察からきている。たとえば、プリブラム、ワイスクランツ、アグルトン、パッシンガムが、またもっと最近では（おそらくもっと包括的に）ジョウゼフ・ルドゥーが、さまざまな動物研究でまさにこの扁桃体に焦点を合わせてきた。[5] この分野には、E・T・ロールズ、マイケル・デイヴィスも貢献しているし、本来の研究目的は記憶の理解にあったにせよ扁桃体と情動の結びつきを明らかにしたラリー・スクワイアーらのグループも貢献している。[6] またワイルダー・ペンフィールドや、ピエール・グローアとエリック・ハルグレンも、外科的評価のために側頭葉のさまざまな部位を電気刺激することが必要とされた癲癇患者の研究で、扁桃体を情動と関連づけている。[7] もっと最近では、私のグループの研究者によるヒトの扁桃体についての観察がそれを裏づけてきたし、振り返れば、扁桃体と情動が関係しているかもしれないという最初の示唆は、ハインリヒ・クリューヴァーとポール・ビューシーの研究に見いだせる。[8] 彼らは扁桃体を含む側頭葉の一部の外科的切除はさまざまな症状を、それもとりわけ感情欠如の症状をもたらすことを示した（なお、前帯状皮質と情動との関係に関する証拠は、第4章を参照のこと。またラプラン等の研究（一九八一）、ならびにA・ダマシオとヴァン・ホーセン（一九八三）の研究に、関連する記述がある）。[9]

しかし一次の情動の機構だけで情動的行動の全体を記述することはできない。確かにそれは基本的な機構ではある。しかし個の成長と関連して、一次の情動のあとに〈二次の情動〉の機構ができると、私は考えている。この二次の情動が生じるのは、われわれが感情を経験しはじめ、〈対象や状況の分類〉と〈一次の情動〉との体系的なつながりを形成しはじめるときである。辺縁系内の構造体は、二次の情動を支えるには十分ではない。ネットワークは拡張される必要があり、それには前頭前皮質と体性感覚皮質の働きが必要になる。

二次の情動

二次の情動を検討するために、大人の経験から引き出される例に目を向けることにする。たとえば長いあいだ会っていなかった友人と再会するとか、想像もしなかった同僚の死を告げられるとか、そういった状況を考えてみよう。それらが現実である場合――そしてたぶん、いまわれわれがしているようにそれを想像するときでさえ――われわれは情動を経験する。そのような情動が生じるとき、神経生物学的にはいったいとんなことが起きるのか？「情動を経験する」とは、本当のところ何を意味しているのか？

あなたがそうした状況、あるいは類似した状況を想像するとき、もしその場に私がいれば、私は観察結果をいくつか列挙することができるかもしれない。そうした状況（長いこと音信不通だった友人との再会、同僚の死）の中心的局面に対する心的イメージが形成されると、身体状態に変化が起きる。その変化は、さまざまな身体部位におけるいくつかの変化によって定義される。（想像の中で）旧友に会えば、心臓は速くなり、皮膚は紅潮し、口と目のまわりの筋肉は変化してうれしそうな表情になり、他の筋肉も弛緩するだろう。

また、もし知人の死を耳にすれば、心臓はドンドンと高鳴り、口は乾き、皮膚は蒼ざめ、消化管の一部は収縮し、首と背中の筋肉は緊張し、顔の筋肉は悲しげな顔つきを生み出す。いずれの場合も、内臓（心臓、肺、消化管、皮膚）や骨格筋（骨に付いている筋肉）や内分泌腺（たとえば、下垂体や副腎）の機能の多数のパラメーターに変化が起きる。多数のペプチド調節物質が脳から血流に放出される。免疫系も急激に変化する。動脈壁の平滑筋の基本的作用が増加し、血管を収縮させ、細くする（その結果、蒼白になる）。逆にその活動が減少すれば、平滑筋は弛緩し、血管が拡張する（その結果、紅潮する）。全体として、一連の変化群が、機能的バランスあるいは恒常性(ホメオスタシス)と対応する平均的な状態の範囲からの逸脱の特性を定める。平均的な状態にあるとき、有機体の経済は、少ないエネルギー支出と単純かつ迅速な調節で、おそらく最善に機能している。この機能的バランスを静的なものと考えるべきではない。それは上限と下限の範囲での一連の連続的な特性変化である。それをウォーターベッドの状態と結びつけて考えることもできるかもしれない。ウォーターベッドの上をさまざまな方向に歩くと、ある部分はへこみ、またある部分は膨らむ。波状の動きが起きる。かくしてベッドが全体的に変化する。しかしその変化はベッドの物理的限界——つまり、ある量の液体を内に含んでいる境界——によって定められる範囲の中にある。

　仮想的な情動経験の中で、あなたの身体の多くの部分が新しい状態に、すなわち意味ある変化が生じている状態に置かれる。有機体の中で何が起き、そのような変化がもたらさ

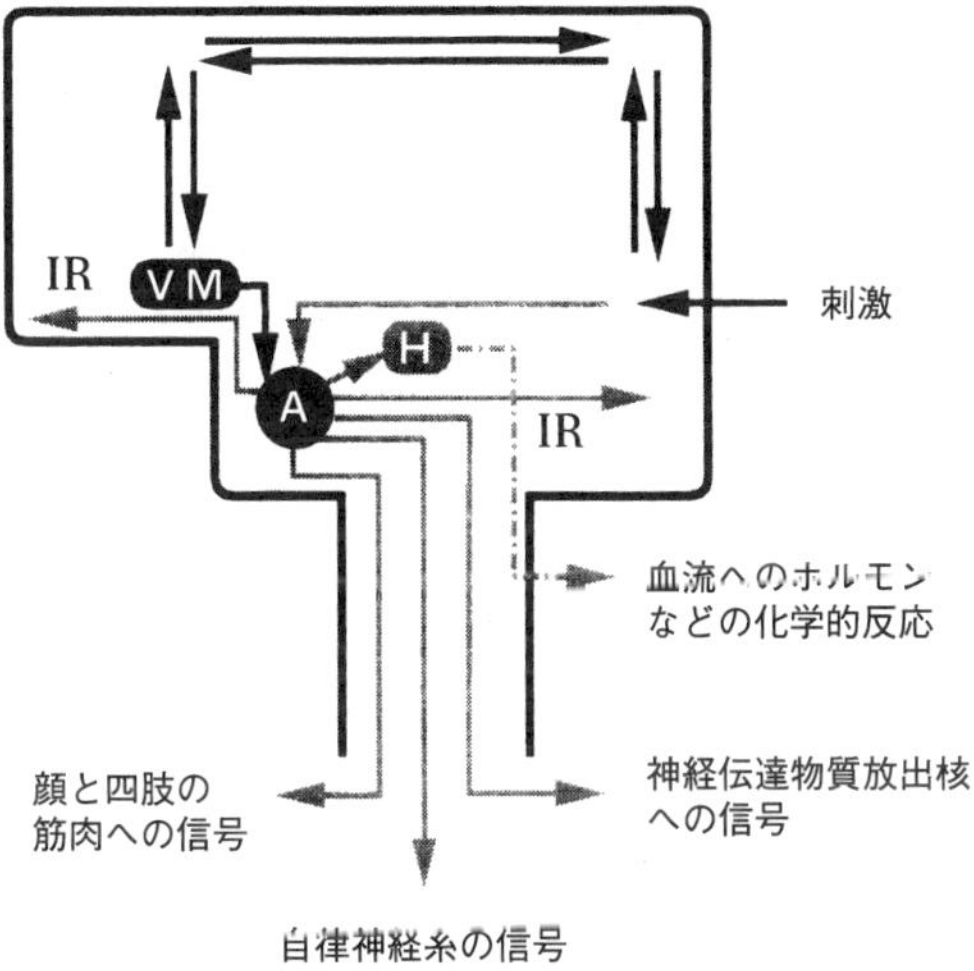

図7－2　刺激はやはり直接扁桃体（A）を経由して処理されているが、この場合は思考のプロセスの中でも分析され、前頭葉皮質（VM）を活性化すると思われる。この前頭葉皮質は扁桃体を経由して作用する。つまり、二次の情動は一次の情動の装置を利用していることになる。VM以外の多くの前頭葉皮質が活性化しており、この図もひじょうに単純化したものではあるが、メカニズムの本質は示されていると思う。VMはその表現をAに頼っており、いわばAに肩車してもらっている。この先行物への依存関係は、自然の使いまわし屋的手法の好例である。新しいメカニズムをつくり、新しい結果を得るために、自然は古い構造やメカニズムを利用している。

れるのか?

1　そのプロセスは、ある人物や状況をあなたが心に抱く意識的、意図的な熟考からはじまる。この熟考は、思考のプロセスの中で構成される心的イメージとして表現される。それは、特定の人物とあなたとの関係の無数の側面、いまの状況に関する内省、自分とほかの人びとに対するその帰結に関すること、要するに、自分がその一部である事象の内容についての知的評価である。呼び起こされたイメージには非言語的なものもあるし、言語的なものもある。それらのイメージに対する神経的基盤は、さまざまな初期感覚皮質(視覚皮質、聴覚皮質など)に生じる一連の地形図的に構成されている表象である。それらの表象は、多数の高次連合皮質にばらばらに保持されている傾性的表象の誘導によって構築される。

2　非意識的レベルでは、前頭前皮質中のネットワークが、前述のイメージの処理から生じる信号に自動的、不随意的に反応している。この前頭前野の反応は、どういう状況には通常どういう情動反応が組み合わされてきたか、ということに関する知識を統合している傾性的表象から生まれる。言い換えれば、その前頭前野の反応は〈生得的な〉傾性的表象からではなく〈後天的な〉傾性的表象から生まれる。ただし、すでに論じたように、後天的な傾性的表象は、生得的な傾性的表象の作用下で得られる。後天的な傾性的表象が統合しているものは、あなたの人生におけるそのような関係についてのあなたに特有の経験である。あなたの経験は他人のそれとわずかしかちがわないこともあるだろうし、大きくちがうこともある。しかし、あくまでそれはあなたに特有のものである。状況の種類と情動の関係はどの個人の場合もかなり類似しているが、それでもユニークな個人的経験は、各個人に合うようにプロセスが手直しされている。要約すればつぎのようになる。二次の情動に必要な前頭前野の後天的な傾性的表象は、一次の情動に必要な生得的傾性的表象とは別のものである。しかし以下でわかるように、二次の情動があらわれるには一次の情動を必要としている。

3

前段で述べた前頭前野の傾性的表象の反応は、非意識的、自動的、不随意的に、扁桃体と前帯状皮質に信号となって送られる。後者の領域の傾性的表象はつぎのように反応する。まず、(a)自律神経系のいくつかの核を活性化し、末梢神経を介して身体に信号を送る。その結果、内臓は、引き金になった状況の種類ともっとも一般的に結びついている状態に置かれる。(b)運動システムに信号を送る。その結果、骨格筋により、顔の表情や身体の姿勢の中に情動が具体的に表現される。(c)内分泌システムとペプチドシステムを活性化し、その化学反応が身体と脳の状態に変化をもたらす。そして最後に、(d)脳幹と前脳基底部にある、非特異的な神経伝達物質を放出する神経核を、特定のパターンで活性化する。するとそれらが終脳のさまざまな領域(たとえば、大脳基底核や大脳皮質)に化学的メッセージを放つ。

（a）、（b）、（c）によって引き起こされる変化は、まず身体に作用して「情動的な身体状態」をもたらし、ついでそれが辺縁系ならびに体性感覚系に信号となって戻ってくる。（d）によって引き起こされる変化は、純身体にではなく身体調節を担っている一群の脳幹構造に生じ、認知的プロセスの様式と効率に大きな影響を及ぼす。またそれは情動反応に対する一つの並行ルートを構成している。かたや（a）、（b）、（c）、かたや（d）。その作用のちがいは、この先、感情についての議論の中でより明白になるだろう。

ここではっきりさせておかねばならないのは、前頭前野を損傷している患者の情動処理障害は二次の情動に関するものであるということ。これらの患者は、いくつかの種類の状況や刺激によって呼び起こされるイメージと関係している情動を生み出すことができず、それゆえ、その後に起こる感情を有することもできない。このことは、第9章で論じるように、臨床的観察や特別な検査で実証されている。しかし前頭前野を損傷しているその同じ患者が、一次の情動をもつことはできる。そしてそのため、一見、彼らの感情が完全であるかのように見えるのだ（実際、背後で誰かが不意に大声で叫んだり、家が地震で揺れたりすれば、患者は恐れを示すはずだ）。一方、扁桃体や前帯状皮質を損傷している辺縁系損傷患者は、通常、一次と二次のより広範囲の情動障害を有し、またそれゆえより明白に感情が弱められている。

節約のために手直しして使いまわす特技をもつ自然は、一次の情動と二次の情動を表に出すために、それぞれに独立した機構を用意することはしなかった。自然は単に、一次のれるようにしている。

情動を伝えるためにすでに用意されている同じチャンネルを使って、二次の情動が表出さ

私は身体状態の一連の変化を情動の本質と見ている。それらの変化は、それ専用の脳幹システムの制御下で、神経細胞終端によって多数の器官に引き起こされる。またその脳幹システムは、特定の実在や事象と関連する思考の内容に応答している。身体状態の変化——たとえば、皮膚の色や身体の姿勢や顔の表情の変化——の多くは、外部観察者に認識できる（じつは情動emotionという言葉のもともとの意味はmove cut、つまり、身体から外に向かうということだ）。また変化が生じている身体の所有者にしかわからない変化もある。しかし情動にはその本質以上のこともある。

要するに情動は、単純なものであれ複雑なものであれ〈心の評価的なプロセス〉と〈そのプロセスに対する傾性的表象の反応〉との組み合わせだ。その際、傾性的表象の反応はそのほとんどが〈純身体に向かい〉情動的身体状態をもたらすが、〈脳そのもの〉（脳幹の中にある、神経伝達物質放出核）に向かい付加的な心の変化をもたらすものもある。なお、当面は、情動反応を構成するすべての変化をどう知覚するかという問題を除外していることに注意してほしい。すぐあとでわかるように、そうした変化の経験に対して私は〈感情〉という言葉を用意している。

§ 情動の背後にある神経装置の特異性

情動専用の神経システムの特異性が、巣状脳損傷の研究から明らかにされてきた。私が見るところ、辺縁系の損傷は一次の情動の処理プロセスを妨げ、前頭前皮質の損傷は二次の情動の処理プロセスを害する。人間の情動についての興味深い神経的相関を明らかにしたのは、ロジャー・スペリーと同僚研究者、とりわけジョウゼフ・ボーゲン、マイケル・ガッザニガ、ジェリー・レヴィ、エラン・ザイデルだった。人間の右大脳半球の諸構造は、情動の基本的な処理において、選択的に関わっているのだ。[10] また他の研究者、すなわち、ハワード・ガードナー、ケネス・ヘイルマン、ジョアン・ボロッド、リチャード・デイヴィッドソン、グウィドー・ガイノッティは、情動に対する右脳優位性を裏づける証拠を付加してきた。[11] ただし、私の研究所における最近の研究は、一般的には、情動のプロセスにおける非対称性という考え方を支持しているが、その非対称性がすべての情動に等しくあてはまるわけではないことも示唆している。

情動専用の神経システムの特異性の程度は、情動表出の障害によって評価することが可能である。たとえば、脳卒中によって左半球の運動皮質が破壊され、その結果顔の右半分が麻痺している患者の場合、筋肉が動かないので、口は正常に動いている側に引っ張られる傾向がある。患者に口を開けて歯を見せるように言うと、その非対称性がいっそう際立つ。ところが、患者が滑稽な話に反応して自然発生的に微笑んだり高笑いをしたりすると、まったくちがったことが起こる。笑いは正常で、顔の両側がまっとうに動き、表情は自然で、その人間が麻痺にかかる前に見せていた笑いと少しも変わらない。このことは明らかに、情動と関係する一連の動きを制御しているものが、随意的な動きを制御しているものと同じではないことを示している。情動と関係する動きは、たとえその動きの舞台（つまり、顔と筋肉）は同じでも、脳の別のところで誘発されているのだ（図7－3参照）。

脳卒中によって左半球の前帯状皮質にダメージを受けている患者を調べると、結果が正反対になっていることがわかる。平静なときも、あるいは情動と関係する動きが起きているときも、顔は非対称で、左半分より右半分の動きが少ない。しかし、たとえば患者が意図的に顔の筋肉を縮めようとすれば、動きは正常になされ、対称性がよみがえる。情動と関係する動きは、前帯状皮質領域、他の辺縁皮質（内側側頭葉）、そして大脳基底核に制御されている。これらの領域の損傷や機能障害は、俗に言う逆の顔面麻痺、つまりは情動的顔面麻痺をもたらす。

私の恩師で人間の脳と心の古典的な時代の研究と現代的研究との橋渡しをしたハーバード大学の神経学者ノーマン・ゲシュウィンドは、よく好んでこう言った——例の「はい、チーズ！」という状況で撮影者に向かって自然に微笑むことが難しいのは、撮影者がわれわれに運動皮質とその錐体路を使って顔の筋肉を意図的にコントロールするよう要求しているからだ（この錐体路というのは、一次運動皮質、つまりブロードマン地図の4野から出て、末梢神経を介し随意運動を制御している脳幹と脊髄の諸核を刺激するために下降している軸索群のこと）。これもゲシュウィンドが好んでそう呼んでいたことだが、こうしてわれわれは「錐体路的笑い」をつくる。われわれは前帯状皮質が苦もなくやってのけることを、そう簡単には真似することはできないのだ。われわれには前帯状皮質を随意に制御するような手頃な神経路がないからだ。「自然に」笑うためには、二、三のオプションしかない。装うことを学習するか、誰かにくすぐってくれと頼むか、面白いジョークを話してくれるよう頼むか、である。役者や政治家という職業は、この単純で悩ましい神経生理学的傾性の制約を受けているわけだ。

プロの役者は昔からこの問題に気づいており、そこからさまざまな演技のテクニックが生まれてきた。ローレンス・オリヴィエの演技がその典型だが、情動を確実に暗示する一連の動きを、意志のコントロールのもと、巧みに創造していく役者たちがいる。情動（彼らの表情）が外部観察者にどのように見えるかについての詳細な知識と、そのような外的変化が起きると人はたいていどう感じるかという記憶を頼りに、そうした伝統の偉大な役者たちは、大いなる信念をもって情動を装う。しかし成功例の少なさは、大脳生理学が役者たちに突き付けている問題がいかに難しいかを物語っている。

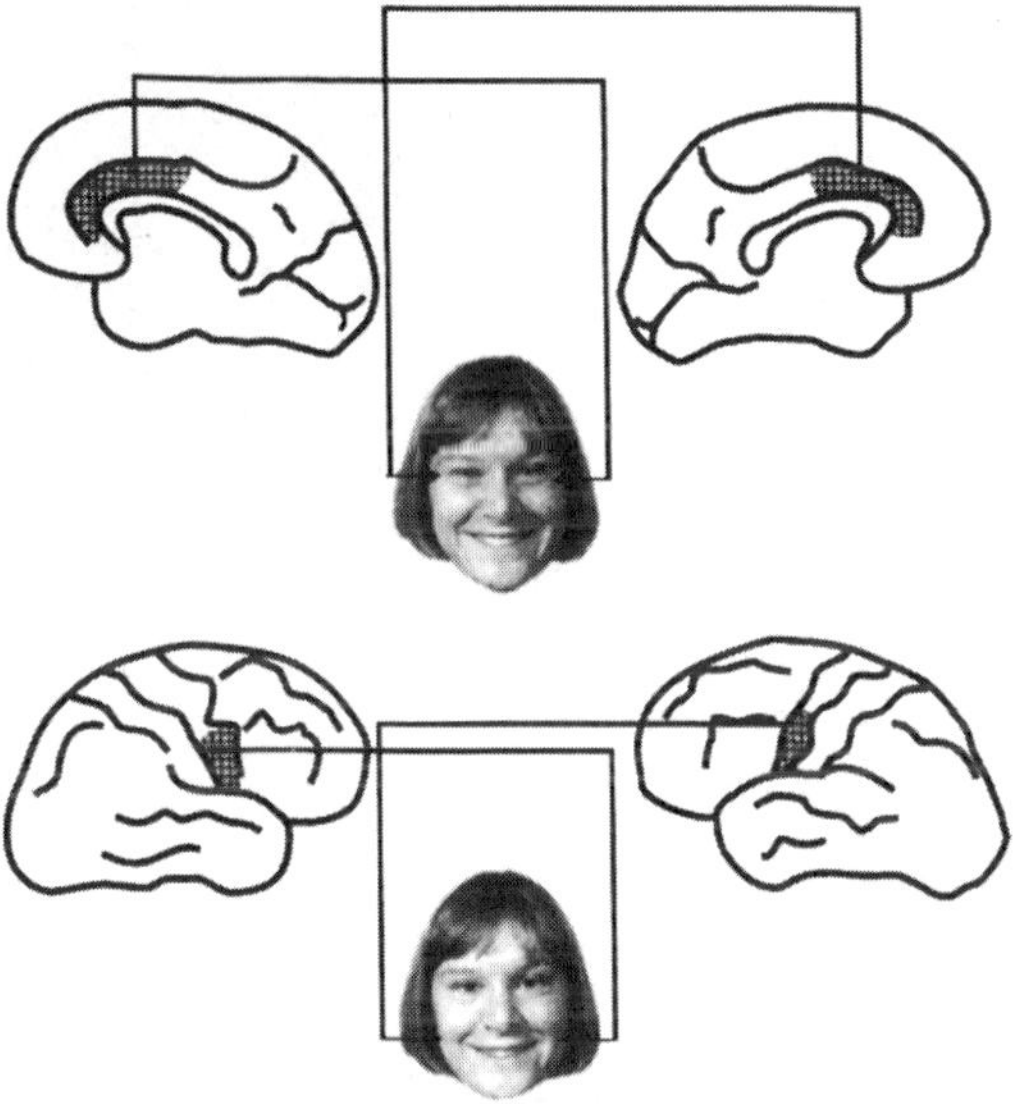

図7－3　情動的状況で「本物の」笑いが生じるとき、顔面の筋肉をコントロールしている神経機構（上段）は、同じ筋肉を随意に（非情動的に）コントロールする機構（下段）とは異なっている。本物の笑いは辺縁皮質にコントロールされており、おそらくその表出のために大脳基底核を使っている。

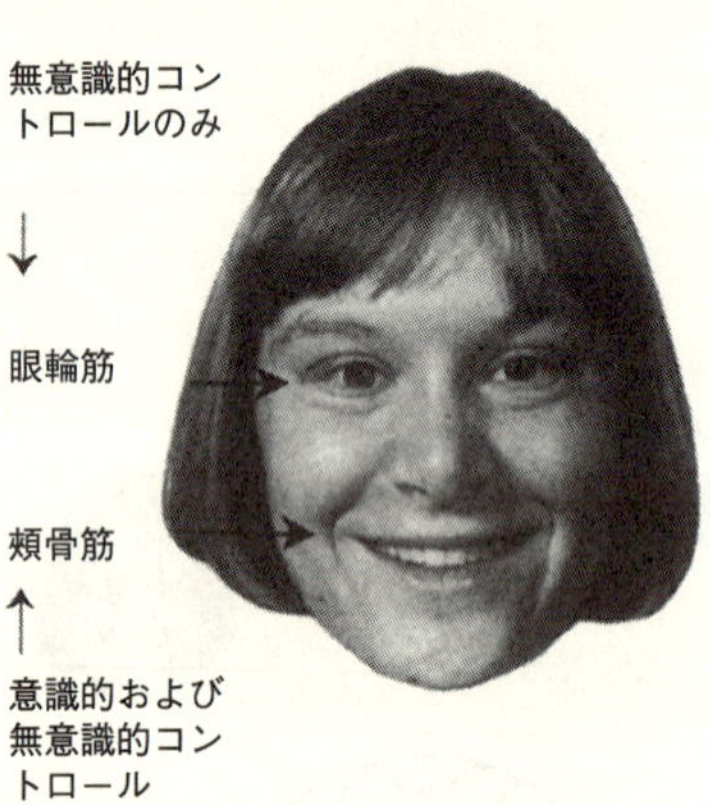

図7－4　顔の筋肉の無意識的および意識的コントロール。

別のテクニックの例は、（コンスタンチン・スタニスラフスキの理論に影響を受けた）リー・ストラスバーグ＝エリア・カザンの「メソッド」だ。それは役者に情動を生み出させる、つまり、本物を真似るのではなく本物を創造させるやり方である。このほうが説得力はあるし、より人を引きつけもするが、本物の情動によって解き放たれる自動化されたプロセスの中で手綱をさばく特別な才能と円熟さが求められる。

本物の顔の表情と見せかけの表情とのちがいに最初に言及したのはチャールズ・ダーウィンで、一八九二年に出版された『人間と動物における情動の表出』においてだった。[12] もっともダーウィンは、その一〇年前に、ギヨーム＝ベンジャミン・ディシェンヌによる笑いに関係する筋組織とその筋組織を動かすのに必要とされる制御の種類に関する観察結果を知っていた。[13] ディシェンヌは、本当の喜びの笑みには頬骨筋と眼輪筋という二つの筋肉の不随意的収縮が必要であると断定した（図7－4参照）。ディシェンヌはまた、後者は唯一不随意的に動くことを、つまり、意図的にそれを活性化する方法がないことを発見した。ディシェンヌの表現を借りれば、眼輪筋を不随意的に活性化するものは「魂の喜ばしい情動」だった。頬骨筋のほうは不随意的にも、あるいはわれわれの意志によっても活性化することが可能で、したがって愛想笑いの恰好の手段を提供している。

感情

感情(feeling)とは何か? なぜ私は「情動」(emotion)という言葉と「感情」という言葉を相互に置き換えられるような形で使わないのか? 一つの理由は、情動と関係する感情もあるけれども、関係しないものも多いこと。もしわれわれが油断なく気を配っていればすべての情動が感情を生むが、すべての感情が情動に由来するわけではない。情動に由来しない感情を私は「背景的感情」と呼んでおり、それについてはあとで触れる。

まず〈情動に由来する感情〉から考えていこうと思うが、そのために、前に論じたあなたの情動状態の話に戻ることにする。外部観察者がそれと確認できるすべての変化、そして、たとえば高鳴る鼓動や収縮した消化管のように、外部観察者が確認できない他の多くの変化を、あなたは〈内的に〉知覚している。つまり、こういったすべての変化の信号は、皮膚、血管、内臓、随意筋、関節などからのインパルスを脳に伝える神経終端を介して、連続的に脳に送られている。神経学的用語で言えば、この旅の復路は、頭、首、胴、四肢に端を発し、脊髄、脳幹へと進み、網様体（いろいろな機能のうちでも、とりわけ覚醒と睡眠の制御に関わっている一群の脳幹核）と視床を抜け、視床下部、辺縁構造、そして、島領域と頭頂領域におけるいくつかの個別の体性感覚皮質へと進んでいく回路に依存している。とくに後者の皮質群は、刻一刻、あなたの身体でいま何が起きているかの説明を受け取っている。つまり、それらの皮質は、一つの情動が起きているあいだ間断なく変化する身体風景の「眺望」を手にするということである。前に書いたウォーターベッドのたとえで言えば、その眺望とは、ベッドの局所的変化――つまり、誰かがベッドの上を歩いたときに生ずる上下の動き――の多くを表象する連続的信号、とみなすことができる。そうした信号を連続的に受け取っている大脳皮質群には、間断なく変化する神経活動のパターンがある。そこには静的なものはいっさいない。基線もない。脳の頂に座って身体各部から信号を受け取っている小さな人間――ホムンクルス――も存在しない。存在するのは変化、絶えざる変化である。神経活動のパターンには地形図的に構成されているものもあるし、それほどには構成されていないものもある。それらは一つの地図に、あるいは一つの中枢に見いだされるのではない。多くの地図があって、それらは相互に作用しあうニューロンの連結によって調整されている（この点を明確にするためにいろいろな比喩が使われるが、それがどういう比喩であれ重要なことは、〈現在の〉身体的表象は、これまで何十もの人間の脳の模式図が暗示してきた堅い皮質地図の中で起きているのではないということ。現在の身体的表象は、いま身体に何が起きているかについての、ダイナミックな、そして新しく提示される「オンライン」表象である。その価値はその新鮮さに、そのオンライン性にあり、このことは第5章で引用したミハエル・メルツェニヒの研究によく示されている)。

脳へ戻るあなたの情動状態の「神経的な旅」に加え、あなたの有機体は、それと並行する「化学的な旅」も使う。情動が生じているあいだ身体に放たれるホルモンやペプチドは血流を介して脳に至り、いわゆる血液‐脳関門をとおって、あるいはもっと簡単に、そういう関門をもたない脳領域(たとえば最後野)や脳のさまざまな部位に信号を送る装置をもつ領域(たとえば脳弓下器官)をとおって、脳の中に活発に分け入っていく。つまり、脳は、そのいくつかのシステムの中で、他のシステムにより誘発された身体風景の複雑な神経的眺望を構築するが、その眺望の使い方、そして眺望の構築そのものが、身体により直接影響を受けるということである(第6章で述べたオキシトシンの話を思い出してもらいたい)。ある瞬間の身体風景を特徴づけているものは一連の神経的信号だけではなく、神経的信号の処理モードを変える一連の化学的信号もそうである。いくつかの化学物質が多くの文化圏で重要な役割をはたしてきた〈その〉理由がここにある。今日われわれの社会が直面しているドラッグ問題は――違法のドラッグも合法のドラッグも含めて――いまここで論じている神経のメカニズムを深く理解せずに解決することはできない。

身体的変化が起きるとあなたはその存在を知るようになり、その連続的展開をモニターすることができる。あなたはあなたの身体状態の変化を知覚し、何秒、何分と、その展開を追っていく。その連続的なモニタリング・プロセスが、すなわち、特定の内容についての思考が進行しているさなかにあなたの身体がしていることを経験することが、私の言う感情の本質である（図7－5参照）。もし、特定の脳システムを活性化させてきた特定の心的イメージと結びついている一群の身体状態の変化を〈情動〉であるとするなら、〈一つの情動を感じることの本質は、そのサイクルを引き起こした心的イメージを並置しながらそのような変化を経験すること〉である。言い換えれば、感情は、純身体のイメージを「ほかの何か」、たとえば顔の視覚的イメージ、メロディの聴覚的イメージなどと並置することに依存しているのである。そして感情の基盤は、神経化学的物質によって（たとえば、最初の情動反応の一部である神経伝達物質放出核の活性化がもたらす、さまざまな神経部位における神経伝達物質によって）同時に引き起こされる認知のプロセスの変化で完成する。★

★　ここに提示した「情動」と「感情」の定義はオーソドックスなものではない。他の研究者はしばしばこれらの言葉を相互に置き換えられる形で使っている。「感情」という言葉をまったく使わずに「情動」を表出的要素と経験的要素に分けることも可能かもしれないが、異なる言葉を使えばこうした現象の研究を深めるのに役立つかもしれない。

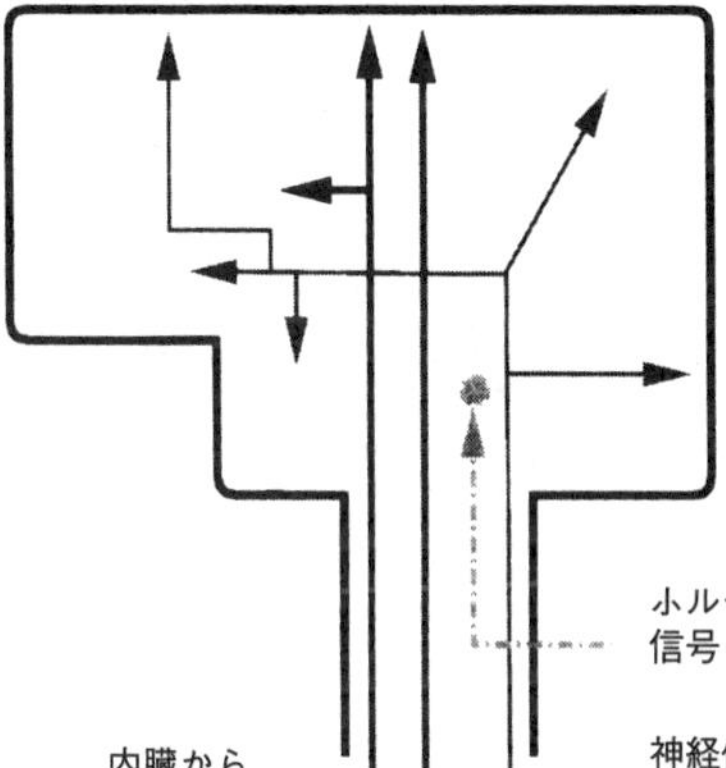

図7－5　情動を感じるために、十分ではないが必要なことは、内臓、筋肉と関節、そして神経伝達物質を放出する核（これらはすべて情動のプロセスが起きているとき活性化している）からの神経的信号が、いくつかの皮質下核と大脳皮質に達することである。内分泌などの化学的信号も、血流などを介して中枢神経系に達する。

ここで二つのことを補足しておかねばならない。一つは、前に定義した「並置」という概念に関することだ。私がこの言葉を選んだのは、純身体のイメージは、「ほかの何か」のイメージが形成され、それが活動的に維持されるようになったあとにあらわれると思うからだ。そしてまた、第5章のイメージに関する項で述べたように、この二つのイメージは神経的には分離したままであるからだ。言い換えれば、そこにあるのは「混ぜ合わせ」ではなく「組み合わせ」である。われわれの統合された経験の中で、身体のイメージと「ほかの何か」のイメージの双方に起こっていることに対して、「重ね合わせ」という言葉を使うのも、あるいは適切かもしれない。

「制限されるもの」(qualified たとえば、思い浮かべている顔)と「制限子」(qualifier 並置される身体状態)は、組み合わされるのであって混ぜ合わされるのではないという考え方は、悲しみとは無関係な人物や状況について考えているとき、突然気が滅入ったり、説明できる理由もないのに喜んだりすることがなぜあるのかをうまく説明してくれる。制限子の状態は予期しないもの、ときには歓迎されないものかもしれない。その心理学的動機は明らかでないかもしれないし実際には存在しないかもしれないし、そのプロセスは心理学的にはニュートラルな生理学的変化の中で生じているかもしれない。神経生物学的に言えば、説明不可能な制限子は、情動の背後にある神経装置の相対的自律性を物語っている。しかしそれはまたわれわれに非意識的プロセスの大きな領域――心理学的説明がつく部分もあるし、そうでない部分もある――の存在を思い起こさせもする。

悲しみや喜びの本質は、いくつかの身体状態と、その身体状態が並置されている思考とを結びつけて知覚することだが、それは思考プロセスの様式と効率の変化により補完される。一般的に言えば、(ポジティブなものであれネガティブなものであれ)身体状態の信号と、認知の様式と効率は、どちらも同じシステムから誘発されているから、それらは調和的である(ただし、身体状態信号と認知様式の調和は、病的な状態においてだけでなく、正常な状態においても崩壊する可能性がある)。たとえば身体状態がネガティブであれば、イメージの生成は遅く、イメージの多様性は少なく、推論は非効率的である。身体状態がポジティブであれば、イメージの生成は迅速で、その多様性は増し、必ずしも効率的ではないにしても推論は速い。ネガティブな身体状態が繰り返し起きているときとか、鬱状態のときがそうであるように、ネガティブな身体状態が持続しているときはネガティブな思考が増え、推論の様式と効率が影響を受ける。また躁状態の持続は正反対の結果をもたらす。ウィリアム・スタイロンは、自分自身の鬱病を回想した『闇の中に横たわりて』で、そうした状態を完璧なまでに記述している。彼はその苦しみの本質を「……溺れるとか窒息するとかにもっとも近い——いや、こういったイメージでもまだぴったりしない」苦しみの感覚、と書いている。しかし彼は、それに伴う認知のプロセスの状態について書くことも忘れていない。「そういうとき合理的思考はたいてい私の頭にはなく、それゆえ〈トランス状態〉だった。私はこういう存在状態に対して、もっとふさわしい言葉を思いつくことなどできない。それは、認識作用があの〝ポジティブでアクティブな怒り〟に乗っ取られた絶望的な無感覚状態だ」(「ポジティブでアクティブな怒り」とは、ウィリアム・ジェームズが彼自身の鬱状態を記述するために使った言葉である)。

もう一つの補足。私は感情を構成している本質的な要素が何であるかについて、認知的に、そして神経的に、私の考えを示してきた。その見解が正しいかどうかは、今後の研究によってのみ明らかになるだろう。しかし私はまだ、われわれが〈どのようにして〉感情を感じるかを説明していない。適切な脳部位で身体状態に関する包括的な一連の信号を受け取ることは、感情が感じられはじめる上で必要なことだが、感情が感じられるには十分ではない。イメージに関する議論で示唆したように、感情の経験のためのさらなる条件は、現在の身体の表象と自己を構成する神経的表象との相関関係である。ある特定の対象についての感情は、その対象に対する知覚の主観性、その主観性が引き起こす身体状態の知覚、そしてそれらすべてが生じたときの思考のプロセスの様式と効率の変化の知覚にもとづいている。

§ 脳をだます

身体状態が感情をもたらすという主張を裏づけるどんな証拠があるだろうか? そうした証拠のいくつかは、身体状態を表象する脳領域の損傷と感情喪失との相関関係についての神経心理学的研究から得られているが(第5章参照)、健常者についての研究も、それもこの点に関してはとくにポール・エクマンの研究が説得力をもっている。[11]エクマンが健常被験者たちに顔の筋肉の動かし方を、いや実際には、被験者たちに彼の意図を知らせずに被験者たちの顔に特定の情動の表情を「つくり上げる」方法を教えたとき、被験者たちはその表情に対応する感情を経験したのだ。たとえば、大まかで不完全につくられた幸せな顔の表情は被験者たちに「幸せ」の経験を、怒りの表情は被験者たちに「怒り」の経験をもたらした。この結果は印象的だ。なぜなら、被験者たちが知覚できたのは人まかで断片的な顔のつくりだけだったし、また彼らは情動を引き起こすような本当の状況を知覚も評価もしていなかったので、彼らの身体は、最初の時点で、特定の情動を伴う内臓的特徴を示していなかったからである。

エクマンの実験は、ある情動状態に特徴的な身体パターンの一部でも同じ信号の感情を生み出すのに十分であるか、あるいは、その一部によってその情動状態と関わる他のすべての身体状態が呼び起こされ同じ感情が生み出されるか、そのいずれかを示唆している。興味深いのは、通常の方法で生み出されていない一連の動きによって、脳のすべての部分が言わばだまされたりはしないことだ。電気生理学的な記録から得られた新しい証拠によれば、見せかけの笑いは、本物の笑いが生み出す脳波のパターンとはちがうパターンを生み出すことがわかっている。[15]一見、この電気生理学的発見は、前述の実験から得られた知見と矛盾するが、じつはそうではない。被験者たちは顔の表情の一部と関係する感情を報告してはいるが、彼らは何か特定のことに幸せを感じたり怒ったりしているのではないことをよく認識していた。われわれが単に儀礼的に微笑むとき、他人をだます以上に自分自身をだますことはできないのであり、それが先の電気生理学的記録がはっきり証明していることであるように思える。それはまた、偉大な俳優やオペラ歌手が自制心を失うことなしに、いつもながらの高揚した情動を模倣していける理由でもあるかもしれない。

私は以前、現代のもっとも優れたカルメンでありクリテムネストラ〔リヒャルト・シュトラウスの歌劇『エレクトラ』に登場する人物〕である、そして何百夜も音楽的な怒りや狂気に身をさらしてきたベテランのオペラ歌手レジーナ・レズニクに、彼女が演ずるキャラクターの途方もない情動から自分を切り離すことがどれほど難しいかを尋ねた。彼女は、自分なりのこつを習得してしまえば少しも難しくない、と言った。彼女の舞台を観たり聴いたりしていれば、彼女が情動を単に体で「描写している」だけでそれを「感じている」わけではないとは誰も思わなかったろう。しかし彼女は、かつてチャイコフスキーの『スペードの女王』で、老伯爵夫人が恐怖で死ぬ場面で暗いステージに一人でいるとき、すっかり老伯爵夫人になってしまい恐怖を感じたと認めている。

本章の最初で示唆したように、感情にはさまざまな種類がある。最初のものは情動にもとづいている。そのもっとも一般的な情動は、喜び、悲しみ、恐れ、怒り、嫌悪であり、それらは、ジェームズ学派的な意味でのおおむね前もって構成されている身体状態反応の特徴に一致している。そうした情動のうちの一つの特徴に身体が合致すると、われわれは喜び、悲しみ、恐れ、怒り、嫌悪を〈感じる〉。われわれが情動と結びついた感情を抱くと、注意は実質的に身体信号に向けられ、身体風景の一部が背景からわれわれの注意の前面へと移行する。

二番目の種類の感情は、前述の五つが微妙に変化した情動にもとづいている。たとえば、多幸感やエクスタシーは喜びが、憂鬱や切なさは悲しみが、パニックや恥じらいは恐れが、それぞれ変化したものである。この第二の種類の感情は、より微妙な認知的状態がより微妙な種類の身体状態と結びついているとき、経験により呼び起こされる。すなわち、ある複雑な認知的内容と、前もって構成されている身体状態の特徴が少し変化したものが結びつくと、われわれは、後悔、羞恥、シャーデンフロイデ〔他人の不幸を喜ぶ気持ち〕、復讐心、等々を経験するようになる。[16]

背景的感情

しかし私は、進化的には他より先に起きたのではないかと思う別の種類の感情の存在を仮定しており、それを〈背景的感情〉と呼んでいる。そう呼ぶ理由は、それが情動的状態においてではなく「背景的な」身体状態で生じているからだ。それはヴェルディの壮大な情動でもストラヴィンスキーの知的な情動でもなく、音色においても拍子においてもミニマリストのそれであり、生そのものの感覚、存在の感覚である。この概念が感情の生理学の将来の研究に役立てばと思っている。

背景的感情は先に述べた情動的感情とくらべると範囲が限定されているので、大方心地よいものとして、あるいは大方不快なものとして知覚されることはあっても、ひどくポジティブだったりひどくネガティブだったりはしない。確かなことは、われわれが生涯もっとも頻繁に経験するのは情動的感情ではなく、この背景的感情であるということ。われわれは背景的感情にほんのかすかに気づいているが、その質についてすぐ報告できるほどには気づいていない。背景的感情は、純然たる喜びから飛び跳ねるようなときに、あるいは失恋でしょげかえっているときに、われわれが感じるものではない。こうした動作はどちらも情動的身体状態に対応している。これに対して背景的感情は、情動の〈はざま〉を埋めている身体状態に対応している。われわれが、喜び、怒り、などの情動を感じているとき、背景的感情は情動的感情にその座を奪われてしまっている。背景的感情は、情動に揺り動かされていないときにわれわれが抱いている身体風景のイメージである。「気分（ムード）」という概念は背景的感情という概念と関係してはいるが、正確にはそれを捉えていない。背景的感情が何時間も何日もずっと同じタイプのもので、思考の内容がいろいろに変化しても少しも変わらなければ、たぶんその一連の背景的感情は、たとえば、よい気分、悪い気分、無関心な気分の一因にはなっているだろう。

少しのあいだ、背景的感情が〈ない〉状態がどういうものかを想像してもらえば、私が導入しようとしているその概念にあなたが疑問を抱くことはないだろう。もしそれがなければ、あなたの自己の表象のまさに中心部分が崩壊すると私は思っている。なぜそう思うかを説明しよう。

すでに述べたように、現在の身体状態の表象は、島領域と頭頂領域の複数の体性感覚皮質で、そしてまた辺縁系、視床下部、脳幹で生じる。左右両半球におけるこれらの領域はニューロン連結により調整されている。ただし、右半球は左半球に対して優位である。このシステムの連結の詳細については発見されるべきことが多々あるが（残念ながら、ここが霊長類の脳に関してもっとも研究されていない部分の一つである）、以下のことは明らかであるようだ。多数の要素からなる現在の身体状態の表象は、皮質下と皮質の多数の構造に分布している。内臓状態からのインプットのかなりの部分は「地図化されていない」と言えるような形で終わっているが、十分に地図化されるインプットも多く、だからこそわれわれは胴や四肢という確認可能な部位の痛みや不快感を感知できる。われわれが内臓領域に対してつくる地図が外界に対してつくる地図ほど厳密でないことは事実だが、「関連痛」（たとえば、心筋梗塞時に左腕や腹に痛みを感じたり、胆嚢に疾患があるとき右肩胛骨の下に痛みを感じたりすること）のような現象を引き合いに出すことで、これまで、その曖昧さや地図化の誤りが誇張されてきた。筋肉や関節からのインプットに関して言えば、それは地形図的に地図化された形で終わっている。

「オンライン」のダイナミックな身体地図に加えて、一般的な身体構造についてのもう少し安定した地図もあり、それがおそらく自己受容（筋肉や関節の感覚）と内受容（内臓の感覚）を表象し、そして身体イメージという観念の基盤を構成している。それらの表象は「オフライン的」、あるいは傾性的だが、活性化されると体性感覚皮質において地形図的に構成され、〈現在の〉身体状態に関するオンラインの表象と協力して、われわれの身体がいまどうであるかではなく、どのように〈なろうとしているか〉を教える。この種の表象に対する最善の証拠は先に述べた幻肢という現象だ。外科的に腕を切断されてからでも、失った腕がまだそこにあるかのように思う患者がいる。彼らは存在しない腕の状態の変化を、たとえば、特定の動き、痛み、温度、等々を、知覚することができる。失った腕からのオンラインのインプットが存在しないので、その腕に対する傾性的表象からのインプットが優勢になるというのが、この現象に対する私の解釈である。言い換えれば、それは以前に獲得した記憶の想起というプロセスをとおしての再構築である。

通常の状況では身体状態はほとんど意識に上ることはないと思っている人たちは、考え直したいと思うかもしれない。なるほど、われわれは年がら年中身体のすべての部分を意識しているわけではない。視覚、聴覚、触覚をとおしての外的な事象に対する表象と内的に生み出されるイメージにより、われわれの注意が現在進行中の間断なき身体表象から結果的にそがれてしまうからだ。しかし、われわれの注意の焦点が通常はかのところにある、つまり、適応的行動にとってもっとも必要とされているところにあるという事実は、身体表象が存在しないということを意味しない。突然、痛みやちょっとした不快感が生じれば、焦点がそこに戻ることからも、容易にその存在を確かめることができる。人は背景的身体感覚の存在にほとんど気づかないが、それは身体の特定の一部を表象しているのではなく、身体内のほとんどすべてのものに対する全体的状態を表象しているから、継続的なものだ。そういった進行中の止めることのできない身体状態の表象があるから、「気分はどう？」(How do you *feel*?) という特殊な問いに対して、気分がいいとかあまりよくないとか、すぐ返事ができるのである（この質問は単純な「ご機嫌いかがですか？」(How are you?) とはちがうことに注意してもらいたい。この問いに対しては、身体の状態については何も言わずに、儀礼的、機械的に答えることができる）。身体の背景的状態は継続的にモニターされている。とすれば、もし突然それが完全に消えてなくなったらどうなるかを考えるのは興味深いことだ。もし、気分はどうかと尋ねられたとき、あなたがその背景的状態について何も知らないことを知ったら、どうだろうか。もし、足が痛いのに故意に胡座を解かないでいるとき、そのつかのまの不快感が、容易に知ることのできる全身体感覚の一部としてではなく、別個の知覚対象として心の中に解き放たれたらどうだろうか。もっとずっと単純な、自己受容の比較的限定的な障害――末梢神経の疾患によって引き起こされることがある――でさえ、心的プロセスの深刻な崩壊をもたらすことがよく知られている(オリヴァー・サックスがそのような患者について詳細に記述している[17])。とすれば、全体的な身体状態の感覚がもっと広範囲に損なわれたり変化したりすれば、さらにひどい障害がもたらされると考えられるだろう。そして事実そうなる。

第4章で述べたように、典型的な、そして完全な病態失認症患者は、自分自身の一般的な医学的状況を自覚しなくなる。彼らはなにがしかの大病(ほとんどの場合、脳卒中か、原発性または続発性の脳腫瘍)の破壊的な結果に苦しんでいることを認識していない。彼らは麻痺していることに気づいていない。ただし、事実を直視するように、たとえば動かない左の腕と手を見るように強制されると、左の四肢が動かないことを推測することはある。しかし、自分自身の医学的状況の帰結を思い描くことはできないし、自分自身の将来を案ずることもない。彼らの情動の表出は限定的か存在しないかであり、したがって彼らの感情も――彼ら自身が認めてもいるし、外部の観察者が推測できることでもあるが――平坦である。

この病態失認症のような脳損傷のパターンは、身体状態の地図化に関わる諸領域のやりとりを不能にする。それらの領域そのものを破壊してしまうこともしばしばだ。身体の右半分と左半分からのインプットを受け取ってはいるが、それらの領域はすべて右半球にある。その主たる領域は、島(とう)、頭頂葉、両者の連結部を含む白質、さらには視床や前頭皮質とのあいだを行き来する連結部と大脳基底核への連結部を含む白質にある。

背景的感情という概念を使えば、私が病態失認症で起きているのではないかと思っていることを説明することができる。病態失認症患者は、現在の身体状態のインプットをうまく利用することができないから、自分自身の身体的表象を最新のものにアップデートすることができない。その結果、体性感覚システムをとおして即刻かつ自動的に、自分自身の身体風景の実態が変化していることを認識することができない。一方、彼らはいまなお、自分自身の身体がどのようであったかというイメージ、すなわち、いまや過去のものとなったイメージを、心の中で形成することができる。かつて彼らの身体は申し分なかったわけで、彼らがあえて語っているのはそのことだ。

幻肢症状を有する患者も、失った手や足がまだそこにあるかのような感じがすると報告するが、彼らはそれが明らかに存在していないことを認識している。彼らは妄想を抱いているのでも、幻覚を見ているのでもない。彼らがその不都合な状態について訴えるのは、彼らが有している現実感ゆえに、である。だが、病態失認症患者は自動的に現実をチェックするものをもたない。病態失認症患者は、身体の一部ではなくほとんど身体全体についての情報が、あるいは内臓についての情報が、場合によってはその双方の情報が欠如している点がちがう。最新の身体信号が欠如しているから、運動障害について非合理的な報告をするだけでなく、自分自身の健康状態に関して場違いな情動と感情をもつようになる。彼らは自分の病状に無頓着なようで、場違いなほどおどける患者もいるし、ただ黙り込んでいる患者もいる。話して説明する、直接目で確認させる、など、別のチャンネルを使っ維持されないのだ。

したものか、まずは感情を介して自然にしかも自動的に生じたものでなければ、心の中に

れている新しい状況を一時的には認識する。しかしその認識はすぐに忘れ去られる。どう

て新しい事実を示し、それをもとに自分の状態を推論するように仕向けると、自分が置か

病態失認症患者は、〈現在の〉身体状態、それもとくに背景的感情と関わりをもつ身体状態を知覚する能力を奪われた人の姿をわれわれに教えてくれる。身体という根本的な参照基準に関する信号を利用することができないこれらの患者の自己は、もはや統合されてはいないと思う。身元に関する知識は依然として利用可能で、言語という形でそれを想起することはできる。病態失認症患者は自分が誰か、いまどこに住み、どこで仕事をしていたか、親しい人たちは誰か、といったことを記憶している。しかしそうした豊かな情報も、現在の個人的、社会的状態を推論するために使われることはない。これらの患者が自分自身の心について、そして他人の心について構築する憶測は、悲しいことに、呼び戻すことのできないほど昔のもので、いま周囲の者が巻き込まれている歴史的時間とは一致しない。

背景的感情の継続性は、生命が維持されているかぎりその有機体と構造は継続されるという事実に適するものだ。環境は構成が変化するし、その環境との関連でわれわれが構築するイメージは切れ切れで、また外的状況に条件づけされている。しかしそれらとはちがい、背景的感情は大半が身体状態に関するものである。われわれ個々のアイデンティティは同一状態を生きているというこの錯覚の島に根をおろしており、それを背景にわれわれ

は有機体の周囲で明白に変化する他の無数のものごとを認識している。

情動のための劇場としての身体

ウィリアム・ジェームズに向けられる批判の一つは、われわれが身体をつねに情動のための劇場として使っているという考え方に関するものだ。私は、多くの状況において情動と感情はまさにそのようなやり方で――つまり心と脳から身体へ、そして逆に心と脳へと――作用していると思っているが、私はまた、ひじょうに多くの場合、脳は「情動的」身体状態を身体において再現せずに、脳の中にその不鮮明なイメージをつくることを学習するとも考えている。さらに、先に書いたように〔二一〇頁参照〕、脳幹内の神経伝達物質放出核は身体調節の脳表象の要ではあるが、それらの核の活性化とその反応が身体をバイパスするのだ。つまり、「あたかも」いまわれわれがある情動状態を有しているかのようにわれわれに感じさせる、あるいは、あたかもいま身体が活性化され変化しつつあるかのようにわれわれに感じさせる神経装置があるということだ。そのような装置によって、われわれは身体をバイパスして時間もエネルギーもかかるプロセスを割愛し、脳の内側にだけ感情の類似物をつくり上げる。ただし、そうした感情が本物の身体状態の中で鮮やかにつくりあげられた感情と同じものを感じ取っているとは思わない。

これらの「あたかも」装置は、われわれが環境に適応しながら成長する過程でつくられ

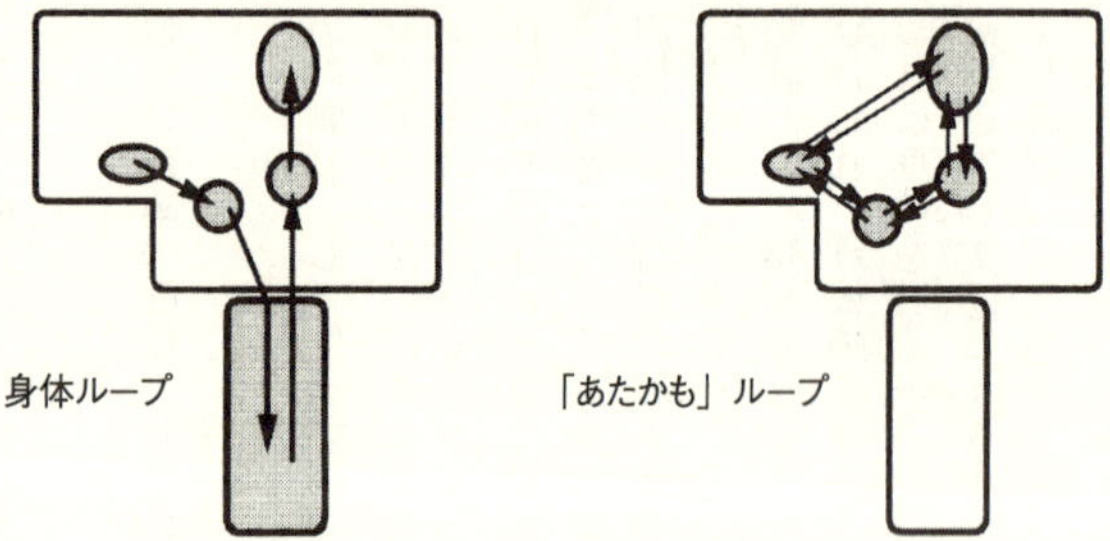

図7－6　両図とも、上部の囲みは脳を、下部の囲みは身体を表わしている。「あたかも」ループでの処理は、身体を完全にバイパスする。

たのだろう。この、ある種の心的イメージと身体状態の代理との結びつきは、特定の実在や状況のイメージを鮮やかに再現された身体状態のイメージと繰り返し結びつけることで獲得されたのだろう。特定のイメージに「バイパス装置」の引き金を引かせるには、何よりもまず、身体劇場をとおしてそのプロセスを動かすことが、つまり身体を経由してそのプロセスをループさせることが必要である（図7－6参照）。

なぜ「あたかも」的感情の感じ方はちがっていないといけないのか。私がそう思う少なくとも一つの理由を示したいと思う。一人の健常者がポリグラフにつながっている状況を思い描いてもらいたい。ポリグラフとは、情動反応の状態と強さを連続的なグラフで評価できるようにした実験装置である。さて、この健常者はある心理学的実験に参加していて、その実験中、実験者は、この被験者のいくつかの応答を正しいもの、ある種の報酬に値するものとみなし、またいくつかの応答を正しくないもの、ある種の罰に値するものとみなすとしよう。実験でとった特定の動きが正しいので報酬が与えられる、と告げられた瞬間、被験者にある反応が生じ、それは特定の開始点と立ち上がりの形、そして特定の最高値をもつ曲線となってあらわれる。ややあってから、被験者がとった別の動きが罰を招き、それがやはりある反応を生むが、今度は曲線の形がかなり異なり、前の場合より高いところまで達している。少ししてから、また別の動きがもっと厳しい罰を招く。今度はその反応曲線が異なっているだけでない。記録針が記録用紙を横切って端まで進み、すんでのところで用紙の外へ飛び出すほどである。

こうした反応差の意味はよく知られている。すなわち、報酬と罰の程度の差は心的にも身体的にも異なった反応を引き起こし、ポリグラフはその身体的反応を記録しているのだ。しかし、身体的反応と心的反応の関係に関して見解の相違がある。私の考えでは、通常の感情は身体的変化の「読み出し」から生じている。しかしそれとは別の以下のような代替的見解を考察しておかねばならない。身体は実際に情動的反応によって変化するが、感情は必ずしもその変化から生まれてはいない、なんとなれば身体的変化をもたらす脳部位が、予測される身体変化を別の脳部位——おそらくは体性感覚システム——に知らせているからだという。この見解に従えば、感情は後者の一連の信号から直接生まれることになり、依然として随伴的身体変化はあるものの、信号は完全に脳の内部で処理されることになる。この見解の擁護者にとって重要なポイントは、身体的変化は感情と並行して生じ、感情を引き起こす原因ではないということ。感情はつねに「あたかもループ」装置から生まれ、その装置は、先に私が提示したごとくに基本的な「身体ループ」に対する補助的装置などではなく、感情の本質的装置であるというわけだ。

なぜ私はこの見解が私の見解より説得力がないと思うのか？　一つは、情動は神経的なルートだけで喚起されているわけではないということ。例の化学的ルートもあるのだ。情動を誘発する脳部位が、その中にある情動誘発の神経的要素を他の脳部位に信号にして伝えるということはあるかもしれないが、同じようにして化学的要素を知らせるということはありそうにない。さらに、脳はすべての指令——つまり、神経的指令と化学的指令のことだが、ここではとくに後者——が、身体においてどう展開するかを予測しているとは思えない。なぜなら、その展開とそれがもたらす状態は、局所的な生物化学的状況と、身体内部にある完全には神経的に表象されていないさまざまな変化要素とに依存しているからだ。身体で展開されることは刻一刻再構築され、以前に起きたことの正確な複製ではない。それらは脳がアルゴリズム的に予測できるものではないと私は思っている。脳は、いま実際に起きていることを身体が報告するのを待っているのである。

情動と感情に対するこの代替的見解では、情動と感情のパターンが、いつも、固定されたレパートリーに限定されることになり、いかなるときも有機体のリアルタイム、リアルライフの状況に合わせて変化するものではなくなってしまうだろう。もし、それがわれわれが頼るべきことであるなら、こうしたパターンも有用ではあるだろうが、それらは「再放送」であって「実況（ライブ）」ではない。

脳は、矢継ぎ早に神経的、化学的信号を身体に解き放ったあと身体が帯びる正確な風景をたぶん予測することはできないし、同じように、リアルライフ、リアルタイムにあらわれる状況をすべて予測することもできない。情動的状態に対するものであれ、非情動的な背景的状態に対するものであれ、身体風景はつねに新しく、そしてステロタイプであることはまずない。もしわれわれの感情のすべてが「あたかも」的なものであれば、われわれの心の顕著な特徴である絶え間なく変化する感情という概念がなくなってしまうだろう。病態失認症は、正常な心には身体状態からの最新の情報に関する安定した流れが必要であることを教えている。脳は、それ自体の覚醒と意識を維持する以前に、われわれの生きている状態の確認を必要としているということかもしれない。

身体に心を配る

それがどんなものであれ、心についての全体的概念から情動と感情を除外してしまうのは賢明であるとは思えない。ところが、認知に関する立派な科学的説明がまさにそれをしている。認知システムを扱う際に、情動と感情を含めることをしない。これが本書の序で暗に述べた「手落ち」である。情動と感情は捉えがたい実在であり、明瞭な思考内容と場を分かつには適さないというわけだ。主流の認知科学に情動を排除させているこの杓子定規の見解と同等のものが、本章のはじめでほのめかしたように、同じように伝統的な脳科学の見解にも見られる。すなわち、情動と感情は脳の下方において、まさにきわめて皮質下的プロセスの中で生じ、それらの情動と感情が制限するものは新皮質で生じる、というものである。私はこうした見解を支持することはできない。第一に、情動は皮質下的構造と新皮質的構造の双方の制御下で展開される。第二に、そしてたぶんもっと重要なことだが、〈感情は他のどんな知覚的イメージにも劣らず認知的であり〉、他のどんなイメージにも劣らず大脳皮質プロセスに依存している。

確かに、感情は別のことに関するものだ。しかし感情を他とちがうものにしているのは、感情が何よりもまず身体に関するものであるということ。身体が、前もって構成されている機構により、そしてその作用下でわれわれが発達させてきた認知的構造により影響を受けると、われわれは感情により〈内臓と筋骨格の状態を認知する〉。感情はわれわれに、情動的状態のときには注意深く、背景的状態のときはかすかに、〈身体に気を配らせる〉。感情がわれわれに身体の知覚的イメージを提示するとき、感情はわれわれに「実況で」身体に気を配らせ、また「あたかも」感情の中で特定の状況と関連する身体状態の想起されたイメージを提示するときは「再放送によって」身体に気を配らせる。

われわれの肉体の一瞬のイメージが他の対象や状況のイメージと並置されるとき、われわれは感情によって、その肉体の中で進行しているものをそれとなく感じ取る。またその際感情は、そうした対象や状況に対するわれわれの概念を変化させる。並置という作用により、身体のイメージが他のイメージに、よい、悪い、楽しい、苦しい、という〈質〉を授けるのだ。

私は感情が真に特権的な地位を有していると見ている。感情は新皮質を含む多くの神経的レベルで表象され、それらにおいては、他の感覚チャンネルによって認識されるすべてのものと、神経解剖学的に、そして神経生理学的に、同等である。しかし感情は身体と不可分に結ばれているから発達は優先的になされ、われわれの精神生活にこっそり入り込む優越的地位を得ている。優先的に扱われるものは、後回しになるものに対する参照基準となるから、感情は、後回しになったものが事にどう取り組むかに関して、決定権をもっていると言える。感情の作用はじつに大である。

感情のプロセス

われわれが情動的状態、背景的状態を〈感じる〉神経的プロセスはどういうものだろうか？ 私には正確にはわからない。その答えの最初のあたりはわかっているように思うが、最後のところは確信がもてない。われわれがどのように感じるかという問いは、意識に対するわれわれの理解にかかっているが、それについては慎み深くしているのがよさそうだし、本書のテーマでもない。しかしそういう問いを発したり、怪しい答えを篩いにかけたり、将来どこにそうした答えが見つかるかを考察したりすることはできる。

まことしやかな答えの一つは、情動の神経化学と関係するものである。しかし情動や気分に関係する化学物質を発見しても、それはわれわれがどう感じるかを説明するのに十分なものではない。化学物質が情動や気分を変え得ることは、ずっと以前から知られていた。たとえば、アルコール、麻薬、そして一群の薬理学的物質は、われわれの感じ方を変える。化学物質と感情とのあいだにこういうよく知られた関係があるから、科学者も大衆も、生物が類似作用をもつ化学物質を生産するという発見にそう驚かなくなっている。エンドルフィンは脳がみずからつくりだすモルヒネであり、それが自分自身について、痛みについて、世界について、われわれの感じ方を簡単に変えてしまう可能性があることは、いまや広く受け入れられている。また神経伝達物質のドーパミン、ノルエピネフリン、セロトニン、そしてペプチド神経調節物質に類似の作用があることも広く受け入れられている。

しかし、特定の化学物質（体内でつくられるものであれ、そうでないものであれ）が特定の感情を引き起こしているということを知ることと、こうした結果をもたらすメカニズムを知ることとは同じではないということを理解しておくことが重要だ。ある化学物質がいくつかのシステム、いくつかの回路やレセプター、いくつかのニューロンで作用していることを知ることは、われわれが〈なぜ〉うれしく感じたり悲しく感じたりするのかの説明にはならない。それで明らかになるのは、物質、回路、レセプター、ニューロン、感情の作用関係であって、〈どのようにして〉うれしくなったり悲しくなったりするかではない。それは説明のはじまりにすぎない。もしうれしさあるいは悲しさを感じることが身体状態の神経的表象の変化と大いに対応しているなら、その神経的表象の源たる純身体に、そして、その神経活動パターンが身体を表象するさまざまなレベルの神経回路に、その化学物質がどう作用するかを説明する必要がある。感情の神経生物学を理解するには、必然的に身体を理解しなければならない。また、もしうれしさあるいは悲しさを感じることが思考を働かせているときの認知様式とある程度関係しているとすれば、イメージをもたらしかつ操作している神経回路に化学物質がどう作用するかを説明する必要がある。以上は、鬱病をセロトニンとかノルエピネフリンの一般的効用に関する言説――このプロザックの時代の俗説――に還元することは、受け入れがたいほどに荒いことを意味している。

もう一つ別のまことしやかな答えは、ある瞬間に身体風景において起きていることに対する神経的表象を、単純に感情と結びつけてしまうことである。残念ながらこれは十分でない。なぜなら、間断なくそして適切に変化する身体表象がどのようにして主観的なものになるのか、どのようにして自己の一部になるのかを、われわれは発見しなければならないからだ。表象を知覚しているホムンクルスのような都合のよい話をもちださずに、いったいどうすればそのようなプロセスを神経生物学的に説明することができるだろうか？

私は、身体状態の神経的表象以外に、感情の根底にある神経的メカニズムの中に少なくとも二つの主要な要素を仮定する必要があるのではないかと考えている。一つ目は、難しいが、スの初期の段階で生じるもので、それについては以下で説明する。一つ目はプロセ自己と関係するもので、第10章で取り上げる。

われわれがある人物やある事象をある特定な仕方で感じるためには、その人物や事象と身体状態との因果的な結びつきを、できれば明白な形で表象する手段を脳がもっていなければならない。言い換えれば、ポジティブな情動であれネガティブな情動であれ、われわれはある特定の情動をまちがった人物や事象と結びつけたいとは思っていない。われわれは、たとえば人、物、場所を出来事の悪い傾向と結びつけて、しばしばまちがった関連づけをするが、そうしたばかげた関連づけをしないようにしている者もいる。ベッドの上の帽子は、前を横切る黒猫のように不幸をもたらす、梯子の下を歩くと災難に遭う、等々の迷信は、この種の誤った因果関係にもとづいている。情動（恐れ）と対象とのばかげた組み合わせが幅をきかせると、行動は恐怖症的なものになる（恐怖症的行動の裏返しもまた問題だ。人、物、場所をやたらにポジティブな情動と結びつけると、多くの状況に関して必要以上にポジティブでリラックスした気分になってしまい、底抜けの楽天家になってしまう可能性がある）。

正確な因果関係の感覚は、身体信号といま情動を引き起こしている実体に関する信号とのあいだで、いわば相互ブローカーを演じている収束域の活動から生じているのかもしれない。収束域が、反復的なフィードフォワードとフィードバックの結合により、「第三者的（サードパーティ）」のブローカーとして機能しているのだ（「収束域」については、第5章の「イメージの保存と想起におけるイメージの形成」の項を参照）。私が考えている仕組みの中の作用子（プレーヤー）は、まず〈原因的実体〉に対する明示的表象、ついで〈現在の身体状態〉に対する明示的表象、そして

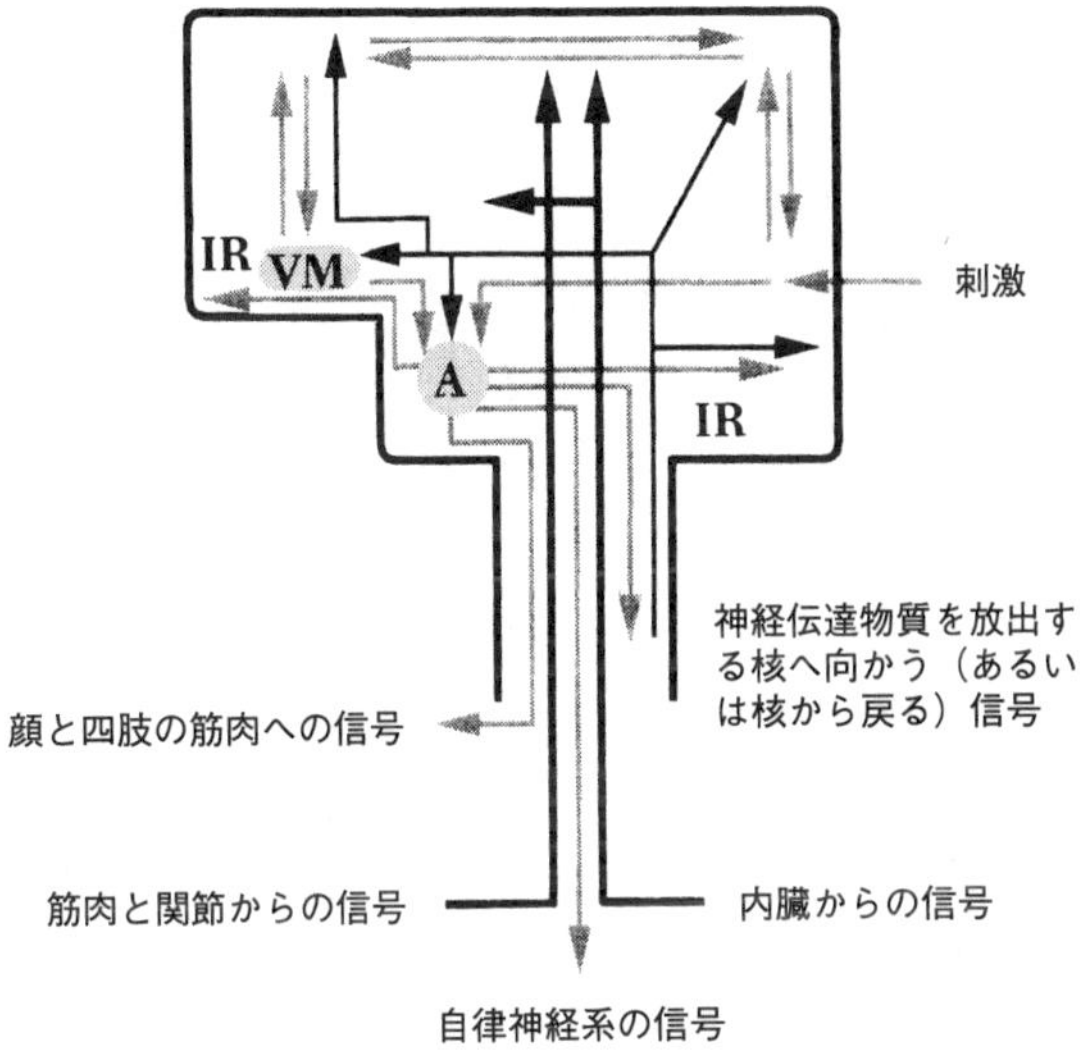

図７－７　情動と感情との関連で身体に向かう神経信号と脳に向かう神経信号（図７－１、７－２、７－５の複合図）。単純化のため、内分泌などの化学的信号や大脳基底核は省いている。

〈第三者の表象〉である。言い換えれば、一つ目は、ある実体を信号化し適切な初期感覚皮質中に地形図的に構成されている表象を過渡的に形成する脳活動、二つ目は、身体状態の変化を信号化して初期体性感覚皮質中に地形図的に構成されている表象を過渡的に形成する脳活動、そして三つ目は、フィードフォワード結合により、それら二つの脳領域から信号を受け取っている収束域にある表象である。この第三者の表象は脳活動の開始順を保持しており、またそれに加えてこの二つの脳活動部位へのフィードバック結合によって活動と注意の焦点を維持している。この三つの作用子（プレーヤー）間の信号により、短い時間、全体がかなり同時的な活動に固定される。ほぼまちがいなく、このプロセスには皮質的構造と皮質下的構造——すなわち視床におけるそれ——が必要とされる。

情動と感情は二つの基本的なプロセスに依存している。（1）ある身体状態を、その身体状態をもたらした一連の始動的、評価的イメージと並置して眺望。（2）特定の様式と特定の効率レベルの認知プロセス。このプロセスは（1）で述べた事象に随伴するが、並行的になされる。

（1）で述べた事象は、ある身体状態または脳内におけるその代理状態の実現を必要とする。そのための前提は、引き金の存在、評価の基盤になる後天的な傾性的表象の存在、そして、身体へと向かう反応を活性化する生得的な傾性的表象の存在である。

（2）で述べた事象は、（1）で作用しているのと同じ傾性的表象のシステムから生じているが、そのターゲットは、選択的な神経伝達物質を放出して応答する脳幹と前脳基底部の神経核群だ。その神経伝達物質による反応の結果は、イメージを形成したり破棄したりイメージに注意を向けたり呼び起こしたりする速さの変化であり、またそうしたイメージの上でなされる推論の様式の変化である。たとえば、高揚感を伴った認知様式では多種多様なイメージがすばやく生み出されるので、連想プロセスはより豊かになり、連想はそれらのイメージの中にある多様なきっかけに従ってなされる。それらのイメージに長時間注意が向けられることはない。その豊かさゆえに推論が容易になるが、場合によっては過剰なまでに包括的になる。この認知様式は、たとえば食欲や探究行動の増加のように、運動効率の向上や脱抑制の強化さえも伴う。この認知様式の極端なものは躁状態に見られる。これに対して悲しみを伴う認知様式の特徴は、イメージの喚起が遅い、少な目の手がかりに反応して貧弱な連想をする、推論の幅が狭く効率もよくない、同じイメージに、それもたいていは否定的な情動反応を維持するようなイメージに過度に集中する、などである。この認知状態は運動の抑制を伴い、また一般的には食欲や探求的行動の減少を伴う。この認知様式の極端なものは鬱病に見られる(18)。

多くの者が情動と感情を、実体のないもの、実質のないもの、と見るが、私はそうは見ていない。その内容は具体的であり、また情動と感情は身体と脳の特定のシステムと関連づけることができ、視覚や言語と少しも変わらない。また関係する脳のシステムは皮質下に閉じこめられてもいない。脳の中核と大脳皮質の双方が協同で情動や感情をつくっているのであり、視覚の場合と少しもちがわない。人間は大脳皮質だけで物を見ているのではない。視覚はたぶん脳幹で、たとえば〈小丘〉のような構造ではじまっている。

最後に、情動と感情を具体的なものとして、認知的、神経的に定義づけることは、その美しさ、その恐ろしさを、あるいは詩や音楽におけるその地位を減ずるものではないということを認識しておくことが重要だ。われわれがどのようにして見たり話したりするかを理解したからといって、見聞きしたものの価値を下げるわけではない。情動と感情の背後にある生物学的メカニズムを理解することは、人間に対するそれらの価値のロマンチックな見方と完全に両立する。

第8章　ソマティック・マーカー仮説

推論と決断

われわれは現在についてほとんど考えていないし、考えてもわれわれの将来の計画にそれがどんな光を投げかけているかを知るときだけだ。[1]これはパスカルの言葉で、現在が実質的に存在しないことを彼がいかに鋭く見抜いていたかがよくわかる。われわれは過去を使って一瞬先の、あるいは遠い将来のつぎなるものを計画することに心を奪われている。人を虜にしているこの間断なさ創造のプロセスこそ推論と決断であり、この章ではその推論と決断に対する可能な神経生物学的基盤を少し見ることにする。

推論の目的は決断することであり、決断することの本質は一つの反応オプションを選択すること、つまり、ある状況との関連である非言語的な行動、言葉、文、あるいはそれらの組み合わせを、その時点で可能な多くのものから選択すること、そう言ってたぶんまちがいないだろう。推論と決断は密に絡んでいるから、それらはしばしば互換的に使われている。フィリップ・ジョンソン＝レアードは、両者の堅い結びつきをつぎのように諺風に捉えてみせた。「決断するには判断せよ。判断するには推論せよ。推論するには（何を推論するかを）決断せよ」[2]。

推論と決断という言葉は、通常、決断する者がつぎの知識を有していることを意味している。（a）決断が求められている状況についての知識、（b）さまざまな行動（反応）オプションについての知識、（c）各オプションの短期的および長期的帰結（結果）についての知識。知識は傾性的表象という形で記憶の中に存在し、それらは非言語的な形でも言語的な形でも、実質的には同時に、意識化することが可能だ。

また推論と決断という言葉は、通常、決断する者に有効な推論を生み出すための論理的戦略があり、それをもとに適切な反応オプションの選択がなされること、そして推論に必要な支援プロセスはいつでも利用可能な状態にあることを意味している。後者に関しては、通常、注意とワーキングメモリが取り上げられ、情動や感情についてはほとんど耳にしないし、また多様なオプションが選択のために生み出されるメカニズムについてはまったくないに等しい。

推論と決断に対する前述の説明からすると、ある反応選択をもたらす生物学的プロセスすべてが、先に述べたような推論と決断の範疇に属しているわけではないことは明らかだと思うが、例をあげて論点を明確にしておく。

第一の例。あなたの血糖値が下がり、視床下部のニューロンがその低下を感知すると何が起こるかを考えてみる。行動を要する状況がある。視床下部の個性的表象には生理学的「ノウハウ」が刻み込まれている。そしてある神経回路には反応を選択するための「戦略」が刻み込まれていて、その戦略は、最終的にあなたを食事へと向かわせるような空腹状態を設定することからなっている。しかしこのプロセスには、あなたが空腹であることに気づくようになる時点まで、明白な知識、オプションと帰結の明瞭な提示、意識的な推論のメカニズムが伴われていない。

第二の例。落下物をよけるためにすばやく身をこなすとき何が起こるかを考えてみる。俊敏な行動を要する状況（落下物）がある。身をかがめるとか、かがめないとかの行動（反応）オプションがあって、それぞれは帰結が異なる。しかしその反応を選択するために、われわれが意識的な（あるいは明瞭な）知識を使うわけでもないし、意識的な推論の戦略を使うわけでもない。その必要な知識はかつては意識的だった。落下物でけがをすることがあるから体に当てるよりはよけるか止めるかしたほうがよいことをはじめて学習したときだ。しかしそういったシナリオを経験しながら成長していく中、われわれの頭の中には、その腹立たしい刺激とそれに対するもっとも有利な反応との強い結びつきができあがっていた。いまや反応選択の「戦略」は、刺激と反応の強い結びつきを活性化することであり、それによって努力することも意図することもなく、反応の実行が〈自動的〉かつ〈迅速に〉なされる。ただし、意図的に別の反応に差し替えることは可能ではある。

第三のものにはさまざまな例があるが、二つのグループにわかれる。一つのグループに入るのは、仕事の選択や、誰と結婚するか、あるいは友達になるか、雷雨が迫っているときに飛行機に乗るか乗らないか、誰に一票を投じるか、貯金をどう投資するか、自分に辛くあたってきたある人物を許すかどうか、自分が州知事なら死刑囚を減刑するかどうか、といった決断だ。ほとんどの個人にとってこれとは別のグループに入るのは、新型エンジンの製作、ビルの設計、数学問題の解決、作曲や著述、提出された新しい法案が憲法の精神や条項に適っているかいないかの判断、などに伴う推論だ。

この第三の例はすべて、仮定した前提から論理的帰結を引き出すという、いちおう明確なプロセスに、つまり、考え得る最悪の問題があったとき、考え得る最善のオプションを選択し、考え得る最善の結果をもたらすような、情に妨げられない信頼できる推論をおこなうことに依存している。それゆえ、第三の例を前の二つと区別することは困難ではない。第三のすべての例において、刺激の状況にはより多くの要素がある。反応のオプション数が多い。それらの帰結はそれぞれ多岐にわたり、またそれらの帰結は直後と将来で異なり、それゆえ、時間枠のとり方で有利、不利のちがいが生じるという問題が起こる。複雑さと不確実性が際だっているから、信頼できる予測を手にするのは容易ではない。そして重要なことには、それらおびただしい数のオプションと結果が、処理の戦略が実行されるべく意識の中にあらわれねばならない。最終的な反応選択をおこなうには推論を働かせる必要があり、そのためには数多くの事実を心に留め、仮想的行動の結果を記録し、それらを中間目標、最終目標と照らし合わせることが必要になる。そしてそれらすべてが一つの手法、としている。

つまり、過去の無数の事例ぐ実習ずみのいくつかのゲームプランのうちのいずれかを必要としている。

三番目の例と他の二つの例とのあいだには歴然とした差があることを考えれば、人びとが、通常、両者は心的にも神経的にもまったく無関係なメカニズムを有していると考えていることを知っても、驚くことではない。事実、あまりにも差があるので、デカルトは前者を人間の魂の特質として身体の外に置き、後者については動物の魂の特質として身体の内に留めた。あまりにも差があるから、前者は思考の明晰さ、演繹能力、算術能力を意味し、後者は情感の曖昧さと粗忽さを意味している。

しかし、たとえ第三の例の本質が最初の二つのそれと著しくちがりとしても、第三の例のすべてが必ずしも同一種類ではないということもまた真実だ。たとえそれらすべてが、もっとも一般的な意味での推論を必要としていても、それらの中には決断する者の個人的、社会的環境とより密接に関係しているものもある。たとえば、誰を愛するか、許すか、といった決断、仕事の選択、あるいは投資の選択。それらはどれもまさに個人的、社会的領域にある。それに対してフェルマーの最終定理を解くとか、法の合害性の判断などは（例外を考えることはできるが）個人的領域から離れている。前者はすぐに合理性や実践的理性という考え方と結びつく。後者はもっと容易に一般的な意味の理性、理論的理性と、そしてときとして純粋理性とさえなじむ。

ここで興味を引く考え方は、先の例で見たように、そこに明白なちかいがあるにもかかわらず、また領域や複雑さのレベルによって明らかに属すグループが変わるにもかかわらず、もしかするとそれらすべてに神経生物学的に共通する一本の糸が通っているかもしれないということである。

§ 個人的、社会的空間における推論と決断

推論し決断することは場合によっては骨の折れる仕事だが、とくに一人の人間の個人的生活やそれが直接つながっている社会的状況が関係している場合はそうだ。それらを特有の領域として他と分けて扱うことには十分な根拠がある。第一に、フィネアス・ゲージやエリオット等の症例が裏づけてきたように、個人的な意志決定の深刻な障害は、必ずしも非個人的領域での深刻な障害を伴うわけではない。現在筆者らは、前提がそういった患者の生活と直接関わるものでない場合、患者らがどれほど有能に推論を働かすことができるか、どれほどうまく必然的決断にいたることができるかを研究している。たぶん、問題が彼らの個人的、社会的関心から離れれば離れるほど、彼らはうまくこなすように思われる。第二に、人間の行動に対する日常的観察からわかるように、推論の能力にも同様の分裂があって、それが二つの領域を分け隔てている。われわれ誰もが知っているように、問題が社会的なときはきわめて賢明で、自分自身と自分が属しているグループの利益を求めることに敏感であるのに、非個人的、

非社会的な問題を預けられると著しく不器用な人間がいる。その逆もまた劇的だ。創造的な科学者やアーティストでありながら、その社会感覚は面汚しで、行動はいつも自分や他人を傷つけている。うっかり教授などは後者のタイプの良性変種である。こうした異なる人格様式において作用しているのは、発達心理学者ハワード・ガードナーが言うところの「社会的」知性の有無、あるいは「数学的」知性のような、彼が提唱するマルチプル・インテリジェンス〔ガードナーは「マルチプル・インテリジェンス」理論の提唱者として有名〕のうちの一つまたはすべての有無である[3]。

個人的かつ社会的な領域はわれわれの運命ともっとも近い関係にある領域、そして不確実性と複雑さがもっとも大きい領域である。おおざっぱに言えば、その領域の中で首尾よく決断するということは、直接的であれ間接的であれ、有機体の生存とその生存の質に関して、最終的にその有機体に有利になるような反応を選択することである。首尾よく決断するというのは迅速に決断することも意味しており、時間が絶対条件である場合はとくにそうだが、少なくとも、目前の問題にふさわしい時間枠の中で決断することを意味している。

何が有利かを定義することが難しいのは私もわかっているし、ある人間に有利な結果が別の人間にはそうではないということがあることも知っている。たとえば必ずしも億万長者になることがよいわけではないし、たぶん賞をとることも同じだろう。多くは、われわれが設けている基準と目標次第である。私がある決定を有利であると言うとき、それは、その個人と親族の生存、住処の確保、肉体的、精神的健康の維持、就労や弁済能力、社会的集団における確かな身分、といった基本的な個人的、社会的結果を指している。ゲージやエリオットの新しい心は、もはや、そうした有利さを彼らが獲得することを何一つ許さなかった。

合理性はどう機能するか

まず選択を求められている状況を考えてみよう。仮にあなたがある大企業のオーナーだとしよう。そしてあなたはいま、重要な仕事をもってきてくれそうな人物と、しかしたまたまあなたのもっとも仲のよい友人の最大の敵である人物と会うかどうか、そして特別な取引を進めるかどうか、そういう問題に直面しているとしよう。こういう場合、知性もあり教育も受けている健常な成人の脳は、考えられる反応オプション、ならびに関連する結果のシナリオをすばやくつくり出し、その状況に反応する。われわれの意識にとって、シナリオは多数のイメージ的情景で構成されている。それらは滑らかなフィルムみたいなものではなく、そうした情景の中の重要なイメージの絵画的フラッシュであり、すばやい並置の中でつぎつぎと変わっていくジャンプカットである（「ジャンプカット」とはフィルム編集で一部分を削除したために突然画面が飛ぶこと）。そのようなイメージが描き出すものとしては、たとえば、将来クライアントになる可能性のあるその男に会うところとか、その男の会社にいるところを親友に目撃され友情が危機にさらされるとか、男には会わないとか、そのため絶好のビジネスを逸するとか、しかし尊い友情を守るとか、そういったものがあるだろう。ここで私が強調しておきたいのは、推論のプロセスの開始点であなたの心は白紙ではないということ。それどころか、いまあなたが直面している状況に合わせて生み出されるさまざまな種類のイメージで満ち溢れている。それらはあなたの意識に入り、一つのショーとして意識をかき立てるが、あまりにたくさんあってそれらを完全には理解できない。では、あなたはどのようにこの難局を解決するのか。いま「心の目」の前にあるイメージに固有の問題を、あなたはどのように整理するのか?

少なくとも二つの異なった可能性がある。第一は、伝統的な見解の「崇高な理性」によるる意志決定によるもの、第二は、「ソマティック・マーカー仮説」によるものだ。

「崇高な理性」という見解はきわめて常識的なもので、われわれがそれで最善の意志決定をするなら、われわれはプラトンの、デカルトの、そしてカントの誇りと喜びであるとするもの。形式論理学を使えばいかなる問題に対してもわれわれはおのずと最善の解決策を手にするという考え方だ。この合理主義者の見解の重要な特徴は、最善の結果を得るには情動は〈除外〉されねばならないという点にある。合理的処理が情によって妨げられないようにしなければならない、ということである。

基本的に、崇高な理性という見解では、あなたはさまざまなシナリオを個別に取り上げ、今日の経営用語を使って言えば、その一つひとつについて「費用便益分析」をおこなう。「主観的期待効用」、つまり、あなたが最大化したいと思っているものを念頭に置きながら、何がよくて何が悪いかを論理的に推論していく。たとえば、あなたは各オプションについて予想される将来のさまざまな時点における帰結を考え、それによる利益と損失を評価する。ほとんどの問題には、ここでの二者択一の例よりはるかに多くのオプションがあるから、あなたが細かく推論していくとき、その分析は容易ならざるものになる可能性がある。しかし、オプションが二つしかない問題もそう単純ではない。クライアントを獲得すれば即刻利益がもたらされ、かなりの量の将来的利益も見込めるかもしれない。だが利益がどの程度かがわからないので、あなたはその大きさや割合を時間的に評価しなければならない。そしてそうやってはじめて、あなたはそれを潜在的損失と比較することができるようになる。その潜在的損失の中には、友情を失うという帰結も算入しておかねばならない。この損失も時間とともに変化するから、その「減価」率も算定しておかねばならない！じつはここで、あなたはさまざまな想像上の時期の中で複雑な計算と相対し、質の異なる結果を比較することを迫られる。その比較がなにがしか意味をもつようにするためには、それぞれの結果をなんとかしてある共通の量に翻訳しなければならない。こういった計算の本質的な部分は、とりわけ視覚的パターンと聴覚的パターンの上に構築されるさらに多くの想像上のシナリオを継続的に生み出していくことに依存するだろう。またそれは、そのようなシナリオを伴う、そして論理的推論のプロセスを進行させていく上で欠くことのできない、言葉による話を継続的に生み出していくことにも依存するだろう。

さて、ここで私見を述べれば、もしこの戦略が利用できる〈唯一の〉ものであるとするなら、前述のごとき合理性は機能しないだろう。最善でも、あなたの決断はとてつもない時間を要するだろうが、もしその日何かほかのことをしなければならないなら、とても受け入れられる時間ではないだろう。最悪の場合、あなたは計算の脇道で迷ってしまい、まったく決断を手にできずに終わってしまうかもしれない。なぜか？　なぜなら、比較のために参照しなければならない利益と損失の数多くの元帳を記憶に留めておくのは容易なことではないからだ。いまあなたが記憶に留めた、そして、論理的推論を進めていくのに必要な象徴形式に翻訳するためにいまあなたが吟味することを必要としている中間段階の表象が、あなたの記憶の基盤からあっさり消えていこうとしている。こうして道を見失う。

注意とワーキングメモリには容量の限度がある。結局、たとえ純粋に合理的な計算があなたの心の正常な働き方であるとしても、あなたは誤った選択をして後悔することになるかもしれないし、単純にフラストレーションで推論の試みを諦めてしまうかもしれない。

エリオットのような患者に関する経験が示唆しているのは、とりわけカントが提唱した冷静な戦略は通常の人間の決断の仕方というよりも、前頭前野を損傷している患者たちの決断の仕方と深い関係をもっているということだ。当然、純粋理性主義者も紙と鉛筆の助けがあれば、これよりはうまくできるだろう。すべてのオプション、そして無数のシナリオと帰結を、紙に書き留めればいい（これはダーウィンが提案したことだ。正しい人間を結婚相手に選びたいなら、そうすべきである、と)。しかしまず、大量の紙、鉛筆削り、大きな机を手にしなければならないし、終わるまで人が待ってくれるなどと考えてはならない。

常識的見解の問題点が限られた記憶容量という問題にだけあるのではないことを指摘しておくことも重要である。必要な知識を保持しておくための紙と鉛筆があっても、エイモス・トヴァースキーとダニエル・カーネマンが明らかにしたように、推論の戦略それ自体にいくつかの欠点がある。[4] それらの重要な欠点のうちの一つは、スチュアート・サザランドが言っているように、確率論と統計学に対する人間の恐るべき無知とそれらの誤用かもしれない。[5] にもかかわらず、われわれの脳はしばしば、数秒あるいは数分で——どれだけかの時間かは、達成したいと思っている目標に対してわれわれが適切なものとして設定した時間枠次第だが——うまく決断することができる。もしそういうことができるのであれば、われわれの脳は純粋理性以上のものを使って見事な仕事をしなければならない。別の考え方が必要になる理由がここにある。

ソマティック・マーカー仮説

先述のシナリオを再考する。主要な要素が瞬間的、描画的に、そして事実上同時に頭の中で展開され、あまりに速くて詳細を明確に定義することができない。しかしここでつぎのように考えてみよう。あなたが、前提に対する費用便益分析のようなものを適用する前に、そして問題解決に向けて推論をはじめる前に、あるきわめて重要なことが起こる。たとえば、特定の反応オプションとの関連で悪い結果が頭に浮かぶと、いかにかすかであれ、あなたはある不快な〈直観的感情〉〔gut feeling〕を経験する。その感情は身体に関するものなので、私はこの現象に〈ソマティック〉な状態」という専門語を付した（ソマ、すなわちsomaはギリシア語で「身体」を意味する）。そしてその感情は一つのイメージをマークするので、私はそれを〈マーカー〉と呼んだ。繰り返せば、私は〈ソマティック〉という言葉をごく一般的な意味（つまり「身体に関する」という意味）で使っており、私がソマティック・マーカーと言うとき、私は内臓的感覚と非内臓的感覚の双方を含めていることに留意してもらいたい。

〈ソマティック・マーカー〉は何をするのだろうか？　ソマティック・マーカーは、ある特定の行動がもたらすかもしれないネガティブな結果にわれわれの注意を向け、いわばつぎのように言って、自動化された危険信号として機能する。「もしこういう結果をもたらすそのオプションを選択するなら、その先の危険に注意せよ」。この信号はあなたにネガティブな行動の道筋を即刻拒絶させ、他のオプションの中から選択するよう仕向ける。この自動化された信号は将来の損失からあなたをまもり、面倒なことはこれぐらいにして、あなたが〈より少数のオプションから選択〉できるようにする。それでもなお費用便益分析と適切な演繹能力を使う余地はあるが、それはこの自動化された段階によってオプションの数が劇的に減少したあとのことだ。すべてではないにしても多くの場合、そのあとにやはり推論と最終選択のプロセスが生じるだろうから、ソマティック・マーカーは通常の人間の意志決定にとって十分ではないかもしれない。しかし、ソマティック・マーカーはたぶん決断のプロセスの正確さと効率を増している。それがなければ正確さと効率は減少する。このちがいは重要だが、ともすると見逃されやすい。この仮説はソマティック・マーカーが作用したあとに起こる推論の段階には関係がない。要するに、〈ソマティック・マーカーは二次の情動から生み出された特別な感情の例〉である。それらの情動と感情は〈学習により、いくつかのシナリオの予測される将来結果と結びついてきたもの〉だ。ネガティブなソマティック・マーカーが特定の予測結果と並置されると、その組み合わせが警報として機能する。反対にポジティブなソマティック・マーカーが並置されると、それは誘因の合図になる。

これがソマティック・マーカー仮説の要点である。しかしこの仮説の全体像を把握するには、読者には本書を読み進めて、ときとしてソマティック・マーカーが〈意識に上ることなく〉密かに作用し、「あたかも」ループ（第7章「情動のための劇場としての身体」の項を参照）を利用する可能性があることを知ってもらわねばならない。

ソマティック・マーカーはわれわれのために何かを熟考するわけではない。それは、いくつかのオプション（危険なもの、または好ましいもの）を際立たせ、その後の考察からそれらをすばやく除去または選択することで熟考の手助けをしている。それを予測の自動選抜システムと考えてもよく、それは、あなたが好んでも好まなくても、あなたの前にある予期される将来のきわめて多様なシナリオを評価するために作用する。それを一種のバイアス装置と考えることもできる。たとえば、いまあなたは、ひじょうに危険な投資をすることで、とてつもない利益を得る見込みと相対しているとしよう。しかもほかに気になる仕事がいろいろあるさなかに、イエスかノーかを即座に答えるよう求められているとしよう。そのとき、もし投資をしようという考えにネガティブな身体状態が伴えば、それによりあなたはそのオプションを選択することを拒絶し、その潜在的危険をはらむ帰結についてもっと詳細な分析をおこなうだろう。将来と結びついたネガティブな状態が、一攫千金という誘惑的展望に難色を示すのだ。

それゆえこのソマティック・マーカーの説明は、効率的な個人的 社会的行動をとるには、自分自身の心と他人の心についての適切な「理論」を形成する必要があるという考え方と両立する。われわれはそうした理論をもとに、他人がわれわれの心についてどんな理論を形成しているかを予測することができる。そのような予測の細部と精度は、われわれが特定の状況で決定的な決断をするときに本質的に重要である。繰り返せば、吟味されるシナリオの数は莫大だが、私はソマティック・マーカー（またはそのようなもの）があまたの細部を篩いにかけるプロセスを手助けしている――実際には、より適切なシナリオを自動的に検出し、篩いの必要性を減じている――と考えている。だとすれば、いわゆる認知的プロセスと通常「情動的」と呼ばれているプロセスとの連携は明らかであるだろう。

この一般的な説明は、直後の帰結はネガティブでもポジティブな将来結果につながるような行動の選択にも適用できる。一例として、後に利益を得るためにいま犠牲に耐える、というのがあげられる。たとえば沈滞しているあなたの会社の景気回復をはかるには、あなたとあなたの社員は、いまから給与削減と労働時間の大幅増加を受け入れねばならない。短期的展望は不快だが、将来のためにという考えがポジティブなソマティック・マーカーを生み出し、それが、目前の苦しいオプションを背景に決断しようとする傾向を抑え込む。好ましい将来結果のイメージにより引き起こされるこのポジティブなソマティック・マーカーこそ、よりよき状態へのきっかけとして不快さに耐える基盤であるにちがいない。でなければ、いったい誰が外科手術やジョギングや大学院や医学校を受け入れるだろうか。純粋な意志力によってである、と反論する向きもいるだろうが、それならば意志力をどう説明するか？　意志力は将来展望の評価に依存しているので、もし注意が目前の問題と将来の利益の双方に、あるいは〈いまの〉苦しみと〈将来の〉喜びの双方に、適切に向けられなかったら、評価は起こらないだろう。後者を取り除いたら、意志力という翼の下から揚力を除去することになる。意志力とは、短期的な結果より長期的な結果に従って選択するという考え方の別称である。

§ 利他主義

ここでふつう利他主義として分類されている決断に関し、すべてではないにしてもそのかなりに対して先の説明が適用できるかどうかを問うことができるかもしれない。利他主義とは、たとえば親が子のために払う犠牲、気のいい人間が他人のために払う犠牲、善良な市民がかつて王や国家のために払った犠牲、そして、残れる今日のヒーローたちがいまも払っている犠牲、などである。

利他主義者は他人に明らかな利をもたらすだけでなく、自分自身にも自尊心、社会的認知、公の名誉と注目、名声、そしてたぶん金という形の利を蓄積する。そのような報いのいずれかに対する期待が心の高まり（その神経的基盤はポジティブなソマティック・マーカーであると私は考えている）を伴うこともあるだろうし、またその期待が現実になったとき、さらに明白なエクスタシーをもたらすこともあるだろう。利他主義的行動はまた別な形でその実践者に利益を与えている。利他主義者は利他的行動をとることで、そのように行動して〈いなかった〉場合の敗北感や恥辱感がもたらしたであろう将来の苦痛や苦悩から逃れている。己の命を危険にさらしてもわが子を救えば将来自分の気持ちが楽になるだけではなく、救わずに死なせてしまったら、目前の危険が引き起こす気分より将来さらにずっと悪い気分になる。言い換えれば、目前の苦しみと将来の報い、か・つ・目前の苦しみとそれよりさらに悪い将来の苦しみ、に対して評価がなされている（戦争で戦闘の危険を受け入れるのもある程度同じような例である。過去、「道徳的」戦争がおこなわれていた社会的体制には、生き残り兵士に対するポジティブな報いと、戦いを拒んだ者に対する辱めと軽蔑があった)。

はたしてこのような見方は、真の利他主義が存在しないことを意味するだろうか? 人間の精神に対するあまりにも冷笑的な見方だろうか? 私はそう思わない。第一に、真の利他主義あるいはそれと同等の行動は、われわれが〈内的に〉信じるもの、感じるもの、意図するものと、われわれが信じている、感じている、意図していると〈外的に〉宣言するものとの関係性によっているのであって、特定の仕方でわれわれに信じさせ、感じさせ、意図させる生理学的原因と関係しているわけではない。つまり、信念、感情、意図は、われわれの有機体に根ざした多数の要素と、われわれがこれまで身を置いてきた文化に根ざした多数の要素との結果である。たとえそれらの要素が間接的でわれわれがそれに気づいていないとしても、である。もし、神経生理学的理由、教育的理由があって、人によっては正直で寛容的になる、ということなら、そういうことでよい。そのことでその人間の正直さや自己犠牲の価値が下がるわけではない。また、認知や行動のいくつかの特徴の背後にある神経生理学的メカニズムを理解することは、その認知や行動の価値、美、尊厳を貶めることではない。

第二に、生物学的因果と文化はしばしば陰に陽にわれわれの推論を決定づけ、それらが個人的自由の行使を制限しているように思えるが、人間にはそのような自由に対する〈なにがしかの〉余地が、すなわち、明白な生物学的因果や文化的要素に反するような意志をもち行動する余地があることを、われわれは認識しなければならない。

実際、人間の崇高な業績の中には、生物学的因果や文化が人間に強いるものを拒絶することから生み出されているものがある。それらの業績は、新しい人工物を発明したり、より適切な存在方法を生み出したりすることができる新しい存在のレベルがあることの証しである。しかしいくつかの状況下では、生物学的、文化的制約からの解放がある種の狂気にもなり得るし、狂気の沙汰とも言える思想や行動を助長することもあり得る。

ソマティック・マーカー――その起源は何か

神経的にはソマティック・マーカーの起源は何か？　どのようにしてわれわれはそのような有用な装置を手にするようになったのか？　われわれは生まれながらにそれをもっていたのか？　もしそうでないなら、それはどのように生じたのか？

前章で見たように、われわれは刺激の種類に応じた身体状態を生み出す神経機構――つまり一次の情動の機構――を携えて生まれてきた。そうした機構はもともと社会的、個人的行動に関する信号を処理するようにバイアスがかけられていて、数多くの社会的状況と適応的な身体反応を組み合わせる傾性的表象が最初からそこに組み込まれている。健常者に関するいくつかの研究事実はこうした見解を支持するものだろうし、他の哺乳動物や鳥などに見られる複雑なパターンの社会的認知もそうだろう。(6) にもかかわらず、われわれがたぶん合理的な意志決定に使っているソマティック・マーカーの大半は、教育と社会化のプロセスにおいて、特定の種類の刺激を特定の種類の身体状態と結びつけることで脳の中でつくられたものである。言い換えれば、それらは二次の情動のプロセスにもとづいている。

適応的なソマティック・マーカーをつくり出すには、脳と文化の双方が正常であることが必要だ。最初の時点で脳か文化の〈いずれか一つ〉が異常であっても、ソマティック・マーカーはおそらく適応的なものにはならない。前者の例は、少なくとも発育性の社会病質や精神病質にかかっている何人かの患者に見ることができる。

発育性の社会病質者や精神病質者については、日頃のニュースでわれわれ誰もが知るところとなっている。彼らは盗みをしたり、レイプをしたり、殺人をしたり、嘘をついたりする。また彼らはしばしば賢くもある。彼らがそうした悪事を働くとき、情動が働きはじめる閾値(いきち)がひじょうに高いところにあるので、彼らは少しも動揺しないようであり、また彼ら自身が言うところによれば、彼らは無感情かつ無関心である。正しいことをするには冷静であれとわれわれは教えられたが、彼らはまさにその冷静さをもちあわせている。冷静な心で、そして彼ら自身も含めたすべての人間にとって明らかに都合の悪いことに、社会病質者はしばしば犯罪を繰り返す。じつを言えば彼らは、合理性の衰退に感情の減少や欠如が伴う、もう一つの病的状態の例である。発育性社会病質は、皮質または皮質下レベルでの、ゲージにおいて損傷が見られたのと同じシステムの機能不全から起きている可能性が高い。しかし発育性社会病質は、成人に起こる巨視的な損傷によるのではなく異常な回路と異常な化学信号によっており、発育の初期にはじまる。社会病質の神経生物学的因果を理解すれば、その予防や治療につながるかもしれない。それはまた、社会的要素と生物学的要素がどの程度に相互作用すると状態を悪化させるのか、あるいはその頻度を増加させるのか、ということを理解する上でも役に立つだろうし、表面的に類似しているが主として社会文化的要因によってきまる病を解明する上でも役に立つだろう。

ゲージの場合がそうであったように、ソマティック・マーカーの増強と展開を選択的に支えている神経機構が成人期に損傷を受けると、ソマティック・マーカー装置は、たとえ直前まで正常でも、もはやまっとうに機能しなくなる。私はそのような患者の行動の一部を記述するために「後天的」社会病質という言葉を使っている。ただし、私の患者と発育性社会病質者とではいくつかの点が異なっており、とりわけ私の患者に暴力的な者はほとんどいない。

正常な〈成人の〉推論システムへの「病的な文化」の影響は、その同じ正常な成人のシステムにおける脳損傷の病巣領域の影響ほど劇的ではないようだ。しかし反証例もある。きわめて明白な例のみあげれば、一九三〇年代と四〇年代のドイツとソビエト連邦、文化大革命時の中国、ポル・ポト政権時のカンボジアでは、病的な文化が正常な理性の機構に影響を与え、悲惨な結果をもたらした。私は、今日西側社会のいくつかの国々がじょじょにさらなる悲劇的な反証例になりつつあるのではないかと危惧する。

このようにソマティック・マーカーは、内的な選択システムの制御下と外的な環境の影響下で、経験によって後天的に獲得される。ここで言う環境には、有機体が相互作用しなければならない実在物だけでなく、社会的慣習や倫理的規範も含まれる。

内的な選択システムに対する神経的基盤は、大部分が、有機体の生存を保証するための生得的な生体調節の傾性的表象からなっている。生存の実現が、不快な身体状態の究極的減少と恒常的状態（機能的にバランスのとれた生体の状態）の達成と一致しているからである。もともと内的な選択システムには、苦しみを避け、潜在的快楽を求めるようにバイアスがかかっており、またたぶん、社会的状況においてこれらの目標を達成するように前もって調節されていると思われる。

外的状況には、人間が関わらねばならない実在物、すなわち物質的環境、事象、また可能な行動オプション、それらの行動に対する可能な将来的帰結、そして、選択された行動の結果である、一つのオプションに伴う短期的および長期的な罰または報酬がある。成長の早い段階で、罰と報酬は実在物によってだけではなく、その有機体が属している文化の社会的慣習や倫理を具現化している親や年輩者や同輩によっても授けられる。そして内的な選択システムと一連の外的状況の相互作用が、自動的にマークされるようになる刺激の種類を拡大していく。

ソマティック・マーカーと結びつく基本的、形成的刺激は、まちがいなく幼児期と思春期に獲得される。しかしそうした刺激の増加は死ぬまでつづくので、その増加部分を継続的な学習のプロセスとするのが妥当である。

神経的なレベルで言えば、ソマティック・マーカーは、いくつかの種類の実在物や事象を快、不快といった身体状態と結びつけることができるシステム内の学習に依存している。ちなみに、発達する社会的相互作用において罰と報酬の意味を狭めないことが重要である。報酬が欠如すると罰と不快だけになるし、罰が欠如すれば報酬と快だけになってしまう。決定的に重要な要素は、一生のどのような時期にどのような状況でどのような種類の身体状態と感情がその人間に生み出されたかである。

オプションXの選択が悪い結果Yをもたらし、併せて罰とそれによる苦の身体状態を引き起こすと、ソマティック・マーカーのシステムはこの経験的、非遺伝的、恣意的な結びつきに対する密かな傾性的表象を獲得する。その後、その有機体がオプションXに再度身をさらしたり結果Yについて考えたりすると、いまやそれは苦痛の身体状態を再現する力をもっており、悪い帰結を自動的に想起するものとして機能する。これはやむを得ず過度に単純化した説明だが、私が見るところ基本的なプロセスはそういうものである。あとで明らかにするが、ソマティック・マーカーは密かに機能し得るものであり（つまり、それは意識的に知覚される必要はないということ）、また、「危険！」とか「一か八かやってみろ！」といった信号を送る以外にも、ある有用な役割をはたしている可能性がある。

ソマティック・マーカーのための神経ネットワーク

ソマティック・マーカーの信号作用を獲得する上で重要な神経システムは前頭前皮質にあり、大部分は、二次の情動のための重要なシステムと同じところにある。前頭前皮質の神経解剖学的地位は、以下で概略を述べる理由により、その目的にとってじつに理想的である。

第一に、前頭前皮質は、われわれの思考を構成するイメージをつくり出しているすべての感覚領域から信号を受け取っている。その領域には、過去と現在の身体状態が継続的に表象されている体性感覚皮質も含まれる。信号が外界に関する知覚の中で生じようと、外界についてわれわれが抱いている考えの中で生じようと、純身体における事象の中で生じようと、前頭前皮質はそれらの信号を受け取る。前頭前皮質の個別の部位すべてに、それが言える。なぜなら、各前頭部位は前頭領域それ自体の中で相互に結合しているからだ。このように、われわれの心や身体でいついかなるときも起きている事実上すべての活動に関して、その信号を密かに手にしている数少ない脳部位のうちのいくつかが、この前頭前皮質にある[7]（前頭前皮質が唯一の盗聴機関というわけではない。ほかの一つに、海馬への入り口である嗅内皮質がある）。

第二に、前頭前皮質は、人間の脳のいくつかの生体調節部位からの信号を受け取っている。これらの部位には、脳幹内にある神経伝達物質放出核（たとえば、ドーパミン、ノルエピネフリン、セロトニンをばらまいている核）、前脳基底部内の神経伝達物質放出核（アセチルコリンをばらまいている核）、それに扁桃体、前帯状皮質、視床下部がある。この図式は、言ってみれば前頭前皮質が国の下部組織の全スタッフからメッセージを受け取っているようなものである。有機体がその生存に関して生得的にもっている好み——言ってみれば、生物学的価値体系——は、そうした信号により前頭前皮質に伝えられており、したがって推論と意志決定装置の重要な要素である。

前頭前皮質の各部位は脳システムの中でじつに特権的な地位にある。それらの皮質は、外界の事実についての新旧の知識に関する、生体調節と関わる生得的な好みに関する、そしてその知識と好みによりたえず修正される過去と現在の身体状態に関する信号を受け取っている。となれば、前頭前皮質がつぎに述べる話題と深く関わっているとしても不思議ではあるまい。多くの偶然的側面に従ってわれわれの日常的経験を類別すること、がそれだ。

第三に、前頭前皮質それ自体が、それまでにその有機体が関わってきた状況の類別を、つまり実生活の経験という偶然的事象の分類を、表象する。この意味するところは、前頭前野のネットワークは個人が経験したものごとや出来事のいくつかの組み合わせに対する傾性的表象を、それらのものごとや出来事に対する個人的妥当性に従って確立していくということ。説明しよう。たとえば、あなた自身の場合なら、快活ではあるが権威主義的なタイプの人物との出会いは、その後、あなたがやる気をなくしたり逆にやる気になったりといった状況をもたらしていたかもしれない。あるいは、指導的役割を押しつけられていれば、それがあなたの最善のものを引き出したり、最悪のものを引き出したりしていたかもしれない。あるいは、地方での逗留はあなたを憂鬱にしていたかもしれないが、海はどうしようもないほどあなたをロマンチックな気分にしていたかもしれない。しかしあなたの隣人なら、それぞれのケースで正反対のことを、いや少なくともちがったことを、経験していたかもしれない。ここに〈偶然性(コンティンジェンシー)〉という概念が入ってくる。それはあなた自身の経験に関する、人により受け取り方が変わる事象に関する、あなた自身のことである。ドアのノブや箒に関してあなたやあなたの隣人や私がこれまで経験してきたことは、それほど偶然的ではないかもしれない。一般にそのような範疇の実在物の構造や作用は一貫性をもっており、予測可能であるからだ。

かくして前頭前皮質の中にある収束域は、あなた自身の経験についての適切に分類されたユニークな偶然的事象に対する傾性的表象の倉庫である。たとえば、私があなたに結婚式について想像してもらいたいと言うと、そうした前頭前皮質の傾性的表象がそういった類別の鍵を握っているので、それがあなたの心の想像的空間にいくつかの結婚式の情景を再構築する(前に書いたように、神経的に言えば、その再構築は前頭前皮質に起こるのではなく、「地形図的に構成されている表象」が形成され得るさまざまの初期感覚皮質において起こる)。もし私があなたにユダヤ教の結婚式、あるいはカトリックの結婚式を想像するように頼めば、あなたは類別された一連の適切なイメージを再構築し、なにがしかのタイプの結婚式を概念化することができるかもしれない。それだけでなく、あなたが結婚式を好むかどうかとか、どのタイプの結婚式が好きだとか、そういったことを私に話すかもしれない。

前頭前領域全体が、個人的視点からの偶然的事象の類別化に向けられているように見える。ブレンダ・ミルナー、マイケル・ペトライズ、ジョアキム・フースターらの研究で、まず背外側部に対してこれが明らかにされた。[8] 私の研究所の研究はそうした見解を支持しているだけでなく、前頭極や腹内側部における他の前頭構造も類別化のプロセスに同じくらい重要であることを示唆している。

類別されている偶然的事象は、予測や計画を立てる際に必要な、将来の結果に対する価値あるシナリオの形成のための基盤である。われわれの推論は、目標とその目標を実現するための時間的スケールを考慮に入れる。だからもし特定の目標と関連するシナリオの展開と結果を、適切な時間枠の中で予見しなければならないなら、われわれは、個人的に類別した多くの知識を必要とする。

異なる分野の知識は前頭前皮質の異なる部位で類別されているようだ。たとえば、生体調節に関する知識や社会的な知識は腹内側部のシステムとなじみがよく、一方、背外側領域のシステムは、外界（物や人間、それらの空間的振る舞い、言語、数学、音楽など）の知識を包含する領域と連携しているように見える。

前頭前皮質が推論や決断に関わるのに理想的なほど適している第四の理由は、前頭前皮質が、脳内の運動反応や化学反応の各経路と直接結ばれていることだ。背外側部や上部内側部は前運動皮質を活性化することができ、そしてそこから、いわゆる一次運動皮質（M_1）、補足運動野（M_2）、第三運動野（M_3）を動かすことができる。[9] また皮質下の運動機構である大脳基底核も、同じように前頭前皮質とつながっている。最後に、重要なことを一つ。神経解剖学者のウォール・ナウタが最初に示したことだが、前頭前腹内側皮質は自律神経系の効果器に信号を送り、視床下部と脳幹から、情動と関係する化学反応を引き出すことができる。この例証は偶然の一致などではなかった。認知プロセスにおける内臓情報に重要性を授けた点で、ナウタは並みの神経科学者ではなかった。

ソマティック・マーカー——身体の中の劇場、それとも脳の中の劇場？

情動の生理学に関するこれまでの私の議論を前提にすると、ソマティック・マーカーのプロセスのためのメカニズムは一つではなく二つあるはずだ。まず基本的なメカニズムにより、身体は前頭前皮質と扁桃体によって特定の状態を帯びるようになっている。そしてその結果はその後信号で体性感覚皮質に伝えられ、注意が向けられ、意識的なものになる。一方、代替的なメカニズムでは身体はバイパスされ、その場合前頭前皮質と扁桃体は、もし身体が適切な状態に置かれていれば、それなりに信号が上方に伝達され体性感覚皮質に生じたはずの活動パターンを、体性感覚皮質がみずからつくり出すように命ずるだけだ。

そして体性感覚皮質は、あたかもそれが特定の身体状態に関する信号を受け取っているかのように機能する。この「あたかも」的活動パターンは、本物の身体状態により生み出される活動パターンと正確に同じではないが、それでもそれは意志決定に影響を及ぼす可能性がある。

この「あたかも」的メカニズムは成長の産物である。われわれが乳児期や幼児期に社会的に「適応」しつつあったとき、意志決定の大半は罰や報酬と関連した身体状態によってきまっていた。しかしわれわれが成熟し繰り返される状況が類別されるにつれ、意志決定のたびに身体状態に依存する必要性が減り、別のレベルの経済的な自動機構が発達していった。そして意志決定の戦略は、部分的に身体状態の「象徴」に依存しはじめた。われわれが本物にではなくそのような「あたかも」的象徴にどの程度依存しているかは、重要な経験的問いである。この依存度合いは、個人により、問題により、幅広く異なっていると思う。象徴的な処理が有利なことも有害なこともあるだろうが、それは問題や環境に依存している。

明白なソマティック・マーカー、密かなソマティック・マーカー

ソマティック・マーカーそれ自体の作用手段は一つではない。意識を介してというのもあるし、意識外というのもある。身体状態が本物であれ代理的なもの（つまり、「あたか

も」的なもの）であれ、対応する神経パターンが意識化され、特定の感情を構成するということはあり得ることだ。しかし、多くの重要な選択が感情を伴うとしても、われわれの日常的な決断のうちのかなりのものは、明らかに感情抜きになされている。このことは、普通は特定の身体状態をもたらす評価がそのときは起きなかったとか、そういう身体状態またはその代償的、代理的なものがそのときは関わらなかった、ということを意味するわけではない。また、そのプロセスの根底にある生体調節の傾性的表象装置が活性化されなかったということでもない。ごく単純に、身体状態あるいはその代理的なものに対する信号が、活性化されてはいたが、注意の焦点になっていなかったということかもしれない。注意なしには、いずれも意識の一部にはならないだろう。しかしそのいずれもが、外界に対するわれわれの欲求的（接近的）あるいは嫌悪的（撤退的）態度を意図的な制御なしに支配しているメカニズムに、密かに作用している可能性がある。この隠れた機構がいま活性化されていても、われわれの意識はけっしてそれを知らないだろう。さらにまた、神経伝達物質放出核の作動の誘発――それは情動反応の一部であることを前に書いたが――が、密かに認知プロセスにバイアスをかけ、推論と意志決定の様式に影響を与えることもあるだろう。

脳が意識や推論をもたらさないような有機体においては、密かなメカニズムが意志決定器官の中核であることは明らかである。それは結果の「予測」を組み立て、その有機体の行動装置に特定の仕方で行動するようバイアスをかける手段である。その特定の行動が、外部観察者には一つの選択と見えているのかもしれない。巣に持ち帰る必要のある蜜を得るにはどの花に止まるべきかを、働き者のマルハナバチは、まずまちがいなくそうやって「決断」している。私は、われわれ人間の脳の奥深くにはわれわれに代わって決断してくれるハチの脳がある、などと提案しているのではない。進化は「存在の大いなる連鎖」ではない。進化は明らかに多くの独立した道をとってきており、その道の一つがわれわれ人間へとつながったのだ。しかし、より単純な有機体が、控えめな神経装置を使って一見複雑なその種の仕事をどのようにこなしているのかを研究すれば、多くのことが得られるのではないかと思う。同種のメカニズムがいくつか、われわれ人間の中でも機能しているかもしれない。それだけのことだ。

§ ハニーサックル・ローズ!

「君はぼくの砂糖菓子、ああ、君はハニーサックル・ローズ」。ファッツ・ウォラーのジャズ・スタンダードのきわどい歌詞は、かく進む。そして働きバチの定めも、かく進む。マルハナバチのコロニーが首尾よく子孫を残せるか、存続できるかは、マルハナバチの蜜の採取行動がどれほどうまくいくかにかかっている。もしマルハナバチが蜜集めで十分に仕事をしなければ、蜜は底をつき、エネルギー資源が不足し、コロニーもだめになる。

働きバチは花の色を識別する視覚器官を備えている。また飛んだり何かに止まったりするための運動器官も備えている。最近の研究が明らかにしているように、働きバチは、異なる色の花々に数回止まると、どの花に必要としている蜜がありそうかを学習する。野原に出て、手当たり次第花に止まってその花に蜜があるかないかを調べていないことは明白だ。明らかにハチはどの花々に蜜がありそうかを予測しているかのように振る舞い、そのような花々により頻繁に止まる。働きバチ（ペンシルヴァニア・マルハナバチ）の行動を実験的に研究してきたレスリー・レイアルの言葉では、「ハチはさまざまな種類の報酬状態との遭遇頻度をもとに確率をつくり上げるようで、蓋然性の事前評価なしにはじめているようだ[10]」。ハチたちはいったいどのようにして、あの高度な推理力を示唆する行動を、そして知識、確率理論、目的指向の推論戦略を使っているかのごとき行動を、質素な神経システムを使って生み出すことができるのか？

以下のようなことを可能にしている単純だが強力なシステムをもつことで、その行動が達成されているというのがその答えである。第一に、価値あるものとして生得的にセットされている刺激——それゆえ報酬を生ぜしめる刺激——を感知すること。第二に、報酬の存在（あるいは、報酬の欠如）に対して、あるバイアスをもって反応すること。すなわち、かつて報酬をもたらした（あるいは、もたらさなかった）状況（たとえば、特定の色の花）が視覚野にあらわれると、そのバイアスが運動システムを特定の行動に仕向ける。このようなシステムに対して、最近モンタギュー、ダイアン、セジュノースキは、行動学的データと神経生物学的データを使って一つのモデルを提唱している[11]。

ハチには非特異的な神経伝達物質システムがある。それはたぶんオクトパミンを使っていて、哺乳類のドーパミンのシステムに似ていなくもない。報酬（蜜）が感知されると、その非特異的なシステムが視覚システムと運動システムの双方に信号を送り、それがハチの基本的行動を変える。その結果、つぎの機会で報酬と結びついた色（たとえば、黄色）が視覚野にあらわれると、運動システムがその花に止まるように働き、ハチは蜜にありつく機会を増やす。じつは、ハチは意識的、意図的に選択しているのではなく、好みという、生まれながらの特定の価値を取り込んでいる自動装置を使っているのだ。レイアルによれば、好みには二つの基本的側面がなければならないという。「低収益よりも高収益が好まれるだろう。また高リスクよりも低リスクが好まれるだろう」。ちなみに、明らかに小さいハチの記憶容量との関係で（ハチは短期記憶のみ有し、また格別大きい記憶をもたない）、好みのシステムが機能するとき基準にするサンプリング数は、きわめて小さいものでなければならない。三度も止まればよいだろう。繰り返せば、私はわれわれ人間の決断が隠れたハチの脳に由来していると言っているのではない。先のような単純な仕掛けでも、ここで述べたような複雑な仕事をこなせるということを知っておくことが重要である。

直観

身体状態（またはその代理状態）が意識的なレベルで作用すれば、それが反応の結果をポジティブなもの、あるいはネガティブなものとしてマークするから、特定の反応オプションの意図的な回避や遂行がもたらされる。しかしそれはまた密かに、つまり意識外で作用することもあるかもしれない。たとえば、ネガティブな結果と関係する明示的なイメージが生み出されるものの、それは知覚し得る身体状態の変化を引き起こすかわりに、脳の中核に位置し欲求的または接近的行動を司っている生体調節神経回路を抑制する。行動傾向の抑制、別な言い方をすれば撤退傾向の強化により、潜在的にネガティブな決断を選択する可能性が減少する。少なくとも、それによってなにがしか時間が得られるだろうから、そのあいだに意図的熟考があって、（たとえ最善ではなくても）適切に決断する可能性が増すだろう。さらに、ネガティブなオプションが完全に除去されるか、行動したいという衝動が強化されることにより、きわめてポジティブなオプションが選択される可能性が増えることもあるだろう。この密かなメカニズムこそ、推論なしに問題の解決にたどりつくあの不可思議なメカニズム、いわゆる「直観」の源泉であるだろう。

決断の全プロセスにおける直観の役割は、数学者アンリ・ポアンカレのつぎの一文によく表現されている。彼の洞察は私の考えと一致する。

たとえば数学的創造とは何か。それは既知の数学的実在を使って新しい組み合わせをつくることではない。誰だってそんなことはできるが、そういう組み合わせは無数にあるだろうし、その大半はまったく面白くないものだろう。創造するということは無用な組み合わせをすることではなく、有用でごく少数のものをつくることにある。創造は洞察であり、選択である。

この選択をどのようにするかを、私は前に説明した。すなわち、研究に値する数学的事実というのは、ちょうど実験的事実が自然法則の知識をわれわれに授けてくれるように、他の事実とのアナロジーにより数学的法則の知識をわれわれに授けてくれる可能性をもったものである。それは、長いあいだ知られてはいたが、たがいに無関係であると考えられていた他の事実とのあいだに、思ってもみなかった共通点をわれわれに示してくれるようなものである。

選択された組み合わせの中でもっとも実りあるものは、遠く離れた別々の領域から引っ張ってきた要素でできているもの、ということがしばしばある。と言っても、可能なかぎり異質なものを合体させれば創造に十分であるということではない。そうやってできた組み合わせは大半が不毛であるだろう。しかしその中にいくつか、ごくまれにではあるが、この上なく実りあるものがある。

創造とは選択することである。しかしこの言葉はたぶんあまり正確ではない。この言い回しでは、いくつかのサンプルを見せられ、選択のためにつぎつぎと品定めをしている購入者を思い起こしてしまう。もしサンプルがとてつもなく多ければ、一生でも品定めには十分ではないだろう。しかし実際はそうならない。不毛な組み合わせはもともと創造者の心に浮かばないのである。中にはある程度有用な組み合わせの特徴をもつものもあるが、あまり有用でない組み合わせはだいたい意識のフィールドにあらわれてこない。まるで創造者が一次試験をパスしてきた候補者に質問をする二次試験の試験官であるかのように、すべては進行する。[12]

ポアンカレの考えは私が提案しているものに似ている。つまり、われわれは可能性のあるすべてのオプションに対して推論をほどこす必要はない、ということである。われわれにかわって、ときには密かに、ときにはそうではなく、一種の予備選抜がおこなわれるからだ。生物学的メカニズムがまず予備選抜をおこない、残った候補を吟味し、そのうちのごく少数を最終試験に残す。この考え方は、私がそれなりの証拠を有している個人的、社会的領域に対するものであるという点に注意してもらいたいが、ポアンカレはこの考え方が他領域にまで拡大し得ることを示唆している。

物理学者で生物学者でもあるレオ・シラードも同様のことを言っている。「創造的な科学者にはアーティストや詩人と共通するものが多い。論理的思考と分析的能力は科学者に必要不可欠のものだが、とてもそれだけでは創造的研究に十分ということにはならない。

これまで飛躍的前進をもたらしてきた科学的洞察は、既存の知識から論理的に引き出されたものではない。科学の進歩のもとになっている創造的なプロセスは、無意識のレベルで作用している」[13]。ジョウナス・ソークも同じ考えを強調し、創造性は「直観と理性の融合」にあると言っている[14]。

　ということで、ここで個人的、社会的領域外の推論について少し触れておくのが適切だろう。

個人的、社会的領域外での推論

　わが家の裏庭にいるリスは近所の冒険好きの黒ネコから逃れるために木に駆け上がるが、このリス、大層な推論をして行動を決断したことはない。さまざまなオプションについて考えたことはないし、それぞれの費用便益分析をしたこともない。リスは、ネコを見て、ある身体状態に揺り動かされ、そして走り出した。私はいま、庭のカシの木の堅い枝の上にいるそのリスを見ている。心臓が激しく鼓動しているので胸郭がさかんに波打っている。尾は恐怖の神経的リズムに合わせて揺れている。このリス、強い情動があったので、いまやすっかり動転している。

　進化はいわば節約家で何でも屋だ。進化は身体を基盤にした生存指向の意志決定機構をいくつもの種の脳の中に用意し、それらの機構はさまざまな生態的ニッチにおいてうまく機能してきた。環境的偶然性が増したとき、そして新しい意志決定戦略が生まれたとき、もしその戦略を支える脳構造が先祖との機能的なつながりをとどめておけば、それは経済的なものになっただろう。その目的は同じ。生存である。その作用を制御し、その成功の度合を測るパラメータもまた同じ。安寧、苦しみのなさ、である。自然選択はまさにそういうやり方をしてきたことを、あまたの例が証明している。うまく機能するものを残し、より複雑なものに対処できる他の装置を選択する。まったく新しいメカニズムをゼロから進化させるということはめったにない。

「個人的」かつ「社会的」領域の反応を誘導するマーカーや標識を生み出すように調整されたシステムが、「他の」領域の意志決定を助けるためにも使われたということはあり得ることだ。そうであるなら、誰を友とするかを決断する装置が、地階が水浸しにならないような家をデザインする上でも役立つだろう。当然、ソマティック・マーカーが「感情」として知覚される必要はないだろう。しかし、それでもソマティック・マーカーは注意のメカニズムという形で、ほかの要素に対してとくにいくつかの要素を際立たせたり、非個人的、非社会的領域における意志決定や計画立案に必要な前進、停止、後退の信号を制御したりするために、密かに作用するだろう。これが、ティム・シャリスが提案している意志決定のための普遍的なマーカー装置だ。ただし、シャリスは、そのマーカーに対する神経生理学的なメカニズムをいまのところ特定していない。最近の論文でシャリスは、ある類似点のメカニズムに関してこうコメントしている。[15] 根本にある生理学は同じかもしれない。すなわち、意識的であろうとなかろうと、身体を基盤に信号がやりとりされ、それをもとに注意が向けられる、と。

進化的視点からは、もっとも古い意志決定装置は基本的な生体調節に関するもの、つぎは個人的、社会的領域に関するもの、そしてもっとも新しいのが、一連の抽象的象徴操作と関わるものである。この抽象的象徴操作のもとに、技術的・科学的推論、実用工学的推論、言語と数学の発達、などがある。しかし、長いあいだの進化と専用的神経システムがこれらの推論と意志決定の「モジュール」の一つひとつに独立性を授けているかもしれないが、私は、それらはみな相互依存的ではないかと思っている。われわれが現代の人間に創造性の兆しを目撃するとき、たぶんわれわれは、それらの装置がさまざまに組み合わされた統合作用を目撃しているのだろう。

よかれ悪しかれ、情動の助け

エイモス・トヴァースキーとダニエル・カーネマンの研究は、われわれが日常的決断で使っている客観的推論が思われているよりはるかに非効率的であることを示している[16]。単純に言えば、われわれの推論の戦略は欠陥をもっているということだから、非合理性を「内なる敵[17]」として語るスチュアート・サザランドは、重要な点を突いている。しかし、たとえわれわれの推論の戦略が完全に調整されているとしても、それは不確実で複雑な個人的、社会的問題に十分対応できるものではないだろう。合理性という脆弱な手段は特別な助けを必要としている。

しかし話は、これまで私が示唆してきたよりずっと複雑である。私は「冷静な」理性を支えるには身体を基盤にしたメカニズムが必要であると考えているが、そうした身体を基盤にした信号は、場合によって推論の質を損なう可能性があることも事実だ。実際、カーネマンとトヴァースキーの研究結果をよく見てみると、合理性の欠陥は基本的な計算力の欠陥によっているだけでなく、服従、順応、そして自尊心を保ちたいという願望など、しばしば情動や感情として意識にあらわれる生物的欲求の影響にもよっていることがわかる。たとえば、ほとんどの人間は自動車の運転より飛行機に乗ることを怖がる。合理的なリスク計算では、二つの市のあいだを自動車でいくより飛行機に乗っていくほうがはるかに生存の蓋然性は高いことがはっきり示されているという事実があっても、である。飛行機と自動車の差は数桁ある。にもかかわらず、ほとんどの人間は飛行機より自動車が安全だと感じている。この誤った推論はいわゆる「可用性バイアス」に由来している。つまり、私の見解では、情動的ドラマを伴った飛行機事故のイメージがわれわれの推論の風景を支配し、正しい選択に対して否定的なバイアスをかけてしまっているからだ。この例は私の中心的議論と矛盾しているように見えるかもしれないが、そうではない。この例は、生物的欲求や情動が意志決定に明白に影響し得ることを示している。またこの例は、身体を基盤にした「ネガティブ」な作用は、現実の統計データとは合っていないものの、やはり生存指向であることを示唆している。なぜなら、飛行機はしばしば墜落し、飛行機事故の生還者は自動車事故のそれより少ないからだ。

しかし、生物的欲求と情動がある種の状況では非合理性をもたらすとしても、それらが不可欠という状況もある。生物的欲求と、それに依存している自動化されたソマティック・マーカーのメカニズムは、状況によっては客観的な事実を度し難くゆがめたりソーキングメモリのような意志決定の支援メカニズムに影響を及ぼしたりで、合理的な意志決定に有害なものになり得るが、とくに個人的かつ社会的領域における合理的な行動にとっては本質的に重要である。

私の体験例が前述の論点を明確にしてくれると思う。そう昔のことではないが、前頭前腹内側部を損傷しているわれわれの患者の一人が、ある寒い冬の日、研究所にきていた。その患者がくる前にみぞれが降り、道路はツルツルで、自動車の運転は危険だった。私はその状況に不安を抱いていたから、研究所まで運転してきたその患者に、さぞ運転は難しかったのではないかと尋ねた。彼の答えはすばやく、そして覚めていた。上々だった、いつもとまったく変わらなかった、ただし、ツルツルの道路に適した運転方法にいくぶん注意を向ける必要があった、と。それから患者はその運転方法のいくつかをざっと説明し、また、そういった適切かつ合理的な運転方法に従わなかったために横滑りする車やトラックがいた、とも言った。さらに患者はもっと具体的なことも目撃していた。それは彼の前女性の車は道路の凍結箇所に突っ込み、横滑りをはじめた。女性は、車の後部がスピンするのを徐々に回避すべきところを、パニックになって急ブレーキを踏んだので、側溝に突っ込んだ。ところがその直後、この恐ろしい情景に少しも動揺することなく、その患者はその凍結箇所を通過し、冷静かつ的確に車を前に進めた。そしてそのときと同じ冷静さで、患者は私に出来事の一部始終を語った。

明らかにこの例では、彼が正常なソマティック・マーカーのメカニズムをもたないことがとてつもなく有利に作用した。われわれの多くは、パニックで急ブレーキを踏んでいたにちがいない。このことは、自動化されたソマティック・マーカーのメカニズムがわれわれの行動に害を及ぼすこともあるし、場合によってはそれがないことが有利に働くこともあることをよく示している。

さて、その翌日のこと。私はその患者とつぎの来所日をいつにするかを相談していた。私は二つの日を候補にあげた。どちらも翌月で、それぞれは数日離れていた。患者は手帳を取り出し、カレンダーを調べはじめた。そして何人かの研究者が目撃していたことだが、そのあとの行動が異常だった。ほとんど三〇分近く、患者はその二日について、都合がいいとか悪いとか、あれこれ理由を並べ立てた。先約があるとか、別の約束が間近にあるとか、天気がどうなりそうだとか、それこそ誰でも考えつきそうなことをすべて並べ立てた。凍結部分を冷静に運転し女性の車の話を平静に披露した患者は、いま、そのときと同じぐらい平静に、退屈な費用便益分析、果てしない話、実りのないオプションと帰結に関する患者は去っていった。

比較を、われわれに話していた。机もたたかず、やめろとも言わず、こういった話に耳を傾けるのは大変な修行だった。しかし、ついにわれわれは患者に、二番目の日に来たらどうか、と静かに言った。すると患者の反応もまた同じように静かで、しかもすばやかった。患者は一言こう言った。「それでいいですよ」。手帳をポケットに戻すと、患者は去っていった。

この行動は純粋理性の限界の好例だ。それはまた、自動化された意志決定のメカニズムをもたないことの悲惨な帰結の好例でもある。自動化されたソマティック・マーカーのメカニズムがあれば、いろいろな面で患者は助かっただろう。まず、それがあれば問題の全体的な組み立て方が改善されただろう。われわれならこのような問題に患者がかけた時間を使ったりはしなかっただろう。なぜなら、自動化されたソマティック・マーカー装置により、それが無用で気ままな行為であることを見抜いていたはずだからだ。とにかく、われわれならそれがいかにばかげた努力であるかに気づいただろう。別なレベルで、それが潜在的に無駄なアプローチであることを理解すれば、われわれならコインを投げるとか、一種の直観に頼るなどして、いずれかの一日を選択していただろう。あるいは単に、質問している人物に決断をまかせ、いつでもいいから選んでくれと返事をしていたかもしれない。

要するに、われわれなら時間の浪費を思い描き、それを「ネガティブ」としてマークさせるだろうし、自分を見ている周囲の人間の心を思い描き、それを「当惑」としてマークさせるだろう。じつはこの患者もそうした内的な「像」をいくつかつくっていたと信じる理由はある。しかしマーカーが存在しないことで、それらの像に適切に注意が向けられ考慮されることがなかった。

生物的欲求と情動は有益だったり有害だったりと〈どちらにも〉なり得るというのがいかにも奇妙だというなら、これが生物学における唯一の例ではなく、特定の要素やメカニズムが状況によりネガティブにもポジティブにもなり得る例がほかにもあることを述べておきたい。酸化窒素が有毒なことは、われわれ誰もが知っている。大気を汚染し、血液を病変させる。しかしその同じガスが神経伝達物質として機能し、神経細胞間に信号を送っている。もっと繊細な例はグルタミン酸塩という別の神経伝達物質だ。グルタミン酸塩は脳にあまねく存在し、神経細胞の興奮に使われている。しかしたとえば脳卒中などで神経細胞が損傷すると、神経細胞が周囲の空間に過剰なグルタミン酸塩を放出し、そのため過剰興奮になり、最終的に近傍の健全な神経細胞が死ぬ。

最後に、ここに取り上げる問題は、解決されつつある問題の別の枠組みに作用するソマティック・マーキングの種類と量に関することだ。たとえば、悪い気象条件の中、発着が頻繁な空港に旅客機を着陸させねばならないパイロットは、決断を左右する細かい事実に注意を向ける必要があるから、感情にそれを妨げさせてはならない。しかしパイロットはそのような特殊な状況の中で、自身の行動のより大きな目標を適切に保持しておくための感情ももっていなければならない。つまり、乗客と乗組員の命、そして自分自身の命と家族の命に対する責任感と関わる感情である。より小さな枠組みでの過度の感情や、より大きな枠組みでの過小の感情は、どちらも悲劇的な結果をもたらしかねない。証券取引所のフロアー・トレーダーも類似の状況に置かれている。

こうした点に関する魅力的な例証の一つはヘルベルト・フォン・カラヤンに関する研究である。(18) オーストリアの心理学者、G・ハーラーとH・ハーラーは、いくつかの状況でのカラヤンの自律神経系の反応パターンを観察することを許された。カラヤンが自家用ジェット機をザルツブルク空港に着陸させたとき〔観察下での着陸は複数回なされている〕、レコーディング・スタジオで指揮をしたとき、そして、レコーディングした作品（ベートーベンの「レオノーレ序曲」第三番）のプレイバックに耳を傾けたとき、である。

カラヤンの演奏には区切り区切りで大きな反応の変化が見られた。彼の心拍数は、実際に体が激しく動いている楽節のあいだより、情動的にインパクトのある楽節のあいだで劇的に上昇していた。プレイバックを聴いているときの心拍数の特徴は、レコーディングのときに得られたものと類似していた。お誂え向きの話は、カラヤンが自家用飛行機を見事に着陸させたこと、それもタッチダウン直後に急角度で緊急離陸をするように言われたときでさえ、彼の心拍数は少し上がったとはいえ演奏時とくらべると、どうということもなかった。彼のハートは音楽の中にあったのだ。そのほうがよかっただろうし、個人的に彼のコンサートで知ったとおりだった。カラヤンが指揮棒を振り下ろしてベートーベンの交響曲第六番をはじめようとしているとき、私は隣席の妻に何かを囁いた。カラヤンは腕の動きを止め、振り返ると、目で私を一喝した。残念ながら、誰もわれわれ二人の心拍数を計らなかったが。

ソマティック・マーカーの前後

合理性の神経生物学を構築するにはソマティック・マーカーのメカニズムのようなものが必要だが、それで十分でないことは明らかだ。これまでの説明で示唆してきたように、ソマティック・マーカーが作用したあとに論理的能力が作用しはじめる。さらに、ソマティック・マーカーの作用を可能にするには、いくつかのプロセスがソマティック・マーカーに先行するか、同時に起こるか、直後に起こるかしなければならない。それらのプロセスはどのようなものか、またそれらの神経的基盤について敢えて何か言うことができるだろうか?

ソマティック・マーカーがあからさまに、あるいは密かにバイアスをかける仕事をするとき、ほかに何が起こるだろうか? 脳の中でどんなことが起き、推論をほどこすイメージが必要な時間維持されるのだろうか? こういった問題を検討するために、本章のはじめで概説した問題に戻ってみよう。決断に直面しているとき心の風景を特徴づけているのは、その状況に関する大量かつ広範な知識の提示である。無数の行動オプション、無数の可能な結果に対応するイメージが活性化され、つぎつぎに焦点が当てられる。またそういった実在物や情景に対する言語的相当物、すなわち、あなたの心が見聞きしているものを語る言葉や文章もスポットライトを浴びようとそこにある。このプロセスは実在物や事象の組み合わせの連続的創生によっており、それにより、きわめて多様なイメージと前もって類別されている知識との並置がもたらされる。この仕事を実行し脳の他の部位にさまざまな種類のイメージを生み出していると思われる前頭前皮質の構造に対してジャン＝ピエール・シャンジューは、「多様性のジェネレーター」という記述語を提唱している。(19)

この多様性のジェネレーターが必要とするものは、われわれが直面するかもしれない状況、それらの状況における要素、それらの要素が何をなし要素が変わると結果がどう変わるか、といったことについての、事実にもとづく広範な知識の蓄えである。事実に関する知識は類別され（知識を構成している事実が、構成基準に従って種類分けされている）、類別化は、オプションの種類、結果の種類、そしてオプションと結果の結びつきを分類することで、意志決定に貢献している。類別化はまた、ある特定の価値に従ってオプションと結果をランクづけしている。われわれがある状況に直面したとき、前もってなされている類別化により、どのオプションまたはどの結果が有利そうかとか、多様な偶然的事象が有利さの程度をどれほど変える可能性があるかを、すばやく知ることができる。

知識の提示のプロセスは、つぎの二つの条件が満たされたときのみ可能である。第一に、あなたは〈基本的な注意〉のメカニズムを利用できなければならない。このメカニズムによって、他のイメージを相対的に排除しながら、一つのイメージを意識の中に維持できるようになる。神経的に言えば、たぶんそれは、周囲の他の神経活動を抑制する一方、特定のイメージを支えている神経活動のパターンを強化するということに依存している。[20] 第二に、あなたは〈基本的なワーキングメモリ〉のメカニズムを有していなければならない。このメカニズムによって、個々のイメージが数百ミリ秒から数千ミリ秒という比較的長い時間、保持される。[21] このことは、それらの個々のイメージを支えている地形図的に構成されている表象を、そのあいだ脳が繰り返し提示していることを意味している。もちろん、ここで問われるべき重要な問題がある。何が基本的な注意とワーキングメモリを動かしているのか？　その答えは、あるとすれば唯一〈基本的な価値〉、すなわち、生体調節に固有の一連の基本的な好みである。

基本的な注意とワーキングメモリがなければ一貫性のある心的活動を望むことはできないし、ソマティック・マーカーが仕事をする安定した場がないので、ソマティック・マーカーが作用することもできない。しかし、たぶん注意とワーキングメモリは、ソマティック・マーカーが作用したあとも依然として必要とされている。それらは推論のプロセスにとっても必要である。なぜなら、そのプロセスでは予想される結果が比較され、結果のランクづけがなされ、推測がなされるからだ。完全な意味でのソマティック・マーカー仮説において私は、ネガティブなものであれポジティブなものであれ、ある表象によってもたらされた身体状態は、表象されているものの価値に対するマーカーとしてだけではなく、ワーキングメモリと注意を継続させるためのブースターとしても作用していることを提案している。つまり、この一連の活動に「エネルギーを与えている」のは、ポジティブな場合もネガティブな場合も、そのプロセスがその個人の好みや目標に従っていま評価されつつあるという徴候によってである。注意とワーキングメモリの割り当てと維持は、奇跡によって起きているのではない。それらはまずその有機体に固有の好みによって、ついで、その固有の好みをもとに獲得された好みと目標によって、もたらされているのだ。

前頭前皮質に関して、私は、腹内側部と連携しながら生体調節的で社会的な領域に作用するソマティック・マーカーが背外側部——他の領域の知識に関する作用はこの背外側部に依存している——の中の注意とワーキングメモリの作用に影響を与えているという考えを提唱している。このことはソマティック・マーカーが、生体調節的で社会的な領域そのものにおける注意とワーキングメモリにも影響している可能性を残す。言い換えれば、健常者においては、特定の偶然的事象を活性化することから生じるソマティック・マーカーが認知システム全体の注意とワーキングメモリを押し上げている。腹内側領域を損傷している患者においては、こうした作用がすべて大なり小なり弱められてしまうだろう。

バイアス、そして順位の創出

このように、事実に関する知識から生み出される広範な種類のシナリオに推論をほどこしていくプロセスには、それを支援する三つの作用子(プレーヤー)がある。バイアス機構を有する〈自動化された身体状態〉、〈ワーキングメモリ〉、〈注意〉である。これら三つはすべて相互に作用していて、空間的に並列表示されたものから順位を生み出すという重要な問題と関わっているように思われる。カール・ラシュリーが最初に気づいたこの問題の発端は、脳のデザインは、いかなる瞬間においても、限られた量の意識された心的アウトプットと運動アウトプットしか許さないということにある。[22] われわれの思考を構成しているイメージは「語句」の中で構造化されなければならない。つぎにその語句は早々に「文章的」に順序立てられねばならない。それは、われわれの外的な反応を構成する運動の構成要素が特定の仕方で「語句化」されねばならないのと、そして運動が所望の効果をもたらすにはその語句が特定の「文章的」順位に置かれねばならないのと同じである。われわれの心と運動の「語句」と「文章」を最終的に構成する要素の選択は、並列的に表示されているいくつもの可能性の中からなされる。そして思考と運動はどちらも協調的処理を必要としているから、いくつかの順序立てられた手順が継続的に進行しなければならない。

推論を自動化された選択にもとづくものと考えようが、象徴的なシステムを介した論理的演繹にもとづくものと考えようが、あるいは——望ましくは——その双方によるものと考えようが、われわれはこの順位という問題を無視することはできない。これに関して私はつぎのように考えている。(1) もし多数の可能性の中で順位が創出されねばならないとするなら、それらの可能性はランクづけされねばならない。(2) もしそれらがランクづけされねばならないとするなら、基準が必要である(価値や好みは基準と同じ意味の言葉)。(3)基準はソマティック・マーカーにより与えられる。なぜなら、ソマティック・マーカーは、いついかなるときも、それまでにわれわれが受けたり獲得したりしてきた累積的な好みを表現しているからである。

しかしソマティック・マーカーはどのようにして基準として機能するのか? つぎはその一つの可能性である。さまざまなイメージの組み合わせにさまざまなソマティック・マーカーが並置されると、そのソマティック・マーカーは脳がそれらのイメージを扱う方法を修正し、その結果バイアスとして作用する。このバイアスが、各要素にさまざまに注意の強さを割り振り、その結果〈さまざまな内容に〉〈さまざまな度合いの〉注意が自動的に割り当てられる。そこで意識的な処理の焦点が、たとえばそのランクに従って、要素から要素へと動いていくことができる。こうしたことすべてが起こるには、すべての要素が数百ミリ秒から数千ミリ秒のあいだ、比較的安定した状態で表示されなければならない。そしてそれがワーキングメモリのしていることである(ウィリアム T・ニューサムらの知覚的決断の神経生理学に関する最近の研究はこのような考え方を支持している。特定の内容を表象している特定のニューロン群にかける信号の大きさを変えると、いわば「勝者独り占め」的に、その内容に有利な決断がもたらされる[23])。

正常な認知と運動には、協調的、相互作用的手順の構成が必要である。順位が必要なところに、決断の必要がある。決断の必要があるところにはその決断をするための基準がなければならない。多くの決断は有機体の未来に重要な影響をもっているから、直接的であれ間接的であれ、いくつかの基準はその有機体の生物的欲求に根ざしているだろう。生物的欲求はときにはあからさまに、ときには密かに表現され、それらは、ワーキングメモリによって活発に維持されている表象の場における注意により作動するマーカー・バイアスとして使われる可能性がある。

幸運にも比較的健全な文化で育ってきたわれわれの多くがもっている自動化されたソマティック・マーカー装置は、教育により、その文化の合理性の標準に適応するものとなっている。つまり、ルーツは生体調節にあるにもかかわらず、その装置は特定の社会での生存を保証する文化的規定に合うように調整されている。もし脳が健常で、しかもその脳を発達させる文化が健全であるとすれば、その装置はその社会の慣習と倫理に関して合理的なものになっているだろう。

生物的欲求の作用、身体状態、そして情動は、合理性のための不可欠な基盤であるかもしれない。理性の神経的体系の低い側のレベルは、有機体が生存するように純身体の全体的機能を、そして情動と感情のプロセスを調節しているものと同じものだ。これらの低いレベルは純身体と直接的、相互的関係性を維持しており、そのようにして身体を最高の理性と創造性を可能にする神経活動の連鎖の中に据えている。合理性はおそらく身体信号によって方向づけされ、調整されている。合理性がもっとも崇高な対比をおこない、それに従って機能するように。

デイヴィッド・ヒュームは情動の価値を熟知していたから前述の言明に異を唱えないかもしれないし、「心には、理性がまったく認識していない理性がある」と言ったパスカルなら、先の説明は妥当であるとしたかもしれない[24]。しかしもし彼の言明を改変することが許されるならこうなる——〈有機体には理性が利用しなければならない理性がいくつかある〉。そしてそのプロセスがパスカルの言う心の理性の向こうまで延びていることはまちがいない。というのは、われわれは論理という手段を使い、われわれの好みが手助けした選択の有効性を確認することができるし、また卑近な言語的前提で演繹と帰納という戦略を利用しながらその心の理性を超越することもできるからだ。（本書の原稿を書き終えたあと、偶然いくつか同種の見解があることを知った。J・St・B・T・エヴァンスは、最近、合理性に二種類あることを提案している。それらはおおむね私がここで概略を述べた二つの領域（個人的、社会的領域とそうでない領域）と関係している。哲学者ロナルド・デ・スーザは、情動は本来的に合理的であると主張している。またΓ・N・ジョンソン＝レアードとキース・オウトリーは、基本的情動は合理的に行動するのを手助けしていると提案している[25]）。

第3部

第9章　ソマティック・マーカー仮説を検証する

わかっているが感じない

ソマティック・マーカー仮説の研究における私の最初のアプローチは自律神経系の反応を使うもので、私はその一連の研究を心理生理学者で実験神経心理学者のダニエル・トラネルとおこなった。自律神経系は、辺縁系と脳幹内にある自律神経系調節中枢（扁桃体はその代表例）と、それらの中枢から出て有機体のすべての内臓へと向かうニューロン投射から構成されている。皮膚という、身体のもっとも広がりのある器官の只中にある血管を含め、すべての血管は自律神経系の終端によって刺激される。心臓、肺、消化管、膀胱、生殖器もそうである。たとえば脾臓のような、主として免疫と関わっている器官でさえ、自律神経系に刺激される。

自律神経系は二つの大きな部分で構成されている。交感神経系と副交感神経系がそれで、両者とも脳幹、脊髄から出ており、それそのものの場合もあるし、非自律神経に随伴する場合もある（交感神経と副交感神経の作用には異なった神経伝達物質が関わっており、両者はおおむね対立的である。たとえば、前者が平滑筋の収縮を促すのに対して、後者は拡張を促す）。内臓の状態に関する信号を中枢神経系に送る戻りの自律神経も、同じ経路を使う傾向がある。

進化的視点から見れば、自律神経系は、複雑さという点でわれわれ人間の脳よりはるかに劣る有機体の脳が、その内的な営みの調節に介入するための神経的手段だったと思われる。生命が、主として、少数の器官のバランスのとれた機能を確保することからなっていたときは、そして環境への対処の仕方が種類においても数においても限られていたときは、免疫系と内分泌系が、制御すべきことを大半制御していた。これに対して脳が必要としたものは、さまざまな器官の状態に関する信号、そして特定の外的環境に対してその状態を変化させるための手段だった。自律神経系がまさにそれを、すなわち、内臓の変化を知らせるための入力系ネットワークと、それらの内臓に対する運動指令のための出力系ネットワークを提供した。その後、ついには手や音声器官を制御する、もっと複雑な形態の運動反応が進化した。この後者の反応には、末梢の運動システムがじょじょに、しかも複雑に分化することが必要だった。それによってはじめて細かい筋肉や関節の動きを制御できるようになり、また触覚、温度、痛み、関節の位置、筋肉収縮の度合い、などを信号にして知らせることができるようになった。

前に記したように、背景的状態と情動的状態を構築する上で内臓的要素は筋骨格よりいくぶん重要ではあるが、ソマティック・マーカーという概念が包摂しているのは、内臓と筋骨格双方における変化を含む、神経的信号と化学的信号により引き起こされる身体状態の全変化である。ソマティック・マーカー仮説の実験的研究を開始するために、われわれはこの広大な変化のパノラマから何か特徴的な側面を選択しなければならなかったが、手始めに自律神経系の反応を調べることは意味のあることだった。つまるところ、われわれがある情動に特有の身体状態を生み出すとき、それと同時に活性化される重要な化学的ルートはあるものの、たぶん自律神経系は身体中の生理学的パラメータに適切な変化を実現する要である。

研究室で研究できる自律神経系の反応の中でもっとも有用なものは、おそらく皮膚伝導反応だろう。引き出すことが容易で信頼性があり、心理生理学者によりこれまでさまざまな年齢、さまざまな文化の健常者において徹底的に研究されている(ほかにも、心拍数や皮膚の温度など、多くの反応が研究されている)。皮膚伝導反応は、皮膚とポリグラフにつながった一対の電極を使うことで、被験者に痛みや不快感を与えることなく記録できる。この反応の原理は以下のごとくである。特定の知覚認識や思考のあとわれわれの身体が変化しはじめ、それと関連した身体状態(たとえば、特定の情動に対する身体状態)がもたらされはじめると、自律神経系が皮膚の汗腺中の分泌液を微妙に増加させる。その増加は通常ごく微量だから、裸眼にも、あるいは皮膚の中の神経感覚器官にも感知されないほどだが、電気抵抗を減少させるには十分な量である。そこで実験者は、その反応を測定するために、皮膚にとりつけた二つの電極のあいだに低電圧の電流を通じる。皮膚伝導反応は電流量の変化からなり、その反応は時間とともに上昇、下降する波として記録される。波の振幅はマイクロジーメンス〔ジーメンスは導電率の単位〕で測定でき、また特定の刺激との関連で生じる反応の周波数を任意の時間間隔に対して測定することもできる。

皮膚伝導反応はいまや心理生理学の研究の基本的要素になっているし、またいわゆるウソ発見検査では、実際的だがしばしば物議を醸す役割をはたしてきている。その目的は明らかにわれわれの実験の目的とはちがう。ウソ発見検査の目的は、被験者をだまし、被験者がつい皮膚伝導反応を生じてしまうような特定の物や人に関する知識を否定させて、被験者がウソをついているかどうかを判断しようというものだ。

われわれの研究では、第一に、エリオットのような患者たちが依然として皮膚伝導反応を生み出せるかどうかを知りたかった。彼らの脳はいまでも身体状態の変化を誘発できるのか？　この問題に答えるために、われわれは前頭葉を損傷している患者を、複数の健常者と、そして脳のほかの部位を損傷している複数の患者と、比較した。これらは、つねに皮膚伝導反応を引き出すことがわかっている条件下で、つまり、皮膚伝導反応に対する神経装置の正常性を示唆する条件下で比較された。そのような条件の一つに「驚愕」がある。たとえば被験者を拍手のような不意の音で驚かしたり、すばやく明滅するストロボライトが生み出す不意の眩しい光で驚かしたりする。皮膚伝導機構の正常性の信頼できるインジケータとして、ほかに深呼吸のような単純な生理学的動作もある。

前頭葉を損傷しているわれわれの被験者全員が、このような実験条件下で、健常者や前頭葉を損傷していない患者と同じように皮膚伝導反応を引き起こすことができることを検証するのに、さして時間はかからなかった。言い換えると、前頭葉を損傷している患者にあっては、皮膚伝導反応を引き起こす神経装置に関して重要なものは何も損なわれていないようだった。

つぎにわれわれは、前頭葉を損傷している患者が、情動的内容の評価を要する刺激に対して皮膚伝導反応を生み出すかどうかを知りたかった。なぜこれが関係する問題だったのか？　それは、エリオットのような患者は情動の経験に障害があったからであり、また、健常者を対象としたそれまでの研究から、われわれが強い情動的内容をもつ刺激にさらされると、それによりまちがいなく強い皮膚伝導反応がもたらされることがわかっていたからだ。たとえば恐怖の情景や肉体的苦痛の情景を目の当たりにしたり、そういった写真を見たり、性的にあからさまな写真や絵画を目にしたりすると、われわれはそういう反応を生み出す。皮膚伝導反応というのは、もし完全に展開されれば知覚し得る興奮や刺激の感覚――人によっては、鳥肌――をわれわれにもたらすであろう身体状態の微妙で知覚し得ない一部、と考えることができる。しかし、皮膚伝導の変化はあくまで身体状態反応の一部にすぎないから、こうした変化が起きても、それは必ずしもあなたが最終的に顕著な身体状態の変化を知覚することを保証してはいないということを知っておくことが重要だ。ただし、こうは言えるだろう。もしあなたに皮膚伝導反応がなければ、あなたがある情動に特有の意識的身体状態をもつことはありそうにない。

　われわれは前頭葉を損傷している患者と、健常者および前頭葉を損傷していない患者とが、相互に比較できるような実験を準備した。その際、すべての被験者の年齢と教育レベルが合致するように留意した。被験者は、ポリグラフにつながれた状態で、ゆったり椅子に座り、何も語らず、何もせず、投影される一連のスライドを眺めることになっていた。スライドの多くは有名な景色や抽象的なパターンを提示するごくごく平凡なものだったが、ときおりランダムに、不安を煽るような映像が出てくるようになっていた。スライドは数百あり、実験はそれらすべてがなくなるまでつづいた。被験者はスライドの投影がはじまる前にこう言われていた。あとの面接で、何を見たか、それについてどのように感じたか、またいくつかの特定のスライドに関しては、それらが実験中いつ提示されたかも尋ねられるので、集中しているように」と。

　結果は明白そのものだった。[1] 前頭葉を損傷していない被験者——つまり、健常者および前頭葉に影響しない脳損傷を有する患者——は、不安を煽るような写真に対してはかなりの皮膚伝導反応を生じたが、平凡な写真にはそうではなかった。これとは対照的に、前頭葉を損傷している患者は少しの皮膚伝導反応も生じなかった。彼らの記録は平坦だった(図9-1参照)。

　われわれは一気に結論へと跳ぶ前に、写真の内容と被験者を変えて実験を繰り返すこと、日を変えて同じ被験者で実験を繰り返すことをきめた。だがこういった操作によっても結

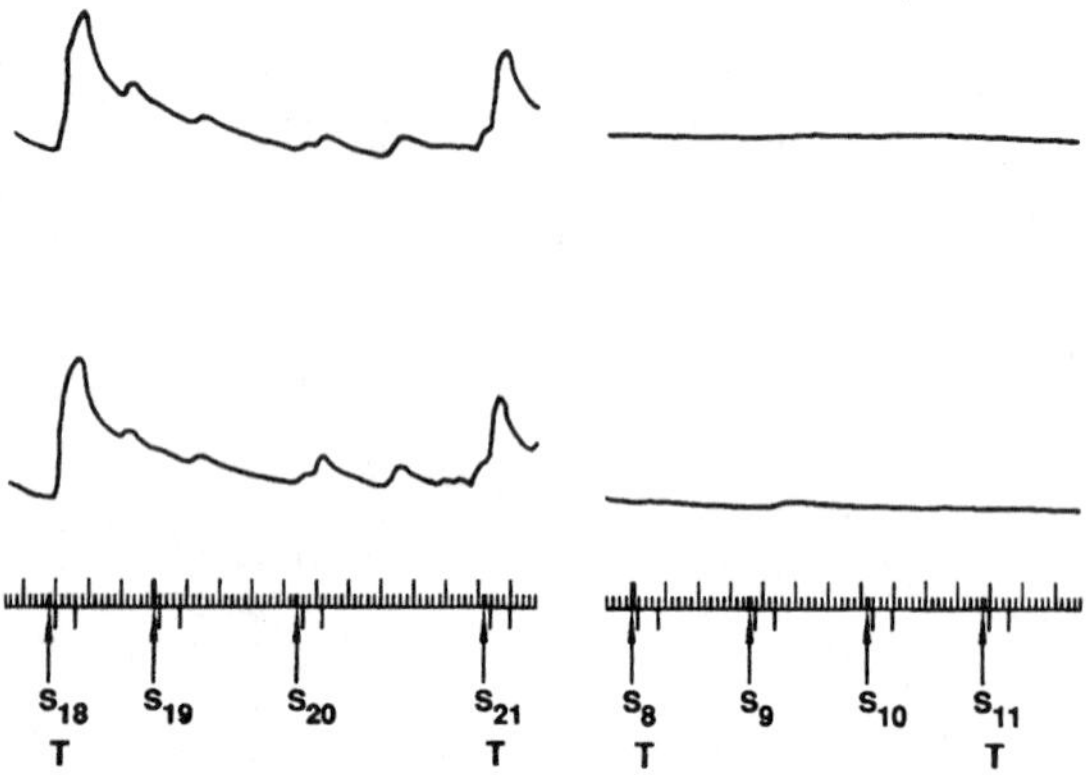

A　健常被験者　　　　B　前頭葉損傷患者

図9－1　Aは対照群である健常被験者の皮膚伝導反応、Bは前頭葉に損傷を有する患者の皮膚伝導反応。これらは彼らが一連のスライド写真を眺めたときのものである。これらのスライドのうち何枚かは強い情動的な内容で、それらはこの図で、刺激番号とともに「ターゲット」を意味するTを付して区別してある（たとえばS_{18}T）。健常被験者は「情動的な」イメージを見た直後に大きな反応が生じるが、ニュートラルなイメージを見たあとにはそれがない。前頭葉損傷患者はどちらに対しても反応しない。

果に変化はなかった。何度繰り返しても、前述のような受け身的状況下においては、不安を煽るようなスライドに対して皮膚伝導反応を生じないのはいつも前頭葉を損傷している被験者だった。にもかかわらず、彼らは、そのあとでそういったスライドの中身を詳細に話すことができたばかりか、いくつかのスライドに関して、それらが投影された順番を思い起こすことさえできた。彼らは、彼らが目にしたスライドの恐怖を、嫌悪を、悲しさを言葉で説明することができたし、ある特定の写真と別の写真との時間的な関係、つまり、その写真がどれほど早く登場したか遅く登場したかを言うこともできた。これらの被験者がスライドショーに注意を向けていたこと、スライドの画像の内容を理解していたこと、画像に提示されている諸概念がさまざまなレベルで被験者に理解されていたこと——彼らはスライドが何を描写しているか（たとえば殺人があったということ）をわかっていただけでなく、その殺人の見せ方に恐怖の要素があるとか、犠牲者は気の毒であり、そのような状況が起きたことは遺憾である、ということもわかっていた——に疑問の余地はなかった。言い換えると、ある特定の刺激が、前頭葉を損傷している被験者たちの心に、その刺激の中に提示されている状況と関連した知識を十分なまでに喚起していたのである。にもかかわらず、対照被験者とはちがって、前頭葉を損傷している患者たちは皮膚伝導反応を示さなかった。対照被験者との差の分析から、その差はきわめて示唆的であることが明らかになった。

この実験のまさに第一回目の面接のうちの一つで、ある患者がごく自然に、しかも完全な洞察力をもって、皮膚伝導反応などより重要なことが見過ごされているとわれわれに言った。すべての写真を見たあと、それらの内容が不安を煽るものであることに気づいていたけれども、自分自身は不安にはならなかったと彼は言った。この思いがけない事実の重要性を考えてほしい。これらの写真の明白な意味も、その写真が示唆する情動的意味も認識している一人の人間がいる。しかし彼はその示唆的な意味に関して、彼が昔感じていたようには――そしてたぶん感じる「はず」だったように――「感じない」ことも気づいている。そしてその患者が、きわめて率直にわれわれにこう言っている。もはや自分の肉体はこうした話に、かつてそうであったようには反応しない、と。どういうわけか〈わかることは必ずしも感じることを意味しない〉、わかっていればそれで何か具体的に感じるはずだとわかっていてもそうはならない、と。

一貫して皮膚伝導反応が見られないという事実。そして、感情の欠如に関する前頭葉損傷患者自身の証言。われわれは他のどんな結果よりもこの二つから、ソマティック・マーカー仮説が研究に値するものであることを確信した。実際、こうした患者のほかのすべての知識は利用可能であるのに、「特定の事実」と「それに対する情動反応を再現するメカニズム」とを組み合わせる傾性的知識だけがそうではないかのようだった。そのような自動化された結びつきがなければ、たとえ事実に関する知識を内的に呼び起こすことはできても、身体状態を、少なくとも患者自身が意識できるような身体状態を、生み出すことはできないだろう。事実に関する豊富な知識を利用できても、ある種の感情を、言い換えれば、呼び起こされた事実に関する知識に対して身体がどのように振る舞うべきかという「知識」を、患者は利用できないだろう。またこれらの患者は以前は正常だったから、その全体的な心の状態がかつてのような状態にないことを、何かが欠けていることを認識することができた。

全体として、われわれはこの皮膚伝導反応実験により、すでにわれわれがこれらの患者に認めていた情動的共鳴の目に見える衰退と、彼ら自身が感じ取っている感情の衰退とに対する測定可能な生理学的等価物を手にしたということである。

危険を冒す――ギャンブル実験

ソマティック・マーカー仮説を検証するためのもう一つのアプローチとして、われわれは博士課程を修了した研究生のアントワーン・ベシャーラが考案したものを利用した。すべての研究者がそうであるように、大半の神経心理学的実験の人工的不自然さに不満を感じていたベシャーラは、できるかぎり日常的な方法で意志決定行為を評価できないかと思案した。彼が発案し、ハナ・ダマシオとスティーヴン・アンダーソンの協力によってより洗練されたものになったこの独創的な実験は、案の定、いまやわれわれの実験室では「ギャンブル実験」として知られるようになっている[2]。全体的にこの実験のセッティングは華やかで、他の大半の同種の退屈な実験とは大らがいである。健常者も患者も楽しめ、実験の性格上、愉快なエピソードにこと欠かない。思い出されるのは、どんぐり眼で長い顎の、ある高名な訪問者が、実験が進行中の研究室の傍らを歩いてから私の部屋にくるなり、小声でこう言ったものだ。「ここでギャンブルをやっている者がおるぞ！」。

その基本的な実験では「プレーヤー」として知られる被験者が、A、B、C、Dとラベルづけされた四組のカードの前に座る。プレーヤーは二〇〇〇ドル（模造紙幣だが本物のように見える）の融資を受ける。これからしようとしているゲームの目的は、資金の持ち出しをできるだけ少なくしながら、できるだけ多くの副収入を得ることであると教えられる。このゲームでは、実験者が終わりと言うまで、一度に一枚、四組のうちのいずれかからカードをめくっていく。したがってプレーヤーは合計何枚カードをめくるとゲームが終わるかを知らない。プレーヤーはまた、どのカードをめくってもなにがしかの額の金は入るが、ときおり、カードをめくると金も入るがなにがしかの額の金を実験者に支払わねばならないことになる、と教えられる。任意のカードの収益や損失の額、それらのカードがどの組とつながっているか、それらのカードはどういう順番であらわれるか、といったことは、最初はわからない。一枚のカードで稼ぐ額、失う額は、カードをめくってはじめてわかる。プレーヤーへの指示はこれだけだ。ある時点でどれだけ得しているか、損しているかの勘定書は明らかにされず、また被験者はメモをとることを許されていない。

じつは、組A、Bのカードはどれをめくっても一〇〇ドルという結構な金になり、C、Dのカードはどれをめくっても五〇ドルにしかならない。またカードがどんどんめくられていくと、まったく不意に、組A、B（一〇〇ドルが手に入る組）の何枚かのカードが、ときには一二五〇ドルという高額の支払いをプレーヤーに要求する。同様に、組C、D（五〇ドルが手に入る組）の何枚かのカードも支払いを要求するが、額はずっと小さく、平均して一〇〇ドル以下だ。これらの内密の規則はけっして変化しない。そしてプレーヤーにはまったく知らされぬまま、一〇〇枚めくるとゲームは終了する。ゲーム開始時点で何が起きるかをプレーヤーは予想できないし、ゲームが進行しているとき得失の正確な勘定を心に留めておくこともできない。われわれが生きるための、そして適応的な将来を築くための知識の多くが、経験の蓄積とともに少しずつ得られるようになっているこの世の中がそうであるように、このゲームでも不確かさが支配している。われわれの知識は――そしてプレーヤーの知識は――われわれが相互作用している世界と、われわれの有機体に固有のバイアス、たとえば、損失より利益、罰より報酬、高いリスクより低いリスクといった好みの双方によって形成される。

この実験でごく普通の人間がすることは興味深い。彼らは、パターンや手がかりを求めて、まず四つの組すべてをめくる。そしてたいてい、たぶんA、Bのカードをめくると高い報酬が得られるという経験に魅せられて、はじめのうちは組A、Dを好む。しかしじょじょに、はじめの三〇回以内に、好みを組C、Dに変えてしまう。そして概して言えば、彼らはゲームが終わるまでこの戦略に固執する。危険を冒すのが好きな自称ハイリスクのプレーヤーならときおりAやBをめくることもあるだろうが、結局は外見的により賢明な道へと戻っていく。

プレーヤーは正確な得失計算をすることはできない。しかし少しずつ、ある組——つまり、AとB——が他の組より「危険」であると勘を働かせるようになる。つまり、彼らは、組C、Dのカードはペナルティが小さいから、実入りは少なくてもC、Dを選ぶほうが結局は得をすることを直観的に知ると言ってよいだろう。私はこの意識的な勘の前に、各回の結果の予測を徐々に体系化し、はじめは小声で、しかしやがて声高に、もしある動きが実際になされると罰（あるいは報酬）に当たるぞ、とプレーヤーに教えていく無意識のプロセスがあるのだと思う。要するに、それは完全に意識的なプロセスの問題でもないし、完全に無意識のプロセスの問題でもない。ほどよく脳の意志決定が機能するには、両者のプロセスが必要であるように思える。

前頭前腹内側部を損傷している患者たちのこの実験での振る舞いには、教えられることがきわめて多かった。彼らがこのカードゲームでしたことは、脳損傷を蒙って以来彼らがしばしば実生活でしてきたことと類似し、脳損傷以前にしていたであろうこととは相違していた。彼らの振る舞いは健常者のそれとは正反対だった。

はじめに普通の試しめくりをしたあと、前頭葉損傷患者たちは一貫して組A、Bのカードをより多めに、組C、Dのカードをより少なめにめくった。組A、Bのカードをめくれば受け取る金は大きいが、支払わねばならないペナルティがあまりにも大きいから、彼らはゲーム半ばで破産し、実験者から新たな借金をしなければならなかった。このゲームをしたエリオットの場合、こうした振る舞いがとくに注目される。なぜなら、エリオットはいまでもおのれを「保守的で、危険を冒さない人間」と見ているからであり、また、自分自身を「危険を冒す人間」、「ギャンブラー」と評する健常被験者たちが、エリオットとは大ちがいで、ひじょうに賢く振る舞っていたからである。さらに、ゲームが終わったとき、エリオットはどの組がよく、どの組が悪いかを知っていた。ところが数カ月後、カードし組の名称を変えて同じ実験を繰り返したときのエリオットの振る舞いは、それまで過ちばかり起こしてきた実生活でのそれと、少しも変わらなかった。

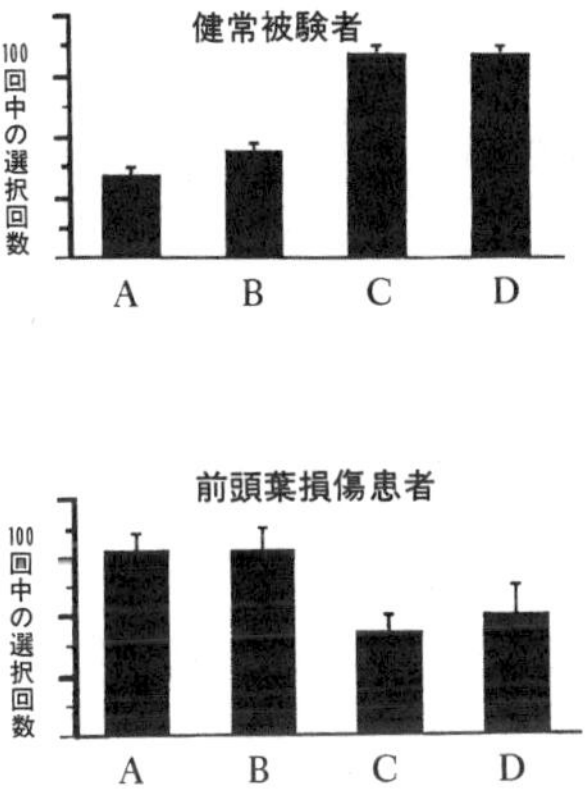

図９－２　この棒グラフはカードの各組に賭けられた回数を示している。健常被験者はＣとＤの組を好んでいるが、前頭葉損傷患者の好みは正反対である。このちがいは重要である。

これはフィネアス・ゲージのあの実生活における問題含みの選択とよく似たものを最初に評価した科学的実験である。行動や損傷がエリオットのそれと類似している前頭葉損傷患者は、この実験でエリオットと同じようなパターンで振る舞っている。

ほかの実験が失敗する中、なぜこの実験はうまくいくのか？　たぶん実生活にひじょうに似ているからだろう。実験はリアルタイムでなされ、また普通のカードゲームに似ている。それは罰と報酬の要素をもち、あからさまに金銭的価値を含んでいる。被験者は優勢を得ようとして引き込まれる。リスクがある。選択はできるが、いつ、どのように、何を選ぶかはわからない。それは不確かさに満ちており、その不確かさを最小にする唯一の方法は、正確な計算が不可能なのだから、勘を働かすこと、すなわち、あらゆる可能な手段を使って蓋然性を評価することだ。

この振る舞いの背後にある神経心理学的メカニズムは興味深く、とくに前頭葉を損傷している患者に対するものはそうだ。明らかにエリオットはこの実験において、完全に集中し、かつ協力的に関わり、結果に興味をもっていた。じつを言えば、彼は勝ちたかった。では、なぜあれほどみじめな選択をしたのか？　彼のほかの行動に関して言えば、状況に対する知識不足も理解不足も見られない。ゲームが進行しているとき、選択のための前提はつねに想起される状態にあった。一〇〇〇ドル負けたとき、そのペナルティを実験者に払っているのだから、エリオットはその前提を認識していた。それでいながら彼はあくまで一〇〇ドルが手に入るカードの組を選択しつづけ、ペナルティを課せられるたびに損をした。ゲームを継続するために記憶に余計な負荷がかかった、などと言うことはできない。なぜなら連続する悲惨な（あるいは好ましい）結果が、繰り返し明らかになっていたからだ。損失が蓄積すると、エリオットや前頭葉を損傷している他の患者たちは借金せざるを得なくなった。このことは彼らのやり方がうまくないことを示す明白な証拠だった。にもかかわらず、彼らは、それまでにこの実験で観察された他のすべての被験者（この中には、前頭葉とは別の部位を損傷している何人かの患者が含まれる）よりも長い時間、もっとも不利な選択に固執した。

脳のほかの部位——たとえば前頭前部からはずれた部位——に大きな損傷を有する患者の場合、目が見えれば、そしてゲームについての指示を理解できるなら、健常者と同じようにこのギャンブル・ゲームをすることができる。このことは言語障害の患者にも言える。左側頭葉皮質の機能不全による重篤な呼称障害をもつ女性患者は、片言の失語症的言い回しで、何がなんだかさっぱりわからないと大声で不安を述べながら、ゲームをやり通した。しかし彼女の成績は完全だった。彼女の完全無欠の合理性が彼女に仕向けた選択を、彼女はたじろぐことなく選んだのである。

前頭葉を損傷している被験者の頭の中でいったい何が起きていたのだろうか？　考えられる代替メカニズムをいくつか列挙したのが以下である。

1　もはや彼らは健常者のように罰に敏感ではなく、報酬によってのみコントロールされている。

2　いまや彼らは報酬にあまりにも敏感で、報酬が存在しさえすれば罰を見過ごしてしまう。

3　彼らは依然として罰にも報酬にも敏感だが、罰も報酬も、将来結果の予測を自動的にマーキングしたり維持展開したりすることに少しも貢献せず、その結果、ただちに報酬が入るオプションが好まれる。

これらの可能性を仕分けするために、アントワーン・ベシャーラは報酬と罰の手順を逆さまにした別の実験をおこなった。つまり、カードをめくるごとに、大きな支払い、あるいはそれほどでもない支払いという形で、まず罰が出て、何枚かカードをめくるたびに報酬がぱらぱらと出るようにした。また最初のゲームの場合と同じように、二組のカードからは利益が、別の二組からは損失がもたらされるようにした。この新しい実験でエリオットは健常者と同じようにかなりうまく振る舞い、他の前頭葉患者も同じだった。つまり、エリオットや他の前頭葉損傷患者が罰に対して単に鈍感であるとする考え方は正しいものではないということである。

罰に鈍感という仮説に対してわれわれが提示した別の反証は、最初の実験での患者の行動の定性分析によるものだった。その分析から、患者たちはペナルティを支払った直後は健常者と同じようにその悪いカードが出てきた組を避けているが、健常者とはちがい、その後ふたたび悪い組に戻ることが明らかになった。このことも、前頭葉損傷患者が罰に対して依然として敏感であることを示唆している。どうも罰の効果がそう長くはつづかないのは、たぶんそれが将来展望に関する系統的予測装置と結びつかないからだろう。

近視眼的将来

第三の仮説に要約したメカニズムなら、外部観察者には、患者たちが将来よりも現在にずっと関心をもっているように見えるはずだ。将来予測のマーキングまたは維持された展開を剝ぎ取られているので、これらの患者は主として目前の展望にコントロールされ、将来に対しては鈍感に見える。このことは、前頭葉を損傷している患者においては、将来より現在に目を向けようとする正常とも言える基本的傾向がひどく誇張されていることを示唆している。だが、社会的に適応している健常者においては、とくに問題が個人に関係するような状況ではその傾向が抑制されるのに対し、前頭葉患者においてはその傾向の度合いがひじょうに強くなり、彼らは簡単に屈してしまう。この患者たちの苦境を「近視眼的将来」と言ってもよいかもしれない。これはアルコールやドラッグの影響を受けている人間の行動を説明するために提案されている概念で、酩酊によりわれわれの将来展望が極度に狭められ、現在以外はほとんど何も明快に処理されないということである。[3]

これらの患者の損傷の帰結は、教育や社会化によって彼らの脳がそれまでに獲得したものの放棄、と結論づけることができるかもしれない。人間のもっとも際立った特徴の一つは、目前の結果より将来の展望によって誘導されるようになる能力であり、われわれはそれを幼少期に獲得しはじめる。しかし前頭葉患者の場合、脳損傷によって、それまでに蓄積されたそうした誘導と関係する知識の貯蔵庫だけでなく、新しい同種の知識を獲得する能力までもが損なわれる。この悲劇の唯一の救いは、脳損傷に関してはしばしばあることだが、科学のためにそれが開く窓だ。その窓をとおして、失われてしまったプロセスの本質に対してなにがしかの洞察が得られる可能性がある。

われわれは問題をもたらす損傷がどこにあるかを知っている。われわれはそうした損傷部位に含まれる神経システムについてなにがしか知っている。しかしそれが破壊されると、将来的帰結が、意志決定において突然影響力をもたなくなるのはなぜだろうか？　そのプロセスを要素に分解すると、さまざまな可能性が見えてくる。

将来のシナリオを構成しているイメージが弱く、不安定である、ということかもしれない。それらのイメージは活性化されるものの、どういうわけか意識の中であまり長くは維持されないので、しかるべき推論戦略においてそれらが役割をはたせない。将来のイメージに関するかぎり、このことは、神経心理学的には、ワーキングメモリと注意が（あるいは、ワーキングメモリか注意かが）うまく機能していない、と言うことと同じである。そのイメージが身体状態に関するものであれ、身体外の事実に関するものであれ、この説明は成立する。

もう一つはソマティック・マーカーの概念を使った説明だ。たとえ将来の帰結のイメージが安定していても、前頭前皮質に損傷があると、(身体ループまたは「あたかも」ループによる)関連する身体状態信号の誘発が妨げられ、その結果、もはや適切な将来のシナリオがマークされなくなる。そのシナリオの意味が明白でないから、意志決定のプロセスへのその作用は無になるか、目前の展望の重要性に簡単に打ち負かされてしまう。この説明をもう一歩進め、失われるのは将来の結果の重要性を自動的に予測するメカニズムであると言うこともできるだろう。前述のギャンブル実験に参加している健常被験者の場合は、カードの組によって罰と報酬の比率が異なっているという事実に繰り返しさらされたことで、その重要性が獲得されたのだろう。言い換えると、脳はA、B、C、Dそれぞれの組とよし悪しの程度を関連づける。その基本的なプロセスは無意識的であり、ネガティブな状態の頻度と量を天秤にかけている。この密かな、そして無意識の推論手段に対する神経的発現が、バイアスをかける身体状態である。そして前頭葉を損傷している患者においては、そのようなプロセスがいっさい起きていないようである。

現在私はこの二つの可能性を結びつけて考えている。関連する身体状態の活性化は本質的に重要な要素である。しかし私はまた、身体状態のメカニズムは、将来のシナリオに関するワーキングメモリと注意を維持し、最適化するブースターとして機能しているとも考えている。要するに、もしソマティック・マーカーのようなものがあなたに備わっていなければ、あなたは自分の心と他人の心に対する適切な「理論」をつくることも使うこともできないということである。

将来を予測する——生理学的相関物

このギャンブル実験に対する当然とも言える確認実験が、ハナ・ダマシオによって提案された。ギャンブル実験をおこなっているあいだ、健常被験者と前頭葉を損傷している被験者双方の皮膚伝導反応を測定するというのが彼女のアイディアだった。患者は健常者とどのように振る舞いが異なっているのか？

アントワーン・ベシャーラとダニエル・トラネルは、患者と健常被験者にポリグラフにつながれた状態でカードゲームをしてもらい、この問いに対する研究に着手した。かくして二組のデータが得られた。被験者がゲームをつづけながらおこなう連続的な選択のデータ、そしてそのプロセスで生み出される連続的な皮膚伝導反応特性のデータである。

最初の一群の結果から注目すべき事実が明らかになった。健常者も前頭葉患者もカードをめくって報酬か罰が出るたびに皮膚伝導反応を生じた。つまり、金銭的報酬を手にするか、ペナルティを支払わねばならなくなると、二、三秒以内に、健常者も前頭葉患者もそれなりに動揺し、その後皮膚伝導反応を生じた。これは重要なことである。なぜなら、それは、別の条件ではだめでもある種の条件では患者たちが皮膚伝導反応を生じ得ることを再度示しているからだ。明らかに患者たちはいま起きている刺激――光、音、損失、利益――には反応するが、たとえきっかけが刺激と関係する何かの心的表象であっても「直接知覚」で利用できないものなら、反応しない。一見、患者たちのこの苦境を「見えざるもの、心になし」と表現できるかもしれないし、パトリシア・ゴールドマン＝ラキックは、前頭葉背外側部の機能障害によってもたらされるワーキングメモリ障害をそう適切に表現している。しかしこれらの患者の場合、「見えざるもの」も「依然として心にある」のであって、単にそれが問題ではないということだ。たぶんわれわれの患者に対するより適切な表現は、「見えざるもの心にあれど、気にかけず」ということだろう。

　何枚かカードをめくってゲームを進めていくうちに、健常被験者に、これまたきわめて興味深いことが起こりはじめた。彼らが悪い組からカードを選ぶ直前、つまり、実験者が悪いと知っている組からカードをとることを彼らが熟慮しているとき、あるいは熟慮し終わったとき、皮膚伝導反応が生み出され、その強さはゲームの進行とともに増加したのである。言い換えると、健常被験者の脳は徐々に悪い結果を予測するようになっていて、カードをめくる前に、特定の組の相対的な悪さを知らせていたのである[4]。

　健常被験者はゲーム開始時点ではこういった反応を示さなかったという事実。その反応は時間をかけて経験から得られているという事実。またその反応の強さは、ネガティブな経験とポジティブな経験が蓄積されるにしたがって大きくなっていったという事実。これらはすべて、そのとき健常被験者の脳が状況に関して何か重要なことを学びつつあって、その先の未来にとってよくなさそうなことを、前触れという形で知らせようとしていたことを強く示唆している。

健常被験者のこうした反応が興味深いとすれば、前頭葉を損傷している患者たちの記録にわれわれが目にしたものはなおのこと興味深かった。〈彼ら患者たちはいっさい前触れ的反応を示さなかった〉のである。彼らの脳がネガティブな将来結果に対する予測を発達させつつあるという徴候はいっさいなかった。

たぶんほかのどの結果よりもこの結果が、これらの患者における苦しみと、その根底にある神経病理の重要な部分を例証している。何を避けるか、何を好むかを学習できるようにしている神経システムが機能不全になっているのであり、新しい状況に適した反応を彼らは生み出すことができないのだ。

われわれのギャンブル実験においてネガティブな将来結果の予測がどのようにつくりあげられるのかは、まだわからない。被験者がカードの各組について、よい、悪い、の認知的評価をし、その勘を「悪い」を意味する身体状態と自動的に結びつける、すると今度はその身体状態が警告信号として作用しはじめる、ということだろうか。この場合、推論、すなわち認知的評価が身体信号に先行しているが、身体信号は依然として重要な要素である。なぜなら、たとえ患者たちはどの組が悪く、どの組がよいかがわかっていても、彼らが「正常に」ことを運べないことをわれわれは知っているからだ。

しかし、もう一つ別の可能性がある。それは、ある密かな非意識的評価が認知的プロセスに先行して起こると仮定することだ。前頭前ネットワークが、報酬や罰のあとに経験される悪い身体状態とよい身体状態の頻度をもとに、各組の、よい、悪い、の比率に注意を向ける。この自動的な仕分けに助けられ、被験者は各組の、よい、悪い、について「考えるように仕向けられる」。つまり、このゲームの理論へと導かれる。基本的な身体調節システムが、意識的、認知的なプロセスに対する基盤を用意するのだ。そのような準備なしには、何がよくて何が悪いかという認識はけっして生まれないか、生まれてもあまりにも遅すぎるし、あまりにもわずかだろう。

第10章　身体志向の脳

身体がなければ心もない

「いまや彼の体は脳の一部になった」。ドロシー・パーカー〔アメリカの作家、映画のシナリオライター、一八九三―一九六七〕はいくつも有名な警句を残しているが、これはその中でほとんど世に知られていない警句の一つである。ミス・パーカーの自由奔放なウィットは神経生物学とは何の関係もなかったろうし、彼女がウィリアム・ジェームズを引き合いに出していたわけでもないだろうし、またまちがいなく身体にこだわってきた言語学者ジョージ・レイコフや哲学者マーク・ジョンソンのことを耳にしていたわけでもないだろう(1)。しかし彼女のこの警句は、身体志向の脳についての私の話にいまや食傷気味の読者にとって、なにがしかの気分転換にはなるかもしれない。以下の頁では、もう一度、身体が心の基本的な参照基準になっているという考え方に戻ってみようと思う。

こんなことを想像して欲しい。どこでもいいのだが、いまも歩いて帰宅するような都市があって、夜中の一二時頃、あなたは独りで歩いて帰宅しているとしよう。そしてあなたは突然、つかず離れずのところを誰かがしつこくつけてくることに気づく。常識的な説明では、起きることはこうだ。まずあなたの脳がその恐怖を察知する。二、三の反応オプションを呼び起こす。一つを選択する。それに従って機能する。かくしてリスクを減らす、あるいは除去する。しかし、すでに情動に関する議論で見てきたように、ことはそれ以上に複雑である。まず脳の神経的ならびに化学的反応が、組織(ティシュー)と全器官の機能の仕方に大きな変化をもたらす。有機体全体のエネルギー利用率や代謝率、そして免疫システムの状態が変化する。有機体の全体的な生化学的特性が急速に変動し、頭、胴、四肢を動かす骨格筋が収縮する。そしてこれらすべての変化に関する信号が、神経ルートを介して、あるいは血流中の化学的ルートを介して、脳に戻ってくる。その結果、刻々と連続的に変化してきた純身体の状態が、中枢神経系のさまざまな部位に、神経的、化学的に影響する。結局、脳に危険(あるいはそれに類似する刺激的状況)を感知させると、有機体の限られた部位においてだけでなく、有機体全体において、平常状態からの大きなずれが起こる(「局所的」変化、ならびに「全体的」変化)。そしてもっとも重要なことは、これらの変化が脳と身体の〈双方に〉起きているという事実である。

　今日こうした複雑な循環的相互作用の例が数多く知られているにもかかわらず、身体と脳はたいてい構造的にも機能的にも分離したものとみなされている。環境と相互作用するのは身体だけ脳だけというのではなく有機体全体であるという考え方は、たとえ考慮されても割り引かれるのがしばしばだ。しかしわれわれが見たり、聞いたり、触ったり、味わったり、嗅いだりするとき、身体と脳の〈双方が〉環境との相互作用に関わっているのである。

たとえば、お気に入りの風景を眺めている場合を考えてみよう。そのとき関係するのは網膜と脳の視覚皮質だけではない。はるかに多くのものが関係する。角膜は不動であるとしても、水晶体と虹彩は単に光を通すだけでなく、眼前の情景に応じてその大きさと形を調整する。眼球はいくつかの筋肉によって位置が定まり、効果的に対象を追うようになっており、また頭や首は最適な位置へ動いていく。もしこういった調整が生じなければ、見えるものはそれほど多くはないだろう。こういった調整はすべて、脳から身体へ向かう信号と、身体から脳へ向かう関連した信号に依存している。

ついで、その風景に関する信号が脳の内部で処理される。たとえば上丘のような皮質下構造が活性化される。初期感覚皮質、連合皮質のさまざまな部位、それらと相互に結びついている辺縁系が、同じように活性化される。そしてその風景と関連する知識がそういったさまざまな脳領域の中にある傾性的表象から内的に活性化されると、身体がプロセスに関わりはじめる。やがて内臓が、いまあなたが見ているイメージに、そしてそれとの関連でいまあなたの記憶が内的に生み出しているイメージに反応するようになる。最後に、目にした風景の記憶が形成される。その記憶は、先に述べたような有機体的変化の多くを神経的に記録するもので、その中には脳そのものに起きる変化もあるし（たとえば外界に対して構築されたイメージ、記憶から構築されたイメージ）、身体に起きる変化もある。

したがって環境を知覚するということは、脳に直接的画像を受け取らせるというのは論外としても、特定の刺激からの直接的信号を受け取らせるという単純な問題ではない。有機体はできるだけうまく外界と調和するように、積極的にそれ自身を変化させている。身体はけっして受動的ではない。たぶんこれと同じぐらい重要なことは、環境との相互作用の大半は恒常性（ホメオスタシス）を、すなわち機能的にバランスのとれた状態を維持する上で必要だから生じているということ。有機体は継続的に環境に〈働きかける〉。そうすれば、生存に必要な相互作用を手にすることができる（まず働きかけと探求があった）。さらにもしうまく危険を回避しなければならないとすれば、そして食物や異性や住処を探す際に効率的であらねばならないとすれば、有機体は環境を〈感じ取る〉（嗅ぐ、味わう、触れる、聞く、見る）ことが必要である。そうすれば、感じ取ったものに対し適切な行動をとることができる。知覚するとは、環境からの信号を受け取ることでもあるし、環境に働きかけることでもある。

心は一つの総体としての全有機体に由来するという考え方は、はじめは直観に反するもののように思えるかもしれない。最近、心の概念はかつて一七世紀にそれが占めていた天空の彼方から現在の住処である脳の中、あるいはその周辺へと移ってきた。少しは降りてきたが、まだお高い所にある。だから、生物進化、個体発生、現在の働きから見て、心それ自体は身体の相互作用に依存しているなどと言うと、それはあんまりだと思えるかもしれない。しかし待ってもらいたい。私が言っているのは、確かに心は神経回路の活動から生じている、しかしそうした回路の多くは有機体の機能的必要性により進化の中で形成されたということ、そして一つの正常な心が生じるのは、そうした回路が有機体の基本的表象を包含し、しかも有機体の状態を継続的にモニターするときだけだということ。要するに、自然環境と社会文化的環境からの刺激によってかき乱されたりそれらの環境に働きかけたりする有機体を、神経回路は継続的に表象している。もしそれらの表象の基本的内容が身体に根ざした有機体に関することでなければ、たとえわれわれがなにがしかの形態の心をもつとしても、それはわれわれがいまもっている心ではないだろう。

私は心が身体の中にあると言っているのではない。私が言っているのは、身体の脳への貢献は生命維持や調節作用だけではないということ。身体は正常な心の働きに欠くことのできない〈内容〉を提供している。

あなたが真夜中に歩いて帰宅する話に戻ろう。いまあなたの脳は恐怖を、つまりあなたをつけてくる人間を察知し、いくつかの複雑な生化学的、神経的連鎖反応にスイッチを入れた。この内なる映画のシナリオは純身体の中で書かれているものもあるし、脳それ自体に書かれているものもある。ただし、あなたが基本的な神経生理学や神経内分泌学の権威だとしても、脳の中で進行していることと身体で進行していることをきちんと区分けできるものではない。あなたはそれから、危険な状態に置かれている自分を、いまやひじょうに不安でたぶんもっと速く歩いたほうがよいと思っている自分を、そして――誰もが望むように――最終的には危険な状態から脱している自分を、知ることになる。この話の中の「自分」は首尾一貫したものだ。そしてじつはそれが、私が「自己（セルフ）」と呼ぶ（そう呼ぶのはもっとよい呼称がないからだ）きわめてリアルな心の構築物であり、その基礎はあなたの有機体全体の、すなわち純身体における、そして脳における活動にある。

　私が自己の神経的基盤にとって必要であると考えているものがどういうものか、その概略をこれから述べるが、いまただちに述べておかねばならないことは、自己とは繰り返し再構築される生物学的状態であって、進行していることをじっと見ているあなたの脳の内側の小さな人間、悪名高いあのホムンクルスではないということ。私がここで再度ホムンクルスに言及するのは、ただ、私がそういうものに頼ってはいないことを読者に知ってもらうためである。あなたの脳の中で見たり、考えたりしているようなホムンクルスをもちだしても何の助けにもならない。なぜなら、そのホムンクルスの脳の中にも見たり考えたりしている別のホムンクルスがいるのかと、当然の問いが限りなくつづくからだ。無限後退★という問題を提起するそういう特殊な説明は、何の説明にもなっていない。もう一つ指摘しておかねばならないことは、一つの自己、単一の自己をもつことは、われわれの脳のどこにもデカルト劇場はないとするデネットの考えと完全に合致する。脳の病によって複数の自己が生み出されていたり（たとえば多重人格障害で起こる）、一つの正常な自己が弱められていたり破壊されていたり（たとえば、ある種の病態失認症やある種の発作で起こる）といった場合は別として、まちがいなく各有機体には一つの自己がある。しかしわれわれの経験に主観性というものを授けているその自己は、われわれの心の中で起きているすべてのことに対する一人の中枢的な認識者（ノウワー）兼調査官（インスペクター）などではない。

★ 本当はこの問題を〈空間的〉無限後退と呼びたいところだ。というのは、真に厄介なことは、人形の中にまた人形という、ロシアの入れ子人形をつくることにあるという点を強調したいからだ。

自己という生物学的状態が生じるには、多数の脳システムと、これまた多数の身体システムが、全面的に機能していなければならない。もし脳信号を純身体に送るすべての神経をカットすれば身体状態は根本的に変化してしまうだろうし、その結果心も根本的に変化するだろう。身体から脳に向かう信号だけをカットしても、やはり心は変化するだろう。またたとえば脊髄損傷患者の場合がそうであるように、脳と身体の往来が部分的にブロックされても心の状態に変化が生じる。(2)

「桶の中の脳」として知られている哲学的な思考実験がある。想像上、脳を身体から切り離し、栄養剤を入れた容器で生きた状態を維持し、頭蓋骨の中に納まっていれば受けるはずの刺激を、そっくりそのままの仕方で、いまぶらぶらしている神経に加えるというものだ。(3) このような脳が正常な心的経験をするだろうと考える者もいる。さて、そうしたものを想像するために（そして、すべての思考実験を想像するために）要求される前提についての議論は脇に置くとして、私はこのような脳が正常な心をもつとは思わない。「運動場としての身体」へと〈外に〉向かっていく刺激は身体状態を更新したり修正したりできるが、その刺激がないとなれば、身体状態の誘発や調整は停止する。しかしその身体状態こそ、それが脳に戻って提示されたとき、私が、生きているという感覚の基盤とみなしているものを構成しているのだ。つぎのような議論があるかもしれない。ぶらぶらした神経のレベルで、インプット信号がまるで身体からきているかのようにインプットの内容を本物らしく真似することができれば、非身体的な脳も正常な心をもつのではないか、と。なるほど、それはするに値するなかなか興味深い実験だろうし、そういう状況でならその脳が実際に〈ある種の〉心をもつかもしれないと私は思う。しかしそのようなより手の込んだ実験がすることは身体の代用物をつくりあげることであり、したがって正常な心をもつ脳には結局「身体型のインプット」が必要であることを肯定することである。また、評価に関わっている脳によってそうした身体状態が誘発されるとき、それらの身体状態が呈する多様な形状にその「身体インプット」を本物のごとく合致させるなどは、見込み薄であるだろう。

要するに、状況を描写するためにあなたの脳が構築する表象と、状況への反応である系統立てられた動きは、脳 - 身体の相互作用に依存している。脳は化学的、神経的作用のもとで身体が変化するにつれ、身体の過渡的な表象を構築する。それらの表象には意識されないままのものもあるし、意識に上るものもある。同時に脳からの信号が、ある場合は意図的に、ある場合は活動がけっして直接意識の中に表象されることのない脳部位から自動的に、身体へ流れつづける。その結果、身体は再度変化し、それにともないあなたが身体に対して抱くイメージも変化する。

心的な事象は脳のニューロンの活動の結果ではあるが、そのニューロンがまず語るべき不可欠な話は、身体の図式(シェーマ)と作用の話である。

身体を最重要テーマとすることは進化にあてはまる。単純なものから複雑なものまで、これまで何百万年のあいだ、脳はまず、その脳を所有する有機体に関するものであった。より小さな規模では、それは個人としてのわれわれ一人ひとりの成長にもあてはまる。生まれたときにまず純身体の表象があり、その後、外界と関係する表象があった。さらにもっと小さな規模では、と言っても無視できないものだが、われわれがその瞬間の心を構築している**いま**にもあてはまる。

心は非身体的な脳からではなく一個の有機体から生じるとすることは、いくつかの仮定と両立する。

第一に、運動反応(動作)だけでなく心的反応(心の中のイメージ)も生み出すほど複雑な脳が進化で選択されたのは、おそらくそうした心的反応がつぎに記す一つまたはすべての手段で有機体の生存を強化したからだろう。外部状況に対するより優れた認識(たとえば、ある物体に関するより詳細な知覚、その物体のより正確な空間的位置づけ、等々)、運動反応の改善（たとえば、より正確にターゲットをヒットできるようになる）、そして、シナリオをイメージし、イメージした最善のシナリオの実現に通じる行動の計画による将来結果の予測。

第二に、〈志向された〉生存は一個の有機体全体の生存を目指していたから、志向する脳の原初的表象は純身体に関する、すなわち、身体の構造と機能の状態に関する、そしてその有機体が環境に反応するときの外的、内的作用に関するものでなければならなかった。基本的細部（ディテール）と〈現在の〉細目の双方における有機体の構造と生理を表象することなしに、有機体を調節し保護することは不可能だったろう。

心を発達させることはイメージとして意識され得る表象を生み出すことであり、有機体は心を発達させることで、ゲノムにおいては予見し得なかった環境状況への新しい適応法を獲得した。たぶんその適応性の基盤は、活動している身体のイメージ、つまり、環境に対して外的に（たとえば四肢を使って）そして内的に（すなわち内臓状態を調節して）反応している身体のイメージを、構築することからはじまった。

もし、脳が進化したのは何よりも純身体の生存を確保することだったとすれば、それを志す脳が登場したとき、それは身体を志向することからはじめたにちがいない。そして身体の生存を可能なかぎり効率的に確保するきわめて効率的な解決策を、自然は偶然見いだしたのではないかと思う。〈外界が純身体に引き起こす変化と関連させてその外界を表象する〉、つまり、有機体と環境のあいだの相互作用が起きるたびに身体の原初的表象を修正することでその環境を表象する、ということである。

では、この原初的表象はいったいどういうものでいったいどこにあるのか？　それはつぎのようなものを包含するものだと、私は考えている。

1　脳幹と視床下部における生化学的調節の状態に対する表象。

2　内臓の表象。頭部、胸部、腹部の器官だけでなく筋肉や皮膚も含まれる。皮膚は一つの器官として機能し、有機体の境界、つまり、われわれを一個のユニットとして取り囲む高性能の膜を構成している。

3　筋骨格構造とその潜在的な動きの表象。

すでに第4章と第7章に書いたように、これらの表象はいくつかの脳領域にまたがって分布しているので、それらはニューロン連結によって調整されなければならない。以下で説明するように、私は、皮膚と筋骨格構造の表象がその調整を確かなものにする上で重要な役割をはたしているのではないかと思っている。

われわれが皮膚について考えるとき最初に思い浮かべるものは、われわれが触覚によって外界物の形状、表面状態、温度などをいつでも構築できるようになっている、表を外に向けた一枚の大きな感覚のシートである。しかし皮膚はそんなものどころではない。まず、皮膚は恒常性調節の中心的要素である。皮膚は脳からのじかの自律神経信号と、多くの源からの化学信号によってコントロールされている。たとえば、われわれが赤面したり顔面蒼白になったりするとき、その赤面や蒼白はいわば「内臓としての」皮膚で起きているのであって、われわれが知っているタッチセンサーとしての皮膚においてではない。皮膚はその内臓的役割――皮膚は実質的に身体最大の内臓である――の中で、皮膚の中にある血管の直径を変えて体温を調節したり、イオンの変化をもたらすことで代謝を調節したりしている（たとえば汗をかくときがそうである）。やけどで人が死ぬのは、触覚の肝要な部分を喪失するからではなく、皮膚が不可欠な内臓であるからだ。

　私は、脳の体性感覚複合体、それもとくに人間における右半球のそれは、正中線部品（胴、首）、付属部品（四肢）、身体境界を含む「身体図（ボディ・シェーマ）」を参照することで、われわれの身体構造を表象しているのではないかと考えている。その場合、皮膚の表象は身体境界を意味するごく自然な手段であるだろう。なぜなら皮膚は、有機体内部とその有機体が相互作用している環境とに向けられた境界面（インターフェース）であるからだ。

　身体図と身体境界に根ざした有機体全体のこのダイナミックな地図は、脳の一領野においてではなく、時間的に調整された神経活動パターンにより、いくつかの領野において実現されるものだろう。脳幹や視床下部のレベルでの不鮮明に地図化された身体作用の表象（脳幹や視床下部では神経活動の地形図的構成化は必要最小限である）は、信号がはるかに地形図的に構成されている脳領域――島（とう）皮質、ならびにS_1、S_2として知られる体性感覚皮質――と結合しているだろう[4]。動く可能性をもつすべての身体部分に対する感覚的表象は、運動システム（その活動が筋肉活動を引き起こしている）のさまざまな部位、さまざまなレベルと結びついているだろう。言い換えると、私が考えているダイナミックな一連の地図は「体性感覚‐運動」的なものである。

先に述べたような構造が存在することは疑問の余地がない。しかしはたしてそれらが、私が言うように作用しているかどうか、私が考えているような役割をはたしているかどうか、それを断言することはできない。だが私の仮説を吟味することは可能である。たとえば、もしわれわれにこのような仕組みがないとすれば、身体のどこであれ、痛みや不快感がおおよそどこにあるかを、たとえいかに不正確であろうと言うことができなくなるだろう。あるいは長いあいだ立っているときの足の重み、あるいは腹部のむかつき、あるいはほぼ全身で感じる時差ボケのときの船酔い感や疲労感を、察知することができなくなるだろう。

さて、私の仮説が支持され得るものと仮定し、その意味するところをいくつか議論してみたい。はじめは、環境との相互作用の大半は身体境界内の〈一つの〉場所で起きるということ。なぜなら、いま関係しているのが触覚であれ他の感覚であれ、感覚器官は身体境界という広大な地図の一箇所に存在するからだ。したがって、ある有機体の、その外部環境との相互作用に関する信号は、おそらく全体的な身体境界地図を参照することで処理されている。一方、視覚のような特別な感覚は身体境界内の〈ある特別な場所で〉、この場合は眼で、処理される。

それゆえ、外界からの信号は〈二重〉である。あなたが見たり聞いたりするものは、「非身体的」信号としての視覚、聴覚という特別な感覚を喚起するだけでなく、その特別な感覚が入ってくる皮膚の場所に由来する「身体的」信号をも喚起する。つまり、特別な感覚が関わっているとき、それは二組の信号群を生み出す。第一は身体に由来し、その特別な感覚器官（見ているなら眼、聞いているなら耳）が存在する特別な場所から発しているもので、全身体を一つの機能地図としてダイナミックに表象する体性感覚運動複合体へと伝えられる。第二は、特別な感覚器官そのものに由来し、その感覚様式に適した感覚ユニット（見ているのであれば、初期視覚皮質や上丘がそれに含まれる）の中で表象されるものである。

このような仕組みは有用な帰結をもたらすだろう。あなたが何かを見るとき、あなたは見ているだけではない。あなたは〈自分の眼で何かを見ていると感じている〉。あなたの脳は、あなたの有機体が身体参照地図上の特別な場所（たとえば眼やそれを調節している筋肉）で関わっていることに関する信号と、網膜を刺激している視覚特性に関する信号とを処理しているのだ。

有機体が、物体に触れたり、風景を見たり、声を聞いたり、特定の経路にそって空間的に動いたりして得た知識は、かつては、活動中の身体を参照することで表象されたのだろう。つまり、最初は、触れる、見る、聞く、動くといったことそれ自体がなかった。そのかわりに、身体が触れた、見た、聞いた、動いたという〈身体の感覚〉があったのだ。

かなりの程度、こうした仕組みが維持されていただろう。実際、われわれの視覚を「見ているという身体の感覚」とすることは妥当である。われわれは額ではなく眼を使って見ていると、確かに「感じている」(眼を閉じれば視覚的映像が消えてしまうから眼を使って見ていることはわかるが、この推論は、眼を使って見ているという自然な感覚と同じものではない)。視覚処理そのものに向けられた注意によって、われわれが部分的に身体を意識しなくなることは確かである。しかし、痛み、不快感、情動が起きると、注意はただちに身体表象に向けられ、その身体感覚が背景から表舞台へ出てくる。

じつを言えばわれわれは、通常思っているよりもはるかに身体全体の状態を意識しているのだが、明らかに、視覚、聴覚、触覚が進化したことで、全知覚のうちそれらの要素に通常向けられる注意が増加した。その結果、純身体の知覚はしばしば、まさにそれが最善の仕事をしていたところ、そしていまもしているところ、すなわち〈背景〉に置き去りにされた。この考え方は、単純な生物においてはその生物の身体境界全体——すなわち「皮膚」——に由来する身体感覚の前触れに加えて、特別な感覚(視覚、聴覚、触覚)の前触れも存在する、という事実と一致する。実際、それは(光、振動、機械的接触に対する)〈全〉身体境界の反応の仕方から知ることができる。また視覚システムをもたない生物においてさえ、光感受性という形の視覚の前触れを見ることができる。興味深い考え方は、この感光性が身体の特殊化した部分(眼)によって利用されると、まさにその部分が身体という全体的枠組みの中で特別な〈場所〉になるというもの(眼は光に敏感な部分から進化したと考えたのはダーウィンである。同じように、ニコラス・ハンフリーもその考え方を使ってきた[5]。

通常の知覚作用のほとんどの例において、感覚システム、あるいはいま知覚されつつある対象に適したシステムとともに、体性感覚システムと運動システムが同時に関わっている。このことは、関係する感覚システムがたまたま体性感覚システムの外受容的（つまり、外向きの）構成要素であっても変わらない。たとえば、ある物体に触れると皮膚に二組の局所的信号が生じる。一つは、物体の形状や表面の感じに関するもの。もう一つは、その物体との接触により、そして手と腕の動きにより、いま活性化されている身体上の場所に関するものだ。これに加えて、その物体はその情動的価値との関連でその後身体反応をもたらすだろうから、その反応の直後にふたたび体性感覚システムが関わる。われわれが何をしているか、何を考えているかにかかわらず、身体的処理がほとんど不可避であることは明らかである。ある種の〈身体性〉なしに、たぶん心というものを考えることはできない。この身体性という概念は、ジョージ・レイコフ、マーク・ジョンソン、エレナー・ロッシュ、フランシスコ・ヴァレラ、ジェラルド・エーデルマンらの理論的提案において顕著である[6]。

私は広くいろいろな人とこうした考えを議論してきた。そして私の体験からすると、読者のほとんどがこの説明を快く受け入れてくれるだろうが、極端である、まちがっているという人も少数いるだろう。私はこれまで懐疑論者の言うことに注意深く耳を傾けてきた。

そして彼らの中心的反論が、彼ら自身が懸命に思考しているとき、身体的なものをそのときの優勢な経験として感じることがないということに由来しているのを知った。しかし私はこれを問題だとは思っていない。なぜなら、私は身体的表象がわれわれの心の風景を支配するなどとは言っていないからだ(情動が突出しているときは別だが)。話を現在のわれわれにかぎれば、身体状態のイメージはいつでも表出し得るが、通常は注意を向けられずに背景にある、というのが私の考え方だ。さらに、私の考え方のポイントは、現在にではなく、脳と心のプロセスの〈発展の歴史〉にある。身体状態のイメージは、構成要素や足場として、いま存在しているものに不可欠であったと私は思っている。

懐疑論者の別の源は、かつて身体は脳の進化に関係していたが、いまそれは脳の構造の中に完全かつ永久に「象徴化されて」いるから、もはや身体は「そのループの中に」ある必要はないという考え方だ。これは明らかに極端な見解である。身体が脳構造の中にうまく「象徴化されて」いて、身体の「象徴」が「あたかも」現在の身体信号であるかのように利用され得ることには、私も同意する。しかし私は、先に述べたすべての理由から、身体は「そのループに」とどまっていると考えたい。われわれとしては、ここで提示した考え方の価値をきめるさらなる証拠を待つのみである。そのときまで、懐疑論者にはこらえてもらいたい。

根本基準としての身体

活動中の純身体の原初的表象が空間的、時間的枠組みを与え、他の表象はそれを基準に生み出されていたのだろう。われわれが現在三次元空間として構築しているものの表象は、身体の構造と、環境中の身体の運動パターンをもとに、脳の中で生み出されたのだろう。

ある外部リアリティがあるとき、活動中の純身体という媒介物をとおして、つまり純身体の変化の表象を介して、われわれはそれについて知るのだろう。われわれの知識が「絶対的」リアリティにどれほど忠実であるのか、われわれにはけっしてわかるまい。われわれがもっている必要があるもの、われわれはもっていると私が確信しているもの、それは、われわれの脳がつくり共有しているリアリティの構成概念の驚くべき一貫性である。

たとえばネコの概念。後にネコとして知られるようになるある種の実在物によってわれわれの有機体がどう変更される傾向があるかについての〈何らかの〉イメージを、われわれは構築しなければならない。またわれわれは個人的にも、われわれが暮らしている人間集団においても、一貫性をもってそうする必要がある。そのような系統だった、一貫したネコの表象は、基本的にリアルである。われわれの心はリアルであり、ネコに対するわれわれのイメージもリアルであり、ネコについてのわれわれの感情もリアルである。当然、そのような心的、神経的、生物学的リアリティは、たまたま〈われわれ人間の〉リアリティである。ネコを見ているカエルやトリはネコをちがったように見ているし、またネコ自身もそうである。

たぶんもっとも重要なことは、活動中の身体の原初的表象が意識において重要な役割をはたしているかもしれないということ。そうであれば、それらが自己の神経的表象に対する核を授けるだろうし、また有機体の境界の内と外で有機体に起きていることに対する自然な基準を授けるだろう。純身体中の根本基準は、主観性の生じる理由をホムンクルスに帰する必要性を回避してくれる。あるのは有機体の連続した状態だろう。その一つひとつは、刻々と、調和のとれた複数の地図の中で神経的表象として自然に改められ、またその一つひとつは任意の瞬間に存在する自己をつなぎとめている。

神経的自己（ニューラルセルフ）

私は意識という問題に大きな関心をもっており、神経生物学によってこの問題に取り組めるようになると確信している。これまで何人かの哲学者（とりわけジョン・サール、パトリシア・チャーチランド、ポール・チャーチランドら）が神経生物学者に意識を研究するよう促してきたし、また哲学者と神経生物学者（フランシス・クリック、ダニエル・デネット、ジェラルド・エーデルマン、ロドルフォ・リナスら）がすでに意識の理論化をはじめている。(7) しかし本書は意識に関するものではないので、ここでの話は、イメージ、感情、ソマティック・マーカーと関係する一側面にかぎろうと思う。それは自己の神経的基盤に関することで、それを理解することで、意識の重要な特徴である主観性のプロセスがある程度見えてくるのではないかと思う。

まず私の言う自己がどういう意味かを明らかにしなければならないが、そのために、私が神経疾患に苦しむ多くの患者に繰り返し認めてきたことを示しておく。患者が見慣れた顔を認識したり、色を識別したり、読んだりすることができなくなると、あるいは、メロディを聞き分けたり、話を理解したり、話をしたりすることをしなくなると、まれに例外もあるが、彼らはその現象を、何か新しいこと、尋常でないことが自分の身に起きていると説明する。彼らはその何かを観察し、それについて考えることができるし、しばしば直観的かつ具体的にそれについて説明することができる。興味深いことに、そうした説明に内在する心の理論は、彼らが自己という優越的な視点から自身の身体を見回し、問題を彼ら自身の身体の一部に見いだしていることを示唆している。たとえば、もし彼らが自身の膝や肘の問題に目を向けていたら、参照基準は過去に彼らが使っていたものと異なっていない。先に書いたように、例外がないわけではない。重症の失語症患者の中には自分の障害をそれほどはっきり認識せず、心の中の事象を明確に説明しない者もいる。しかし普通は、その障害が起きはじめた正確な瞬間をよく記憶している（こういった疾患はしばしば急性的に起きる）。私はこれまでに何度も、脳障害が起きて認知障害や運動障害がはじまった恐ろしい瞬間の体験を患者が説明するのを耳にしてきた。「おや、私に何が起きているのだ？」は、そのとき普通に聞かれる言葉だ。こうした複雑な障害のどれ一つとして、それが漠然とした実体に、あるいは隣人に向けられることはない。それらはいつも自己に起きている。

では、前に論じた完全な病態失認症患者では何が起きるだろうか。私の個人的な経験でも、あるいはこれまで私が読んだどんな話でも、前段に書いたような話に似た話をする病態失認症患者はいない。つまり、「ああ、なんと奇妙なことか、もはや自分の体のどの部分も感じない、私の心だけが私から離れている」と言う病態失認症患者はいない。〈いつ〉問題がはじまったかを言える患者はいない。彼らは知らないのだ、そう教えられるまでは。先に触れたような患者たちとはちがい、自己に問題を向けることができる病態失認症患者はいない。

さらにもっと興味深いのは、身体感覚のほんの一部に障害のある患者は、問題を自己に向けられるということだ。これは一過性病態失認症の患者や身体失認として知られる症状を有する患者で起きる。ある女性患者にその顕著な例が起きた。彼女は身体全体の骨組みと身体境界（左右両半身）の感覚を一時的に喪失していたが、それにもかかわらず内臓機能（呼吸、鼓動、消化）をよく自覚しており、また彼女はその病状を、身体の一部の気がかりな喪失であって「存在」のそれではない、と描写することができた。身体感覚の新たな部分喪失症状が出現しても、彼女には依然として自己が――実際にはひじょうに動揺した自己――があった。この患者には癲癇発作があった。その発作は、小さいながら右半球の要に位置する損傷部で起きていた。そこは前に私が論じたいくつかの体性感覚地図が交差する部位である。ただしその傷は前島領域、すなわち、私が内臓の感覚に対する鍵を握っていると考えている部位には及んでいなかった。また発作抑制投薬治療により、その症状出現は急速に消失した。

完全な病態失認症患者の状態に対する私の解釈は、患者らが蒙っている損傷が神経的自己の基盤を部分的に破壊している、というものである。彼らが構築できる自己の状態は、現在の身体状態を分析する能力が損なわれているから貧弱だ。その自己の状態は古い情報に拠っており、しかもその情報はどんどん古くなっていく。

自己に話の焦点を置いているといっても、私が自己意識について述べているということではない。というのは、私は自己とそれが生み出す主観性は意識全般にとって必要であって、自己意識にだけ必要とは見ていないからだ。また自己に関心をもつことは、意識の他の特徴が重要さでは劣るとか、神経生物学で扱いにくいとか、そういうことではない。イメージをつくるプロセス、そしてそれらのイメージ形成に必要な目覚めや覚醒は、自己と同じぐらい重要な問題である。なぜなら、われわれは自己をそれらのイメージの認識者兼所有者として経験するからだ。しかし自己に対する神経的基盤の問題とイメージ形成の神経的基盤の問題とは、認知的にも神経的にも同じレベルにはない。われわれは目覚めや覚醒やイメージ形成なくして自己をもつことはできないが、逆に、傷ついた自己をもちながら、目覚めている、覚醒している、脳と心にイメージを形成している、ということは理論的にはあり得る。極端な場合、目覚めや覚醒の病的な変化は知覚麻痺、植物状態、昏睡などをもたらすが、フレッド・プラムとジェローム・ポスナーが古典的説明で示したように、そのような状態では自己は完全に消えている。[8] しかし、あるタイプの発作や完全な病態失認症の患者のように、そうした基本的プロセスの阻害なしに自己が病的に変性してしまうこともある。

先に進む前に、もう一つ補足しておきたい。自己という概念を用いるとき、私はけっしてわれわれの心の〈すべての〉内容がたった一人の中枢的な認識者兼所有者によって精査されているとは言っていないし、いわんや、そのような実体が脳のたった一つの場所にあるなどとは言っていない。私が言っているのは、すべてではないにしてもほとんどすべての内容に対する認識者兼所有者があたかも存在するかのように、われわれの経験には一貫した視点があるということ。この視点は際限なく繰り返される比較的安定した生物学的状態に根ざしていると、私は考えている。その安定性の源は有機体のひじょうに普遍的な構造と作用、そして徐々に変化していく自伝的データの要素である。

私が考えている自己の神経的基盤は、少なくとも二組の表象の連続的再活性化である。一つは、一個人の自伝における中心的事象の表象である。それをもとにアイデンティティという概念を、地形図的に構成されている感覚地図を部分的に活性化することにより、繰り返し再構築することができる。われわれの自伝を記述している一連の傾性的表象は、われわれの個性を定義づける類別された多くの事実、たとえば、どんな仕事をしているか、どんな人間やどんな物を好いているか、どんな種類の物を使うか、普通どんな場所に通いどんな活動をするか、などに関するものである。この一連の表象は、J・エドガー・フーヴァー〔元FBI長官〕が準備するのを得意としていたファイルだと考えればよい。ただし、それらはファイル用キャビネットの中にではなく、脳のさまざまな部位の連合皮質に保持されている。さらに、そうした類別に加えて、地図化された表象としてたびたび活性化されるわれわれの過去からのユニークな事実がある。たとえば、われわれはどこに住み、どこで働き、仕事は正確には何か、自身の名前、近親者、友人、市や町の名前、等々だ。最後にもう一つ、われわれは最近の傾性的な記憶の中に、時間的におおよそ連続している最近の一連の出来事を、そして一連の計画や、これから起こそうとしている、あるいは起きるのではないかと思っているいくつかの想像上の出来事を有している。こういった計画や想像上の出来事は、私が「可能な未来の記憶」と呼ぶものを構成している。それは他のすべての記憶と同じように、傾性的表象の中に保持されている。

要するに、われわれのアイデンティティに関する最新のイメージ（過去の記憶と計画された未来の記憶の組み合わせ）の際限ない再活性化が、私の理解している自己の状態のかなりの部分を形成しているということである。

神経的自己の根底にある第二の表象は、一個人の身体の原初的表象からなっている。この表象については前に述べたが、それは身体が一般的にこれまでどのようであったかだけでなく、身体が〈ついいましがた〉、つまり対象Xの認識をもたらすプロセスの直前に、どうであったか、ということについての表象である（これは重要なポイントだ。すぐあとでわかるように、主観性は、対象Xの処理がおこなわれているときとおこなわれたあとに身体状態に生じる変化にかなり依存しているからだ）。必然的に、この表象には背景的な身体状態と情動的状態が包含される。ちょうど形、大きさ、色、触感、味などの一連の表象がオレンジという概念（コンセプト）の基盤を構成するように、この一群の身体表象が自己という概念の基盤を構成している。進化においても成長においても、初期の身体信号が自己という「基本的概念」の形成を助長した。そしてこの基本的概念が、有機体に起こる他のすべてのことに対する根本基準を提供したのである。そこには、自己という概念に要素として〈継続的に〉組み込まれ、組み込まれるとすぐ過去の状態になる現在の身体状態も含まれている（ジェローム・ケイガンが体系的に述べたように[9]、それらは自己という概念の先駆けでありまた基盤であった）。われわれに〈いま〉起きていることは過去——その過去にはほんの一瞬前現在だった過去も含まれる——にもとづく自己の概念の上に起きていることである。

一瞬一瞬、自己の状態は基盤から構築される。それはつかのまの基準状態だが、きわめて継続的にしかも一貫性をもって〈再〉構築されるから、その再生に何かよからぬことが起きないかぎり、それが〈再〉製されつつあることを当の所有者はけっして認識しない。現在の背景的感情、あるいは現在の情動の感情は、現在の非身体的な感覚信号と一体になって、多数の脳領域の調整のとれた活動の中で提示された自己という概念の上で起こる。

しかしわれわれの自己は、もっとふさわしく言えば、われわれのメタ自己は、ほんの一瞬あとにその「現在」を「知る」のみである。第8章の冒頭に記した過去、現在、未来についてのパスカルの言葉は、凝った表現でこの本質をついている。現在はつぎつぎと過去になり、われわれがその過去を評価するころにはわれわれはまた別の過去にいて、そこで未来を計画することに、つまり過去の踏み石の上で計画することに心を奪われている。現在はけっしてここにはいない。われわれは絶望的に意識するのが遅い。

最後に、こうした議論の中でたぶんもっとも重要な問題に目を向けてみよう。対象Xのイメージも自己の状態もともに地形図的に構成されている表象のつかのまの活性化として存在するが、それらはいったいどのような奇術を使い、われわれの経験を特徴づける主観性を生み出すのか。答えをざっと述べておけば、主観性は脳がつくりだすある種の描写と、その描写に対するイメージの表示とに依存している。新しく知覚された実体（たとえば顔）に対するイメージが初期感覚皮質に形成されると、脳がそれらのイメージに反応する。これが起こるのは、そのイメージの中で生じる信号がいくつかの皮質下核（たとえば、扁桃体、視床）と多数の皮質領域に送られるからであり、またそれらの核や皮質領域にはある種の信号に対して反応するための傾性的表象があるからだ。核や皮質領域の中の傾性的表象は、活性化されると、結果として有機体の状態に一連の変化を引き起こす。すると今度は、それらの変化がすぐに身体イメージを変え、その結果、自己という概念の〈現在の〉表示を変化させる。

この反応のプロセスは認識を暗示するが、それは脳のすべての要素が、ある実体の存在に対していま反応が生み出されていることを「認識する」ことを意味しない。有機体の脳がある実体に対して一連の反応を生み出すとき、自己の表象の存在は、その自己に、いま有機体が反応していることを知らしめてはいない。このように、自己は知ることができない。しかしもしつぎのようになっていれば、いわば「メタ自己」と言うべきプロセスが、それを知る可能性がある。

1 あるイメージの存在に対する脳の反応がもたらした〈有機体の状態の動揺に対するある種の描写を脳が生み出す〉。
2 その描写が〈動揺のプロセスのイメージを生む〉。
3 動揺した自己のイメージが、その動揺を引き起こしたイメージとともに提示される。

要するに、私が言っている描写とは、対象Xのイメージに対する脳の反応がもたらす〈有機体の状態の動揺〉に関するものである。その描写は、言語的に翻訳することは可能だが、言語を使っているわけではない。

しかしイメージをもつだけでは、たとえわれわれが注意と意識を喚起しても、十分ではない。なぜなら注意と意識とは、自己がイメージを経験するときの、つまり自己が注意を向けているイメージを自己が意識させられるときの、自己の属性であるからだ。イメージと自己の〈双方〉をもっていても十分ではない。対象のイメージは自己を構成するイメージと関連づけられる、などと言っても、とくに有用な言明ではない。その関連が何で構成されているのか、それは何をするのか、誰にも理解できない。そのようなプロセスからどのようにして主観性が生まれるのか、まったくわからない。

そこで、つぎのような可能性を考えてみよう。第一に、脳には、対象のイメージを支える神経構造でも、自己のイメージを支える神経構造でもない、しかし両者と互恵的に相互結合している第三の神経構造がある。言い換えると、それはわれわれがこれまで収束域と呼んできた、第三者的ニューロン集合体である。われわれはこれまでそれを脳全体の、つまり皮質領域だけでなく皮質下核の傾性的表象を構築するための神経的基盤として取り上げてきた〔二五四―二五六ページ参照〕。

つぎに〈有機体が対象の表象によって動揺するとき〉、そのような第三者の集合体が、対象の表象と自己の表象の双方から信号を受け取ると考えてみよう。言い換えると、〈有機体がある対象に反応するとき、その変化のプロセスの中で第三の集合体が自己の傾性的表象を構築している〉と考えてみよう。このような傾性的表象があるとすることに、少しも不思議はないだろう。脳は表象を保持したり、つくったり、再モデル化したりするのを得意としているが、そうした表象とまったく同じ種類の表象であるからだ。しかも、脳にはそのような傾性的表象を構築するのに必要なすべての情報がある。われわれがある対象を眺め、その表象を初期視覚皮質に保持するとすぐ、われわれはまた、その対象に反応している有機体についての多くの表象をさまざまな体性感覚領域に保持している。私が考えているこの傾性的表象は、ホムンクルスによってつくられるわけでも認識されるわけでもない。すべての傾性的表象がそうであるように、この傾性的表象も、それがつながっている初期感覚皮質に、その傾性的表象が関わるイメージを、つまり、特定の対象に反応している有機体についての体性感覚的イメージを、再活性化する潜在力を有している。

最後に、先に私が述べたすべての要素——表象されつつある対象、その対象に反応している有機体、そして、その対象への有機体の反応ゆえに、変化のプロセスの中にある自己の状態——は、ワーキングメモリの中に同時に保持され、初期感覚皮質の中で相互に関連をもって注意が向けられる。そして私が考えているのは、主観性はこの最後の段階で出現するということ。そのとき脳は単に対象のイメージを生み出しているのでも、その対象に対する有機体の反応のイメージを生み出しているのでもなく、第三の種類のイメージ、すなわち、ある対象を知覚しそれに反応している有機体のイメージも生み出しているのである。私は、主観的なものの見方はこの第三の種類のイメージの内容から生まれていると考えている。

主観性を生み出すことが可能な最低限の神経装置は、初期感覚皮質（体性感覚皮質を含む）、感覚と運動の連合領域、そして、第三者的な集合体として作用することが可能な収束的特性を有する皮質下核（とくに、視床と大脳基底核）である。

この基本的な神経装置は言語を必要としない。私が考えているメタ自己の構築は純粋に非言語的なもの、つまり第三者的な集合体が、二つの主役を外から概観するというものである。つまり、第三の視点が、刻一刻、それらの主役たちに起きていることについての非言語的な話を構築するということである。言語を使わずとも、感覚と運動のシステムの基本的な表象ツールを使うことで話をつくることができるのだ。言語をもたない動物がそうした話をつくらないとする理由はない。

人間には言語によってもたらされた第二の叙述能力があり、それが非言語的な話から言語的な話を生み出している。われわれ人間の緻密な主観性は後者のプロセスから生まれている。たぶん言語は自己の源ではないが、それはまちがいなく「私」の源ではある。

私は主観性の神経的基盤に関してほかに具体的な提案があるのかどうか知らないが、主観性は意識の中心的特徴であるから、簡単にではあるが、この一般的な分野において私の提案がほかの提案とどこで関係するのかを述べておきたい。

意識に関するフランシス・クリックの仮説はイメージ生成の問題に焦点を合わせていて、主観性の問題を完全に除外している。と言っても、クリックが主観性の問題を見過ごしてきたわけではない。そうではなく、彼は実験的にそれにアプローチすることはできないと考え、現時点ではそれについて考えないことにしたのだ。彼の選択と慎重さはきわめて道理に適っているが、主観性の考察を先延ばしにすることで、イメージの生成と知覚に関する実験的データをわれわれが正しく解釈できなくなるのではないかと案じる。

一方、ダニエル・デネットの仮説は、意識の高みに関する、心の最終的な産物に関するものである。彼は自己があることには同意しているが、その神経的基盤には取り組まず、そのかわり、意識の流れという、われわれの経験が生み出されるメカニズムに焦点を合わせている。興味深いことに、彼はプロセスのそうしたレベルで、連続的構築（シーケンス・コンストラクション）（彼のジョイス風のバーチャルマシーン）という概念を使っているが、それは、より低いそしてより初期のレベルで私が使っているイメージ構築の概念と似ていなくもない。しかし、私が考えている主観性を生み出す神経装置は、デネットのバーチャルマシーンとはちがうことは確かである。

私の提案は意識の神経的基盤についてのジェラルド・エーデルマンの見解、すなわち、価値を有する生物学的自己の認識と、重要な点で共通するところがある（エーデルマンは生物システムにおける生得的価値を重視してきたが、これまでその重要性に目を向けてきたのは、現代の理論家の中では実質的にエーデルマン一人である）。しかしエーデルマンは、生物学的自己を皮質下の恒常性のシステムに限定している（私はそれを皮質的なシステムに組み込んでいて、それらの活動の産物が感情になるようにしている）。したがって、私が思い描いているプロセスや、私が提案しているそのプロセスを実行するための構造はちがう。さらに、主観性に対する私の考え方と原意識というエーデルマンの考え方とのあいだにどの程度の一致があるのかわからない。

ウィリアム・ジェームズは、どんな理に適った心理学も「個人的自己」の存在を問うことはできないと考え、また心理学がしかねない最悪のことはそうした自己から意味を奪ってしまうことだと確信していた。しかし今日、まだ証明されてはいないが、自己の神経的基盤に対する妥当と思われる仮説があることを知れば、喜ぶかもしれない。

第11章　理性のための情感（パッション）

私は本書の冒頭で、感情が理性に大きな影響を有していること、前者に求められる脳システムが後者に必要とされる脳システムに絡んでいること、そして、そういった特殊なシステムが身体を調節しているシステムと絡み合っていることを述べた。

私がこれまで提示してきた事実はおおむねこれらの仮説を支持しているが、それでもこれらは仮説であり、新しい事実が出てきたときにそれらがさらなる研究を呼び起こし、修正に付されることを願って提示している。感情はどうやら、生体調節から切り離すことのできない多要素からなる専用のシステムに依存している。また理性はどうやら特定の脳システムに依存していて、そのうちのいくつかはたまたま感情を処理している。とすれば、理性から、感情、そして身体まで、構造的にも機能的にも、連結している一本の道があるのかもしれない。それはあたかもわれわれが理性のための情感（パッション）に、つまり脳の中核で生まれ、他のレベルの神経システムに入り込み、意志決定を誘導する感情ないしは無意識のバイアスとして発現する欲求に、支配されているかのようである。実際的なものから理論的なものまで、おそらく理性は、技術や技能の習得に似たプロセスによって、この生得的な欲求の上に構築されるのだろう。したがってその欲求を取り除けば、その業を手にすることはできないだろう。しかしその欲求を有していても、自動的に熟達者になれるわけではない。

万一これらの仮説が支持された場合、理性は少しも純粋ではないという考えにはたして社会文化的な意味があるだろうか？　私はあると思っているし、またそれは概してポジティブであると思っている。

理性のプロセスにおける感情の関与について知ることは、理性が感情より重要でないとか、理性は感情に対して二の次であるとか、理性は感情より洗練されていないとか、そういうことを意味しない。逆に、広く浸透している感情の役割を見通しておけば、感情のポジティブな作用を強化し、潜在的害を減らす機会をわれわれが手にできるかもしれないということである。具体的に言えば、人は、正常な感情の適応的価値を減ずることなく、異常な感情や正常な感情の操作が将来計画や意志決定のプロセスにもたらし得る弱点から理性を守りたいと思うだろう。

私は、感情に関する知識によってわれわれが経験的実証を控えるようになるとは思わない。私は、情動や感情の生理に関してより多くの知識をもつことで、科学的見解の落とし穴をわれわれがもっと意識するようになると考えている。私が提示した論述が、個人や社会のために外部状況を操作しようとするわれわれの決意を、あるいは倫理、法律、芸術、科学、技術など、この世をよりよいものにし得る文化的手段を発展、創造、あるいは完成させようとする決心をそぐはずはない。言い換えるなら、私の論述に、ものごとをありのまま受け入れるよう促しているものは何一つない。私がこの点を強調するのは、感情について言及すると、それがしばしば自己志向的関心、周囲の世界への無関心、緩い基準の知的行為の許容、といったイメージを呼び起こすからだ。それは実際には私の見解とは正反対だ。感情の過大評価は人間に進歩をもたらしてきたファウスト的契約を擁護しようという決意を鈍らせるかもしれない、[1]ともっともな懸念を抱いてきた分子生物学者のガンサー・ステントのような人びとに対してそれほど心配しているわけではない。

私が心配するのは、感情の複雑な生物学的、社会文化的仕組みを理解しようとせずに、感情の重要性を受け入れることである。こうした態度の典型的な例は、傷ついた感情や非合理的行動を、うわべの社会的原因や神経伝達物質の作用に訴えて説明しようとすることに見いだすことができる。この二つの説明は、視覚メディアや印刷メディアに掲げられている社会的論考に深く浸透している。医療用ドラッグや非医療用ドラッグに関する個人的、社会的問題を正そうとすることに関してもしかりである。感情と理性の本質に対するこの無理解(「不平の文化」の特徴の一つ[2])こそ、警戒する理由である。

本書で概観した人間有機体という概念、そしてここで論じたさまざまな事実から浮かび上がる感情と理性の関係は、合理性を強化するには、たぶん、傷つきやすい内なる世界へのより大きな配慮が必要であることを暗示している。

実際的な面では、合理性を生み出す際の感情の役割には、今日われわれの社会が直面しているいくつかの問題――とりわけ教育や暴力――に対する示唆がある。本書はこうした問題を論ずる場ではないが、コメントしておけば、現在の感情と予測される将来の帰結との明白な結びつきを強調することで教育制度は何か得ることがあるかもしれない。また子供たちを、日常生活やニュース番組で、あるいは視聴覚的フィクションにより、暴力場面に必要以上にさらすことは、適応的な社会的行動を獲得し展開する際の情動と感情の価値を低下させる。道徳的な枠組みもないまままきわめて多くの代理的暴力が提示されている事実は、ひたすら暴力に対する感受性を鈍らせている。

デカルトの誤り

いまなお西洋の自然科学と人文科学になんらかの形で影響をとどめている身体、脳、心についての一連の概念の象徴としてデカルトをもち出さずに、この対話の私の側の話を提示することは不可能だったろう。これまで述べてきたように、私の懸念は、心を脳と身体から切り離したデカルトの二元論的概念（その極端なものはそれほどの影響力はないが）に対するものでもあるし、その現代版、たとえば、心と脳は関係しているが、それは唯一、心が脳というコンピュータのハードウェアの中を走るソフトウェア・プログラムであるという意味においてであるとか、脳と身体は関係しているが、それは唯一、後者の生命維持作用なしに前者は生きられないという意味においてである、といった考え方に対するものでもある。

では、デカルトの誤りとはいったい何だったのか？ いや、こう言うほうがいいだろうか。私が意地悪くも、そして不敬にも、一つだけ選び出すつもりの誤りとはいったいデカルトの〈どの〉誤りなのか？ 生物学者を説き伏せて、生命プロセスのモデルとして時計もどきのメカニズムを今日まで採用させたとして不満を述べ、デカルトを非難するというのもあるかもしれない。だが、たぶんそれはあまりフェアではないだろうから、とすると、つぎはあの「我思う、ゆえに我在り」ということになるかもしれない。たぶん哲学史上もっとも有名なこの言明は、まず『方法序説』（一六三七）の第四章にフランス語（"Je pense donc je suis"）で、その後『哲学の原理』（一六四四）の第一部にラテン語（"Cogito ergo sum"）で、登場している。(3) 字句通りに受け取るなら、この言明は、心の起源そして心と身体との関係について、私が真実であると考えていることとまさに正反対のことを説いている。それは思考、そして思考の自覚が、存在の真の基盤であることをほのめかしている。また知られているように、デカルトは思考を身体から完全に分離した作用であると見ていたわけだから、まちがいなくそれは、心、すなわち「考えるもの」（レス・コギタンス）と、思考しない身体、すなわち延長と機械的部品を有するもの（レス・エクステンサ）との分離を公言している。

しかし人類の夜明けのはるか前から、人間は人間だった。進化のある時点で基本的な意識が生まれた。その基本的な意識とともに単純な心が生まれた。心がより複雑になるにつれ思考の可能性が、そしてそれよりさらにあとに、言語を使ってより効果的に意志を伝達したり思考をまとめたりする可能性が生じた。当時のわれわれにまずあったのは存在であり、思考するようになったのはそのあとのことだ。また現在のわれわれも、この世に生まれ育つとき、やはり存在からはじまり、その後思考する。われわれは存在し、それから考え、ひとえに、存在するゆえに考える。思考は存在の構造と作用によって引き起こされるのだ。

デカルトの言明をもとのままに戻して考えてみると、もしかすると、一瞬、それがこれまで意味してきたこととはちがう何かを意味してはいないかと思えないだろうか？　もしかするとこの言明は、意識的な感情や理性の起源、実体、永続性に関してはしかとは触れずに、それらの優位性の認識を説いたものと読めないだろうか？　またこの言明は、デカルトが強く意識していた宗教的圧力への対応という賢明な目的をはたしてきたのではないか？　後者は一つの可能性であって、確たる証拠はない（墓石の碑文としてデカルトが選んだのは、デカルトがどうやら頻繁に使っていたオウィディウスの『トリスティア』からの一節（3・4・25）、"Bene qui latuit, bene vixit" だった。訳すと、「うまく隠れた者が、うまく暮らした」。ことによると、二元論放棄の暗号？）。前者に関しては、結局デカルトは、彼が書いたとおりのことも意図したのではないかと思う。その有名な言葉が最初にあらわれるところで、デカルトは、一つの命題が議論の余地がないほど正しく、懐疑論がどれほどあってもそれを揺るがせないことを知り、喜んでいる。

……そして「我思う、ゆえに我在り」というこの真実はきわめて明白、きわめて確かだから、懐疑論者がもち出すどんな法外な想定によっても揺るがされることがないことに私は気づいたから、私が探し求めていた哲学の第一原理として、今後躊躇せずにそれを受け入れていくという結論に達した。(4)

このときデカルトは彼の哲学の論理的基盤を追い求めていた。(5) その言明はアウグスティヌスの「我は欺かれる。ゆえに我在り」と似てなくもなかった。しかし数行後、デカルトはその言明の意味を決定的に明確にしている。

そのことから私は、私が一つの実体であり、その全本質ないし本性は考えることであること、そしてその存在のためにいかなる場所も必要ではなく、またそれはいかなる物質的なものにも依存していないことを知った。またそれゆえこの「我」、つまり、私を私たらしめている精神は、身体とは完全に別のものであり、後者よりずっと認識しやすいものであること、そしてたとえ身体がないとしても、精神は精神たることをやめないことを知った。(6)

これがデカルトの誤りである。すなわち、身体と心の深淵のごとき分離。大きさがあり、広がりがあり、機械的に動き、かぎりなく分割可能な身体と、大きさがなく、広がりがなく、押すことも引くこともできない、分割不可能な心との分離。理性、道徳的判断、そして身体の痛みや情動的激変に由来する苦しみが、身体から離れて存在するという考え。心のもっとも精緻な作用の、生物学的有機体の構造と作用からの分離。

さて、なぜプラトンではなくデカルトに難癖をつけるのか、『パイドン』を読めばわかるように身体と心に関するプラトンの見解ははるかに法外だ、なぜデカルトのこの特別な誤りに気をもむのか、と言う人がいるかもしれない。つまるところ、デカルトの他の誤りにはこれよりはるかにひどいものがいくつかある。彼は熱が血液を循環させ、ひじょうに微細な血液の粒子がそれ自体を蒸留して「動物精気」になり、それが筋肉を動かしていると考えていた。では、なぜそれらの概念のいずれかを批判しないのか？　理由は単純だ。そうした特定の問題に関して彼がまちがって言ったことは、それが知られるようになってすでに長いし、血液がどのように、そしてなぜ循環するのかという問題については、すでに完全に満足な答えが得られている。どのデカルトの誤りが影響力を留めているかに関して言えば、それはわれわれが心、脳、身体の問題について考えるときの話題ではない。多くの人間にとってデカルトの見解は自明であり、再精査の必要性がない。

身体が切り離された心というデカルト哲学の思想が、二〇世紀中頃の、心は脳のソフトウェア・プログラムというメタファーを生み出したのだろう。実際、もし心を身体から分離することができれば、神経生物学に少しも頼ることなく、神経解剖学、神経生理学、神経化学の知識に影響される必要もなく、心を理解しようとすることはたぶん可能だろう。興味深いことに、そしてまた不可解なことに、多くの認知科学者が神経生物学に頼ることなく心を研究できると信じており、しかも彼らは自分たちが二元論者ではないと思っている。

心は脳の中の事象だけで完全に説明することができると主張する神経科学者の思考の背後にも、ある種のデカルト的脱身体性があるかもしれない。彼らは有機体の残りの部分とそれを取り囲む物質的、社会的環境を隅に押しやっている——さらに、その環境の一部はそれ自体が有機体の先行的活動の産物であるという事実も除外している。私がそうした限定に抵抗するのは、心が脳活動と直接関係していないからではない。関係していることは明らかだ。そうではなく、その限定的論述がどうしようもなく不完全であり、人間的見地から不十分であるからだ。心が脳から生まれているとするのは議論の余地のないことだが、私はその言明を修正し、なぜ脳のニューロンがかように思慮深く振る舞うのか、その理由を考えたいのだ。私が見るかぎり、後者は重要な問題である。

身体が分離された心という概念はまた、西洋医学の病気の研究方法、治療方法を特異なものにしてきたように思える（「補遺」参照）。デカルト的分離が研究にも臨床にも浸透している。その結果、純身体の病、いわゆる本当の病の心理的帰結はたいてい無視され、考慮されるのは再考時だけだ。この逆、つまり心理的葛藤の身体への影響は、さらに無視されている。デカルトは医学の方向変更に貢献した。ヒポクラテスの時代からルネッサンスまで優勢だった有機体的、心身一体的アプローチから、医学が向きを変えることに手を貸した。もしアリストテレスが知っていたら、どれほど彼はデカルトに悩まされたことだろうか。

さまざまな形のデカルト的誤謬によって、生物学的に複雑な、しかし脆弱で、有限で、独特な有機体の中にある人間の心の起源が見えにくくなっている。またそうした誤謬により、その脆弱さ、有限性、独特さに内在する悲劇が見えにくくなっている。われわれ人間が、人間という意識ある存在の固有の悲劇を理解できないと、その悲劇を最小にするために何かをしようという気概がなくなり、また命の価値を尊ばなくなるということもあるかもしれない。

感情と理性に関してこれまで提示してきた事実は、脳と純身体の相互結合に関して論じてきた他の事実とともに、私が本書を著すために使ったきわめて普遍的な概念を支持している。つまり、人間の心を包括的に理解するには有機体的視点が必要であり、また心は非物質的な思考（コギト）から生物組織の領域に移動しなければならないだけでなく、統合的な純身体と脳を有する有機体全体と関連づけられ、さらに物質的、社会的環境と完全に双方向的であらねばならないという概念である。

しかし私が思い描いている真に身体性を有する心は、そのもっとも洗練された心のレベル、すなわち精神（ソール）と魂（スピリット）を構成するレベルを放棄していない。私の考えでは、当然、精神も魂も、その気高さや人間的尺度にもかかわらず、いまや一個の有機体の複雑かつ独特な状態、ということになる。たぶん、日常われわれが人間としてできるもっとも必要なことは、われわれ自身が複雑で、脆弱で、有限で、独特であることを思い起こすことだろう。もちろんこれは難しいことだ。魂の気高さと重要性を保ちながら、それを架空の台座からどこか別の場所に移す。魂の質素な生い立ちと傷つきやすさを認識し、それでいてその導きを頼りにする。難しくも必要不可欠なことだが、それをしないなら、デカルトの誤りを正さないままのほうがよっぽどよいだろう。

補遺

「詩人の声は単に人間の記録である必要はない。それは柱の一つに、人間が耐えて勝利するための支柱にもなり得るのだ」。ウィリアム・フォークナーは一九五〇年ごろにこのような言葉を書き記しているが(1)〔これはノーベル賞受賞記念講演の原稿〕、それは今日にもそのまま当てはまる。彼の頭の中にあった聴衆は同業の作家たちだったが、そのとき彼は脳や心を研究しているわれわれにこう警告していたと言ってもいい。科学者の声は単にこの世のありのままの記録である必要はない、科学的知識は人間が耐えて勝利するための支柱である、と。私は知識全般には、それもとくに神経生物学的知識には、人間の運命においてはたすべき役割があるという確信をもって本書を書いた。そしてまた、もしわれわれが欲しさえすれば、脳と心についてのより深い知識により、二世紀前、幸福の切望が進歩の跳躍台になっていたあの幸福が成し遂げられ、ポール・エリュアールが詩『リベルテ』(2)で書いた輝かしい自由が維持されるという確信をもって書いた。

先に引いた同じ文の中で、フォークナーは同業の作家らに、彼らは「葛藤する人間の心という問題を忘れてしまっている。しかしよい著作を生み出せるのはそれだけだ。なぜなら、それだけが書くに値するもの、苦悩と汗に値するものであるからだ」と説いている。フォークナーは彼らに、創作の場に「心の古い真理と真実、すなわち、それなしにはいかなる話もはかなく消え去っていく古い普遍的真実——愛と名誉と憐憫と誇りと同情と犠牲——以外のものは」入る余地を残さないようにと言った。

たぶんフォークナーの趣旨を超えているだろうが、神経生物学によってわれわれが人間の条件を理解し同情できるようになるだけでなく、そうすることでわれわれは社会的対立を理解しそれを軽減できるようになると信じることは魅力的であるし、勇気づけられることでもある。それは、神経生物学が世界を救うということではない。単に、人間についての知識が徐々に増えていけば、われわれは人事の取り扱いに対するより優れた方法を見いだすことができるということである。

いまやかなり長いあいだ、人間は新しい、思慮深い進化の段階にある。その段階においては、人間の心と脳は人間の身体の、人間が構成する社会の使用人でも主人でもあり得る。もちろん、自然から生まれた脳と心が魔法使いの弟子を演じて自然そのものに影響を及ぼすことを決断するときはリスクがある。しかし挑戦もせず、苦しみを最小にしようとしないときもリスクがある。実際、何もしないことには莫大なリスクがある。平易なことをするだけでは、よりよい世界とよりよい方法を想像することができない人間を、そして、自分はすでにあらゆる可能な世界のうちの最善の世界にいると信じている人間を、喜ばせる

ことしかできない。(3)

現代神経生物学と医学の理念

医学の概念化にも、西洋文化における医学の実践者たちにも自己矛盾的なものがある。多くの医者が、芸術から文学や哲学まで、人文科学に関心を抱いている。これまで驚くほど多くの医者が、著名な詩人、小説家、劇作家になり、また人間の条件を深く考察し、その心理的、社会的、政治的問題に鋭い洞察力で取り組んできた者も何人かいる。にもかかわらず、彼らが出てきた医学校はたいていそうした人間的側面を無視し、純身体の生理や病理に専心している。西洋医学、それもとくにアメリカ合衆国の医学は、内科の拡大と外科の専門分科によって盛んになったが、内科も外科も、病んだ器官やシステムの診断と治療を目標としていた。脳（もっと厳密に言えば、中枢神経系ならびに末梢神経系）は、そうした器官システムの一つだったたから、その努力に含まれていた。しかし、脳のもっともかけがえのない産物である心は主流医学にはほとんど関心をもたれず、また実際、脳疾患の研究から生まれた専門分野である神経学の中心テーマになったことはこれまでにない。アメリカの神経学が内科の下位専門分野としてはじまり、ようやく二〇世紀に独立したというのも、たぶん偶然ではないだろう。

この伝統の最終的な結果は、有機体の一機能としての心をいちじるしく無視してきたことだ。今日まで、学生に正常な心に関する正規の教育、つまり、一般心理学、神経心理学、神経科学に重きを置いたカリキュラムからだけ引き出すことができるような教育を授ける医学校はほとんどない。医学校は学生に精神疾患において遭遇する病める心についての教育を授けてはいるが、通常の心理学を教えてもらうこともなく学生が心理病理学について学ぶなどというのはじつに驚きだ。

こうした現状の背後にはいくつか理由があるが、そのほとんどはデカルト的人間観に由来していると述べておく。過去三〇〇年間、生物学と医学の目的は、純身体の生理と病理の理解だった。心は主として宗教と哲学の関心事として除外されていた。そして心が心理学という特定の学問分野の中心テーマになったあとも、最近まで、心が生物学と医学に入ることは許されなかった。このような概観に対する崇高な例外があることは知っているが、それらは私が提示している全般状況についての認識を補強するものでしかない。

これらすべての結果が人間性の概念の除去であり、医学はそれを使って仕事をこなしている。となれば、全般的に、心に及ぼす純身体の疾患の影響が二の次であったりまったく考慮されなかったりしても、驚くにあたらない。医学は、人びとが自身の症状をどう感じるかが治療結果における大きな要素であるということを認識するのが遅かった。特定の医学的介入以上に患者が良好に反応するプラシーボ効果について、われわれはいまもほとんどわかっていない（プラシーボ効果の評価は、薬理学的に有効な成分をいっさい含まず、したがってよくも悪くもいっさい影響しないと想定されている、患者には知らされていない薬や注射の効果を調査することでなされる)。たとえば、人によりプラシーボ効果があったりなかったりするのか、それともわれわれすべてにあり得るのかがわかっていない。またプラシーボ効果がどれほどあって、本物の効果にどれほど近いのかもわかっていない。プラシーボ効果の強化方法もほとんどわかっていない。また、いわゆる二重盲験法に対するプラシーボ効果の誤差の程度についてもわかっていない。

心理的動揺は、弱い強いを問わず、純身体の病を引き起こす可能性があるという事実はようやく受け入れられるようになってきているが、どういう状況で、あるいはどの程度までそうしたことが起こるかは研究されていない。もちろん、われわれの祖母たちはこのことを熟知していた。祖母たちは、深い悲しみ、極端な不安、過度の怒り、等々が、心臓に悪影響を及ぼしたり、潰瘍をもたらしたり、顔色を悪くしたり、感染症にかかりやすくしたりすることをわれわれに教えてくれた。だが、そうしたものはあまりにも「伝承的」、科学的にあまりにも「不確実」であり、また事実そうだった。そうした人間の知恵に対する根拠が考慮に値するもの、研究に値するものであることを医学が知るのに、多くの時間を要した。

西洋生物学におけるデカルト思想にもとづく心の無視は、重大な二つのネガティヴな帰結をもたらした。第一のものは科学の領域にある。心を一般的な生物学的用語で理解しようという努力が数十年遅れ、いまようやくはじまったと言っていい。確かに遅くてもしないよりはましだが、その遅れはまた、心の生物学の深い理解が人事にもたらしていたかもしれない潜在的な力がこれまでは顧みられなかったことを意味している。

第二のネガティブな帰結は、人間的な病の効果的な診断と治療に関係している。もちろん、偉大な医者はみな、その時代の生理病理学に精通していたばかりでなく、たいていは自分自身の直観や積み上げてきた知恵により、葛藤する人間の心にも同じように明るい医者たちだった。しかし、もし西洋世界における医療の標準がわれわれ誰もが知っているそうした著名な医者たちのそれであると思ったら、われわれは勘違いしていることになる。人間有機体に対する歪んだ見方は圧倒的な知識量の増加と専門分野の細分化の必要性と結びつき、医療の不適切さを減らすのではなくそれを増加させている。医療は、その経済性から生じる付加的な問題にはほとんど関わりがなかったが、いまそれにも関わりはじめており、そうした問題はまちがいなく医療のレベルを悪化させる。

西洋医学における身体と心の分断に関する問題は、感じ取られてはいるようだが、まだ一般大衆によりはっきり表明されてはいない。私は、いくつかの「オルタナティブ」な形態の医学の、それもとくに西洋医学の伝統に根ざしていないオルタナティブ医学の成功は、問題に対する代償的反応ではないかとさえ思う。そうしたオルタナティブな形態の医学には、尊敬すべき、見習うべきものがあるが、不幸にして、人間的にそれらがどれほど適しているかどうかとは関係なく、それらが提示するものは人間的な病に効果的に対処するのに十分なものではない。公平に言って、月並みな西洋医学でさえ著しい数の病をきっぱり解決していることをわれわれは認識しておかねばならない。しかしオルタナティブな形態の医学は西洋医学の伝統における歴然たる弱点の領域を指し示しており、それは、科学的な医学それ自体の中で科学的に修正されるべきだ。もし、私が思っているように、オルタナティブな医学の今日の成功は、人間を一個の全体とみなすことのできない伝統的な西洋医学に対する大衆の不満のあらわれであるとすれば、その不満は、西洋社会の精神的危機が深まるにつれ、この先年々大きくなっていくように思える。感情が傷ついているという宣言。個人的な痛みと苦しみを治してほしいという必死の懇願。ほとんどの人間が熱望している内的なバランスと幸福の感覚の喪失に対する混乱した叫び。それらはすぐに解消されるようには思えない(4)。病んだ文化を癒すように医学にだけ求めるのは愚かなことではあるだろうが、人間的な病の側面を無視することも同じぐらい愚かなことだ。

現代神経生物学の限界に関する注解

本書全体をとおして、私は、受け入れられている事実について、議論されている事実について、事実の解釈について、脳科学においてわれわれの多くが共有している概念、共有していない概念について、そして私が言うとおりのこと、言うとおりかもしれないことについて話をしてきた。ひじょうに多くの「事実」が不確実である、脳に関して言えることのうちの大半は作業仮説とするのが最適である、という私の主張に、読者は驚かれたかもしれない。当然私は、脳がどのように心を生み出しているかをわれわれはまちがいなく知っている、と言えたらと思うが、私には言えないし、また誰も言えないと思っている。

とりあえず付け加えるなら、しかし脳と心の問題に関して明確な答えが存在しないということは絶望すべきことではないし、その仕事にいま関わっている科学分野の失敗の証しということでもない。それどころか士気は高い。なぜなら、新しい発見事実が蓄積していく速度はこれまでになく速いからだ。厳密で包括的な説明が存在しないことは、行詰まりを意味するわけではない。その日がいつかを言うのは無謀だし、間近であるなどと言うのはなおのこと無謀だが、いずれわれわれは満足すべき解釈を手にすると信じる理由がある。もし何か案じることがあるとすれば、それは進歩がないことに由来するのではなく、今日神経科学が生み出している新しい事実の激流、そして、それが明晰に考える力を飲み込んでしまうのではないかという恐れに由来している。

もしわれわれがそれほど豊富に新しい事実を有しているなら、なぜ明確な答えが見つからないのかと問う読者もいるかもしれない。われわれはどのようにしてものを見るのかを、またもっと重要なことだが、その見るということをしている自己はいったいどのように存在しているのかを、なぜ厳密かつ包括的に説明することができないのか？

その遅れに対する主たる理由は――人によっては唯一の理由というかもしれないが――われわれが答えを必要としている問題が複雑そのものであるからだ。われわれが理解したいと思っていることがニューロンの作用に依存していることは明らかだし、またわれわれはそれらニューロンの構造と機能に関して、ニューロンを構成している分子、ニューロンが最善に機能するようにしている分子、そして発火させる、すなわち興奮のパターンを引き起こさせる分子にいたるまで、かなりの知識を有している。そのようなニューロンを生み出し、それらが特定の仕方で作用するようにしている遺伝子についてさえ知っている。しかし明らかに、人間の心はそれらニューロンの全体的発火に依存している。なぜならニューロンは、局所的で微視的な規模の回路から長さ数センチに及ぶ巨視的なシステムまで、さまざまな規模の複雑な集合体を構成しているからだ。一個の人間の脳の回路には数十億個のニューロンがある。それらのニューロン間で形成されているシナプスの数は少なくとも一〇兆、またニューロン回路を形成している軸索の長さの合計は数十万マイルのオーダーになる（この非公式の推定値はソーク研究所の神経生物学者、チャールズ・スティーヴンスによる）。これらの回路における活動の産物が、別の一つの回路に伝えられる発火のパターンである。そしてその回路が発火するかしないかは多数の作用によっていて、それらには、近くに神経終端をもつ他のニューロンによってもたらされる局所的な作用もあるし、ホルモンのような血流中の化学成分によってもたらされる全体的な作用もある。発火の時間尺度は極小で、数十ミリ秒〔一〇〇分の数秒〕のオーダーだ――このことは、われわれの頭の中で一秒間に、さまざまな脳領域に分布している多種類の回路に対して、脳が数百万の発火パターンを生み出すことを意味している。

とすれば、一個のニューロンの謎をすべて解いても、たとえそれがどれほど典型的なニューロンであっても、それで心の神経的基盤の神秘を解き明かせないことは明らかだ。典型的なニューロン回路における局所的活動の複雑なパターンをすべて解いても、しかりである。大雑把に言えば、心の基本的な謎は、生ける有機体の脳の中で、多くのニューロン回路により刻一刻、局所的かつ全体的に生み出される発火パターンの相互作用にある。

脳と心の問題には一つの単純な答えがあるのではなく、多くの構造レベルにおける神経システムの無数の要素と関連する、多くの答えがある。それらのレベルを理解するための研究はさまざまな技術を必要とし、またさまざまなペースで進行する。そうした研究のうちのいくつかは動物実験によることも可能で、それらは比較的速く展開する。しかし、しかるべき倫理上の慎重さと制約をもって人間においてのみなし得る研究もあり、その研究のペースはよりゆっくりしたものになるはずだ。

なぜ神経科学は、過去四〇年にわたり分子生物学において見られたのと同じぐらい華々しい結果をいまだに成し遂げていないのかを問うてきた人たちがいる。また、DNA構造の発見に相当する神経科学上の発見は何か、そして対応する神経科学上の事実が何か確証されているかどうかを問うてきた人たちもいる。そのような対応関係がたった一つあるわけではないが、神経システムのいくつかのレベルで、実際的価値においてDNAの構造を知ることに匹敵すると解釈できそうな事実がいくつかある。たとえば活動電位についての理解がそうだ。だが心を生み出す脳というレベルで等価なものとなると、それは必然的に〈微視的構造のレベルと巨視的構造のレベルの双方〉における説明を含む、〈回路とシステムデザインに対する大規模なアウトライン〉にならざるを得ない。

もし読者が、現時点の知識の限界に対する前述の弁明は不十分であるというなら、もう二つほど記しておきたい。第一に、前に述べたように、われわれの脳の中のほんの一部の回路だけが遺伝子により規定されているということ。人間のゲノムはわれわれの身体の構造をひじょうに細かく規定し、また脳の全体的なデザインを内包している。しかしすべての回路が、遺伝子が定めたように活発に発達し機能するわけではない。個々の脳回路の多くが、成人期のいかなる時点においても個性的かつ独特で、その特別な有機体の歴史と環境を真に反映している。当然ながら、そのことで神経的な謎の解明が少しでも容易になったりはしない。第二に、個々の人間有機体は似たものが寄り集まった中で機能するということ。そのような集合体に属し、特定の文化的、物質的環境の中で機能している人間の心と行動は、前述した活動的回路によってのみ決定されているわけではないし、いわんや遺伝子だけで決定されているわけではない。人間的な心と人間的な行動をつくりあげている脳を納得いくまで理解するには、その社会的、文化的背景を考慮に入れる必要がある。そしてそのことがその努力を真に容易ならざるものにしている。

生存のための梃子(てこ)

記憶、推論、創造性がかぎられている人間以外の、それも霊長類でもない動物種にさえ、ときとして複雑な社会的行動が見られるが、その神経的制御装置は生得的なものにちがいない。昆虫——とくにアリやハチ——は、ほとんどいつでも、国連総会をあっさり恥じ入らせてしまうような社会的協力の劇的な例を見せてくれる。もっと卑近なところでは、哺乳動物にそうしたものがふんだんに見られるし、とりわけオオカミ、イルカ、チスイコウモリの行動は倫理的構造を思い起こさせる。明らかに、人間はそれらと同じ生得的機構をいくつかもちあわせているし、またそのような機構は人間が用いているいくつかの倫理的構造に対する格好の基盤でもある。しかし、われわれが生活の指針にしているきわめて複雑な社会的慣習や倫理的構造は文化的に生じ、文化的に伝達されてきたにちがいない。

もしそうだとすれば、そのような戦略を文化的に発達させた引き金は何だったか、ということになるだろう。おそらくそうした戦略は、過去を記憶し未来を予期する能力が著しい発達を遂げていた個体が経験する苦しみに対処する手段として、発展したのだろう。言い換えると、そうした戦略は、自分たちの生存が脅かされていることや、生き残ったあとの生活の質は改善し得るものであることを認識できる個体において発展した。そしてそのような戦略は、脳が以下を可能にするようにつくられていた少数の種においてのみ、発展し得ただろう。第一に、対象や事象の類別を記憶する、そして特異な対象や事象を記憶する、つまり、類別のレベルと特異性のレベルで実在物と事象の個性的表象を確立する広範な能力。第二に、それらの記憶された表象の要素を操作し、新たな結びつけによる新しい創造物を形成する広範な能力。そうした創造物の中でもっとも直接的に有用だったのは、思い描かれたシナリオ、行動の帰結の予期、将来計画の系統的記述、生存を強化し得る新しい目標の構想、だった。第二に、前述の新しい創造物、つまり、予期される帰結、新しい計画、そして新しい目標を記憶する広範な能力。私は、それらの記憶された創造物を「将来の記憶」と呼んでいる。(5)

たとえ、経験された過去と予期される将来という強化された知識が、苦しみに対処すべく社会的戦略を生み出さねばならなかった理由だったとしても、われわれは依然として、なぜ最初に苦しみが生じたのかを説明しなければならない。そしてそのためにわれわれは、「苦」およびその反対の「快」の生物学的に定められた意味を考察しなければならない。もちろん、ここで興味をそそることは、今日われわれが苦と快と呼ぶものの背後にある生物学的機構が、個的な苦しみや理性が存在しない時代に、進化において、やはりそのまま生得的な生存装置として選択されたことだ。このことは単純に、同じ単純な仕組みが、複雑さの程度がひどく異なるシステム、異なる環境の中で適用され、異なってはいるが関わりのある結果をもたらしていることを意味するのかもしれない。つまり、免疫系、視床下部、前頭前腹内側皮質、そして人権規定は、同根の原因を有しているのかもしれない。

苦と快は、本能的な戦略と後天的な戦略を効率的に機能させるために有機体が必要としている梃子(てこ)である。おそらく苦と快はまた、社会的な意志決定戦略の発達を支配した梃子でもあった。多くの人間が社会的集団において心理的、社会的、そして自然の現象の痛みを伴う帰結を経験し、苦の経験に対処するための、そしてたぶん苦を減ずるための、知的で文化的な戦略を発達させることが可能となった。

苦と快は、基本的な範囲から明確に逸脱している身体状態をわれわれが意識するようになると生じる。苦あるいは快として知覚される刺激と脳活動パターンの形状は、脳構造の中でアプリオリに設定されている。苦や快が生じるのは回路がある特定の仕方で発火するからであり、またそれらの回路が存在するのは、それらがある特定の形をとるように遺伝的に指示されていたからである。苦と快に対するわれわれの反応は教育によって変えることが可能だが、それらは生得的な傾性の活性化に依存する心的現象の主要な例である。

われわれは苦と快における少なくとも二つの要素を区別すべきである。第一に、脳は身体の一部に由来する局所的な身体状態の変化の表象をつくる。これが本来の意味における体性感覚知覚である。それは皮膚、粘膜、あるいは器官の一部に由来する。苦と快の第二の要素は、より全体的な身体状態の変化、つまり情動に起因している。たとえば、われわれが苦あるいは快と呼んでいるものは、いまわれわれの脳が知覚している特定の身体的風景の概念に対する名称である。その風景の知覚は、神経伝達物質や神経調節物質によって脳内でさらに加減される。それらが信号の伝達や、身体表象に関わっている脳部位の作用に影響を及ぼすからだ。エンドルフィン（有機体自身のモルフィネ）はオピオイド・レセプター（このレセプターはモルフィネが作用するレセプターに類似している）と結びつくことから、エンドルフィンの放出は「快の風景」の知覚における重要な要素であり、「苦の風景」の知覚を打ち消したり弱めたりする。

苦の処理を例に、先の概念をもう少し明確にしてみたい。私の考えでは事は以下のように運ぶ。組織損傷が存在している身体部位（たとえば歯の根管）における神経終端の刺激情報から、脳は、その部位に対する以前の表象とは異なる、局所的な身体変化に対する過渡的表象を構築する。苦の信号に対応する神経活動のパターンとその結果生じる表象の知覚的特性は脳によって完全に規定されているが、そのことを除けば、それらは神経生理学的に他のどんな種類の身体知覚とも異なっていない。しかし、もしこれがすべてであるなら、われわれが経験することはある特定の身体変化のイメージだけであり、そこには少しも腹立たしい帰結はないだろう。それを楽しむことはないかもしれないが、われわれがそれで迷惑を蒙ることもないだろう。私の論点は〈そのプロセスはそこで終わらない〉ということ。その身体変化の無害なプロセスはすぐさま付加的な身体状態変化の波を引き起こし、それが全体的な身体状態を基本的な範囲からさらに逸脱させる。そして〈そのあとに起こる状態が情動であり、特定の特徴を有している〉。不快な苦しみの感情が形成されるのは、その後の身体状態の逸脱による。なぜその逸脱は苦しみとして経験されるのか、と問う人がいるかもしれない。なぜなら、その有機体がそう言うからだ。われわれは、われわれに苦と快の経験をもたらす生得的な機構を携え、この世に生を受けた。文化や個人的な歴史が、その機構の始動する閾値や強さを変えるかもしれないし、その機構を弱める手段をわれわれにもたらすかもしれない。しかし、その基本的な仕組みは生来のものである。

そうした生得的機構を有することは何の役に立つのか？　苦のイメージだけでなく、この付加的な不快な状態が、なぜあるべきなのか？　われわれは思いを巡らすことしかできないが、その理由は、苦しみがわれわれに注意をもたらすという事実と関係しているはずだ。苦しみは生存のための最善の防護をわれわれに授ける。なぜなら、苦しみは、個体が苦の信号に留意しその信号の原因を回避するように、あるいはその信号がもたらす帰結を修正するように行動する確率を増やすからだ。

もし苦が欲求や本能の適切な発達のための、そして関係する意志決定戦略の発達のための梃子であるなら、行動障害には苦の知覚の変化が伴われるはずだ。以下はその事例であるように思える。先天性無痛症として知られる奇異な病とともに生まれた人たちは、正常な行動戦略を獲得することがない。その病は彼らの関節に損傷をもたらすという事実があるにもかかわらず（痛みがないために、彼らは機構的に許容される限界を大きく超えて関節を動かすので、靭帯や被膜を引き裂いてしまう）[6]、多くの人びとが、永遠に笑っていて楽しそうに見える。彼らは依然として快を感じることはでき、それゆえポジティブな感情に影響され得るから、彼らの行動に障害があることを知るのはそれだけ興味深い。しかしそのことよりずっと興味を引くのは、その梃子の装置が、後天的な意志決定戦略の発達においてだけでなく、その展開においても役割をはたしているという仮説である。前頭葉を損傷している患者の苦の反応は、奇妙なほど変化している。たとえば、彼らの局所的な苦のイメージそれ自体は完全だが、苦のプロセスの要の部分である情動反応が欠けているか、少なくともその後に生じる感情が正常でない。この解離状態については、ほかにも、慢性的な苦しみの治療のためになされた手術によって脳を損傷している患者に関して、考慮すべき証拠がある。

ある種の神経疾患は強くて頻繁な痛みを伴う。一つの例は、有痛性チックとしても知られる三叉神経痛である。神経痛という言葉は神経由来の痛みを意味し、三叉という言葉は三叉神経、すなわち顔から脳へ信号を伝える神経のことだ。三叉神経痛は、普通、顔の左右いずれか一方の一部位、たとえば頬に作用する。ある日突然、皮膚に触れるといったどうということもない行為が、あるいは、同じところをそよ風が撫でるといったさらにどうということもないことが、突発的な激痛を引き起こす。痛みに苛まされている人びとは、筋肉にナイフを突き立てたような感覚、皮膚と骨に針を突き通すような感覚を訴える。彼らの生活のすべてはその痛みに集中するかもしれない。なぜなら、その刺すような痛みがつづいているときは、ほかのことをすることも考えることもできないし、その激痛は頻繁に襲ってくるからだ。彼らは体を防御的に固くよじって閉ざしている。

すべての投薬治療が効かない三叉神経痛の患者の場合、その疾患は難治性または難病として区分けされる。そのような場合、神経外科が助けになる場合があり、外科的介入で救われる可能性がある。過去に試みられた一つの治療法が前部前頭葉白質切断だった（第4章参照）。こうした介入の結果が何よりもはっきり例証している事実は、痛みそれ自体、すなわちある種の感覚信号の知覚と、苦しみ、すなわちその知覚に対する情動的反応を知覚することから生まれる感情とはちがうということである。

つぎの例を考えてみる。それは私がアルメイダ・リマのもとで研修しているときに個人的に目撃したものだ。リマは、エガス・モニスが大脳血管造影法や前部前頭葉白質切断を開発するのを手伝い、また実際にそうした最初の手術を手がけた神経外科医だった。腕利きの外科医であっただけでなく思いやりのある人間でもあったリマは、難治性の痛みを抑えるために、内容を変えた白質切断法を使っていた。そして絶望的な患者の場合、それが筋の通ったやり方だと確信していた。彼は、とっぱなから私がその症例を見ることを望んだ。

私はベッドに座って手術を待っていたあの患者のことを鮮明に思い起こす。彼はひどい苦しみにうずくまり、ほとんど不動のまま、さらなる痛みを誘発することを恐れていた。しかし手術の二日後、リマと私が回診で訪れてみると、彼は別人だった。彼はごく普通にリラックスしているようだったし、病室で付き添いとトランプゲームに楽しそうに熱中していた。リマは痛みについて尋ねた。患者は見上げると、陽気にこう言った。「うん、痛みは同じだが、いまの気分はいい。お陰様で」。明らかに、手術がしたと思えるのはいわゆる苦の一部である情動反応をなくすことだった。それによってその男の苦しみはなくなっていた。彼の顔の表情、声色、立ち居振る舞いは、苦ではなく快の状態のそれらを連想させるものだった。しかし手術は、三叉神経がもたらすその身体領域の局所的変化に対するイメージには、ほとんど何も影響していないようだったし、またたから患者は、痛みけ同じだと言ったのだ。脳はもはや苦しみを引き起こすことはできなかったが、依然として苦のイメージを形成、つまり、苦の風景の体性感覚的マッピングを通常どおり生成していたのである。[7] この例は、苦のメカニズムについてわれわれにいろいろ教えてくれることに加えて、ある実在（苦のイメージに等しい生体組織の状態）のイメージと、並置という方法を用いてその実在のイメージに制限を加える身体状態のイメージとの〈分離〉を明らかにしている。

私は、神経生物学と医学の主要な努力の一つは、前述のような種類の苦しみを軽減することに向けられるべきであると思っている。生体臨床医学の同じぐらい重要な目標の一つは、精神障害における苦しみの軽減であるべきだ。しかし医学の領域外にある個人的および社会的不調和から生じる苦しみの扱い方は、別の、少しも解決されていない問題である。今日の傾向は、両者をまったく区別をせず、いかなる辛苦を除去するにも医学的方法を利用するというものだ。その支持者たちの議論にも、耳を傾けるべきものがある。たとえば、もしセロトニンのレベルを上げることで鬱病が治る可能性があるだけでなく、攻撃性が弱まり、引っ込み思案が減り、より自信をもった人間になる可能性があるというなら、その機会を利用しない手はない。どうしようもないほどつまらない堅物人間を除けばこうした驚異の薬の御利益に預かることを拒む者がいようか、というわけだ。問題は、もちろん、多くの理由からその選択が単純明快ではないことである。第一に、そうした薬物の長期的な生物学的作用は未知である。第二に、社会的に大量な薬物摂取の帰結も、同様にはっきりしない。第三の、そしてたぶんもっとも重要な理由は、もし、個人的で社会的な苦しみに対して提案されているその解決法が、個人的で社会的な不調和の原因をバイパスしているなら、それはそう長くは使えないだろうということ。それは症状を治療するかもしれないが、その病の根本とはいっさい関係がないからだ。

私は快についてほとんど取り上げなかった。少なくとも生存における梃子の役割に関するかぎり、苦と快は双子ではないし、たがいに鏡像関係にあるのでもない。どういうわけか、いまもそして予期される将来においても、迫りくるトラブルからわれわれを救ってくれるのは、しばしば、苦と関係する信号である。快を求めることに支配された個人や社会が、苦を避けることによるのと同じぐらい、あるいはそれ以上に、生存できるとは想像しがたい。快楽主義的傾向を増していく国々における今日の社会的状況にはこうした見方を裏づけるものがあるし、また、さまざまな情動の神経的相関に関して私の同僚研究者や私が追い求めている研究はさらなる裏づけを与えてくれる。ポジティブな情動よりもネガティブな情動のほうがはるかに多くの種類があるように思えるし、脳がポジティブな情動とネガティブな情動を異なるシステムで扱っていることは明らかだ。たぶんトルストイも同じように見抜いていたから、『アンナ・カレーニナ』の冒頭にこう書いたのだろう。「幸福な家庭はどれもたがいに似ているが、不幸な家庭はそれぞれがそれなりに不幸である」。

訳者あとがき

本書は、二〇〇五年にPenguin Groupから新しく出版されたAntonio Damasio, *DESCARTES' ERROR／Emotion, Reason, and the Human Brain*を全訳したものである。

著者アントニオ・ダマシオについて簡単に記しておく。一九四四年、ポルトガルのリスボン生まれの著名な神経学者。リスボン大学で医学博士と理学博士の学位をとり、その後アメリカ合衆国に移ってハーバード大学の高名な科学者、故ノーマン・ゲシュウィンドの指導の下、行動神経学を研究。一九七六―二〇〇四年、アイオワ大学で教授として、あるいは神経医学部長として、顕著な業績をあげる。二〇〇五年から南カリフォルニア大学のBrain and Creativity Institute（脳と創造性の研究所）の所長をしている。著作にはほかに、*The Feeling of What Happens : Body and Emotion in the Making of Consciousness*, 1999（『無意識の脳　自己意識の脳』講談社）、ならびに*Looking for Spinoza : Joy, Sorrow, and the Feeling Brain*, 2003（『感じる脳』ダイヤモンド社）がある。

さて、*DESCARTES' ERROR*（『デカルトの誤り』）が最初に出版されたのは一九九四年だから、新版は十一年という時を置いての出版になる。ただし内容的にはほとんど変わっていない。一九九四年版とのちがいは、その十一年間の反響などを述べた「新版へのまえがき」が付け加えられたこと、そして数カ所の小さな加筆・訂正などである。つまり、新版は旧版に対する増補版というのではなく、あくまで「名著の復刻」であるだろう。

一九九四年版の『デカルトの誤り』の邦訳版は、『生存する脳』（講談社）という書名で二〇〇〇年のはじめに出版され、多くの方々に読まれた。しかし、出版社の意向で決まった書名もそうだが、何よりも浅学非才な私の翻訳に問題があって、ダマシオ博士の重要な著作を正しく世に送り出せなかったという悔恨が残っていた。そのような思いがある中、今般、ふたたび、筑摩書房の大山悦子さんから新版に対する翻訳の打診をいただいた。ダマシオの『デカルトの誤り』を、やはり、現代脳科学における名著と位置づけて文庫化したいというお話だった。当然、少々の躊躇はあったものの、引き受けることにした。今回は、訳し間違いや訳し落としなどがないよう最大限注意を払いながら、全面的に翻訳を改めた。小見出しや行替え箇所など、本のつくりもほぼ原著のままである。とはいえ著者が言及する話題は時代的、分野的にきわめて幅が広く、訳者の能力をずいぶんと超えている。訳出に関していたらぬことがあれば、ご指摘をいただきたい。

『生存する脳』が多くの人に読まれたことが、大いに関係しているのではないかと思う。少し前までは、日本でも脳と心の関係ばかりが論じられ、身体は脳の「単なる入出力装置」の域を出ていなかった。しかし最近の心や脳の科学的な議論には――たとえばテレビの大衆番組においてさえ――情動や感情や身体性が取り上げられることが多くなっているように思う（『デカルトの誤り』が世界的にどう評価され、どう影響してきたかに関しては、本書の「新版へのまえがき」を併せてお読みいただきたい）。しかしそれでもまだ著者自身が本書で書いているように、〝デカルトの誤り〟はさまざまに形を変えてわれわれの心の中にある。

米デューク大学のミゲル・ニコレリス博士が、ヨザルの大脳皮質に多数の電極を刺してニューロンの活動信号を読み出し、それをコンピュータで瞬時に分析し、ヨザルの手の動きと同じ動きを、数百マイル離れた研究所に置かれたロボットアームで実現して見せたのが二〇〇〇年だったが、それから約十年、最近日本では車椅子に座っている人の脳波を検出して、即座にその人の「意図」を読み取り、その意図にしたがって車椅子をリアルタイムで制御しながら動かしていくという実験が公開され、大いに注目を浴びた。

この、BMIと呼ばれるテクノロジーの急速な進歩が、さまざまな社会的要請と深く結びついていることはまちがいないが、一方でそれは、多くの人々に、現代の脳科学がすでに人の心を読み取るレベルまできていて、したがって、もしかすると数十年以内には、すでに登場している高性能二足歩行ロボットのさらなる進化ロボットと人工脳が結びつき、理性や言語のみならず心も有するアンドロイドやガイノイドが誕生するのではないかという漠然とした期待すら抱かせているかもしれない。

が、おそらく、これもまたデカルトの誤りの現代的異形であるだろう。

最後に「ダマシオ」の発音について触れておきたい。ポルトガル語としては「ダマジオ」がより正確である。今回「ダマジオ」にすることも考えたが、すでに「ダマシオ」で定着しているという側面もあり、いろいろな検索システムの便なども考え、そのままにするほうがよさそうだと判断し、今回も「ダマシオ」にさせていただいた。

翻訳原稿の作成から校正ゲラの返却、さまざまな種類の文書作成まで、辛抱強くお待ちくださった、そして編集上の細かい問題にいろいろ注意を向けてくださった筑摩書房編集部、大山悦子様に、心から感謝を申し上げます。そしてまたデザイン、校閲の方々にも厚く御礼申し上げます。

二〇一〇年六月　東京・稲城にて

田中三彦

本書は二〇〇〇年一月二四日、講談社より刊行された『生存する脳』を、全面的に訳出しなおしたものである。

注と文献

序文

（1）「理性」、「推論」、「合理性」、「意思決定」という言葉を可能なかぎり明確にしようとしたが、第8章のはじめに論じているように、それらの意味はしばしばあやふやであることを注意しておかねばならない。これは筆者の問題とか読者の問題ということではない。現代の哲学用語辞典には理性に関してこう書かれている。「英語の〈理性〉という言葉にはこれまでも、そして現在もなお、多数かつ広範な意味と用法があり、しかもそれらの相互の関係はしばしば複雑であり、またしばしば不明瞭である……」（*Encyclopedia of Philosophy*, P. Edwards 編, 1967, New York: Macmillan Publishing Company and the Free Press）。

そうかもしれないが、たぶん読者は理性、合理性という言葉に対する私の用法がひじょうに慣習的なものであることに気づかれるはずだ。筆者は理性を、ものごとを整然とそして論理的に考えて推断する能力という意味で、また合理性は、個人的および社会的文脈に理性を適応させることから生まれる思考と行動の質という意味で使っている。ただし、筆者は推論と意思決定を相互に置き換え可能な形で使ってはいない。なぜなら、すべての推論のプロセスに一つの意思決定が伴われるわけではないからだ。

また読者は筆者が情動（emotion）と感情（feeling）を相互に置き換え可能な形で使っていないことにも気づかれるだろう。おおむね、筆者は、通常ある特定の心的内容によって誘発される脳ならびに身体に生じる一連の変化に対して、情動という言葉を使っている。そして感情はそれらの変化の知覚である。この区別に対する議論は第7章に記す。

（2） C. Darwin（1871）. *The Descent of Man*. London: Murray.（邦訳／『ダーウィン著作集1 人間の進化と性淘汰（1）』所収，長谷川真理子訳、文一総合出版）

（3） N. Chomsky（1984）. *Modular Approaches to the Study of the*

Mind. San Diego: San Diego State University Press.
（4） O. Flanagan（1991）. *The Science of the Mind*. Cambridge, MA: MIT Press/Bradford Books.

第1章

（1） J. M. Harlow（1868）. "Recovery from the passage of an iron bar through the head", *Publications of the Massachusetts Medical Society*, 2: 327-47 ならびに（1848-49）. "Passage of an iron rod through the head", *Boston Medical and Surgical Journal*, 39: 389.
（2） 前記注（1）を参照。
（3） ウィリアムズのこの言葉はつぎの論文にある。H. J. Bigelow（1850）. "Dr Harlow's case of recovery from the passage of an iron bar through the head", *American Journal of the Medical Sciences*, 19: 13-22.
（4） 前記注（3）（Bigelow）を参照。
（5） 前記注（1）（1868）を参照。
（6） N. West（1939）. *The Day of the Locust*. Chapter 1.
（7） このような姿勢を示す例は、E. Depuy（1873）. *Examen de quelques points de la physiologie du cerveau*. Paris: Delahaye.
（8） D. Ferrier（1878）. "The Goulstonian Lectures on the localisation of cerebral disease", *British Medical Journal*, 1: 399-447.
（9） ガルに対する例外的に正当な評価はつぎの論文を参照。J. Marshall（1980）. "The new organology", *The Behavioral and Brain Sciences*, 3: 23-25.
（10） M. B. MacMillan（1986）. "A wonderful journey through skull and brains", *Brain and Cognition*, 5: 67-107.
（11） N. Sizer（1882）. *Forty Years in Phrenology; Embracing Recollections of History, Anecdote and Experience*. New York: Fowler and Wells.
（12） 前記注（1）（1868）を参照。

第2章

(1) P. Broca (1865). "Sur la faculté du langage articulé", *Bull. Soc. Anthropol.*, Paris, 6: 337-93.

C. Wernicke (1874). *Der aphasische Symptomencomplex*. Breslau: Cohn und Weigert.

ブローカおよびウェルニッケ失語症に関する詳細は以下を参照。A. Damasio (1992). *The New England Journal of Medicine*, 326: 531-39.

また言語の神経構造に関する最近の知見に関しては、以下を参照。

A. Damasio and H. Damasio (1992). *Scientific American*, 267:89-95.

(2) 神経解剖学に関する一般的な教科書は、J. H. Martin (1989). *Neuroanatomy Text and Atlas*. New York: Elsevier. (邦訳/『マーティン 神経解剖学』野村嶬ほか監訳、西村書店)

最近の人間の脳地図に関しては、H. Damasio (1994). *Human Neuroanatomy from Computerized Images*. New York: Oxford University Press.

将来の神経生物学における神経解剖学の重要性についての論評は、F. Crick and E. Jones (1993). "The backwardness of human neuroanatomy", *Nature*, 361: 109-10.

(3) H. Damasio and R. Frank (1992). "Three-dimensional in vivo mapping of brain lesions in humans", *Archives of Neurology*, 49:137-43.

(4) 以下を参照。E. Kandel, J. Schwartz and T. Jessell (1991). *Principles of Neuroscience*. Amsterdam: Elsevier.

P. S. Churchland and T. J. Sejnowski (1992). *The Computational Brain: Models and Methods on the Frontiers of Computational Neuroscience*. Boston: MIT Press, Bradford Books.

(5) H. Damasio, T. Grabowski, R. Frank, A. M. Galaburda and A. R. Damasio (1994). "The return of Phineas Gage: The skull of a famous patient yields clues about the brain", *Science*, 264: 1102-05.

第3章

（1） フィネアス・ゲージを除き、本書で取り上げたすべての患者に関しては、プライバシー保護のため、仮のイニシャルやペンネームを使い、本人を特定できるような伝記的詳細を省いた。
（2） ここで言及した神経心理学的試験の多くは以下に載っている。M. Lezak（1983）. *Neuropsychological Assessment*. New York: Oxford University Press.（邦訳／『レザック神経心理学的検査集成』三村將・村松太郎監訳、創造出版）

A. L. Benton（1983）. *Contributions to Neuropsychological assessment*. New York: Oxford University Press.（邦訳／『神経心理評価マニュアル』田川皓一監訳、西村書店）
（3） B. Milner（1964）. "Some effects of frontal lobectomy in man". J. M. Warren and K. Akert ed., *The Frontal Granular Cortex and Behavior*. New York: McGraw-Hill.
（4） T. Shallice and M. E. Evans（1978）. "The involvement of the frontal lobes in cognitive estimation", *Cortex*, 14: 294-303.
（5） S. R. Hathaway and J. C. McKinley（1951）. *The Minnesota Multiphasic Personality Inventory Manual* (rev. ed.). New York: Psychological Corporation.（邦訳／『MMPI　ミネソタ多面的人格目録』MMPI 新日本版研究会編、三京房）
（6） L. Kohlberg（1987）. *The Measurement of Moral Judgment*. Cambridge, Massachusetts: Cambridge University Press.
（7） J. L. Saver and A. R. Damasio（1991）. "Preserved access and processing of social knowledge in a patient with acquired sociopathy due to ventromedial frontal damage", *Neuropsychologia*, 29: 1241-49.

第4章

（1） B. J. McNeil, S. G. Pauker, H. C. Sox and A. Tversky（1982）. "On the elicitation of preferences for alternative therapies", *New England Journal of Medicine*, 306: 1259-69.
（2） 神経心理学の研究戦略の詳細は、H. Damasio and A. R.

Damasio (1989). *Lesion Analysis in Neuropsychology*. New York: Oxford University Press.

(3) R. M. Brickner (1934). "An interpretation of frontal lobe function based upon the study of a case of partial bilateral frontal lobectomy", *Research Publications of the Association for Research in Nervous and Mental Disease*, 13: 259-351.

—— (1936). *The intellectual functions of the frontal lobes: Study based upon observation of a man after partial bilateral frontal lobectomy*. New York: Macmillan.

前頭葉損傷の他の研究として以下も参照。D. T. Stuss and F. T. Benson (1968). *The Frontal Lobes*. New York: Raven Press.（邦訳／『前頭葉』融道男ほか訳、共立出版）

(4) D. O. Hebb and W. Penfield (1940). "Human Behavior after extensive bilateral removals from the frontal lobes", *Archives of Neurology and Psychiatry*, 44: 421-38.

(5) S. S. Ackerly and A. L. Benton (1948). "Report of a case of bilateral frontal lobe defect", *Research Publications of the Association for Research in Nervous and Mental Disease*, 27: 479-504.

(6) アカリーとベントンの患者についての文献に相当する数少ない文献には、たとえば以下のものがある。N. H. Price, K. R. Daffner, R. M. Stowe and M. M. Mesulam (1990). "The comportmental learning disabilities of early frontal lobe damage", *Brain*, 113: 1383-93.

L. M. Grattan and P. J. Eslinger (1992). "Long-term psychological consequences of childhood frontal lobe lesion in parient DT", *Brain and Cognition*, 20: 185-95.

(7) E. Moniz (1936). *Tentatives opératoires dans le traitement de certaines psychoses*. Paris: Masson.

(8) こうした形態の強引な治療に関しては以下を参照。E. S. Valenstein (1986). *Great and Desperate Cures: The Rise and Decline of Psychosurgery and Other Radical Treatment for Mental Illness*. New York: Basic Books.

(9) J. Babinski (1914). "Contributions à l'étude des troubles mentaux dans l'hémiplégie organique cérébrale (anosognosie)", *Revue neurologique*, 27: 845-47.

(10) A. Marcel (1993). "Slippage in the unity of consciousness", *Experimental and theoretical studies of consciousness* (Ciba Foundation Symposium 174), pp. 168–86. New York: John Wiley & Sons.
(11) S. W. Anderson and D. Tranel (1989). "Awareness of disease states following cerebral infarction, dementia, and head trauma: Standardized assessment", *The Clinical Neuropsychologist*, 3: 327–39.
(12) R. W. Sperry (1981). "Cerebral organization and behavior", *Science*, 133: 1749–57.

J. E. Bogen and G. M. Bogen (1969). "The other side of the brain. III: The corpus callosum and creativity", *Bull. Los Angeles Neurol. Soc.*, 34: 191–220.

E. De Renzi (1982). *Disorders of Space Exploration and Cognition*. New York: John Wiley & Sons.

D. Bowers, R. M. Bauer and K. M. Heilman (1993). "The nonverbal affect lexicon: Theoretical perspectives from neuropsychological studies of affect perception", *Neuropsychologia*, 4: 433–44.

M. M. Mesulam (1981). "A cortical network for directed attention and unilateral neglect", *Ann. Neurol.*, 10: 309–25.

E. D. Ross and M. M. Mesulam (1979). "Dominant language functions of the right hemisphere", *Arch. Neurol.*, 36: 144–48.
(13) B. Woodward and S. Armstrong (1979). *The Brethren*. New York: Simon & Schuster.
(14) D. Tranel and B. T. Hyman (1990). "Neuropsychological correlates of bilateral amygdala damage", *Archives of Neurology*, 47: 349–55.

F. K. D. Nahm, H. Damasio, D. Tranel, and A. Damasio (1993). "Cross-modal associations and the human amygdala", *Neuropsychologia*, 31: 727–44.

R. Adolphs, D. Tranel and A. Damasio. "Bilateral Damage to the Human Amygdala Impairs the Recognition of Emotion in Facial Expressions" (未発表)
(15) L. Weiskrantz (1956). "Behavioral changes associated with ablations of the amygdaloid complex in monkeys", *Journal of Comparative and Physiological Psychology*, 49: 381–91.

J. P. Aggleton and R. E. Passingham (1981). “Syndrome produced by lesions of the amygdala in monkeys (Macaca mulatta)”, *Journal of Comparative and Physiological Psychology*, 95: 961-77.

ネズミの研究に関しては以下を参照。J. E. LeDoux (1992). “Emotion and the amygdala”, J. P. Aggleton ed., *The Amygdala: Neurobiological Aspects of Emotion, Mystery and Mental Dysfunction*, pp. 339-51. New York: Wiley-Liss.

(16) R. J. Morecraft and G. W. Van Hoesen (1993). “Frontal granular cortex input to the cingulate (M_3), supplementary (M_2), and primary (M_1) motor cortices in the rhesus monkey”, *Journal of Comparative Neurology*, 337: 669-89.

(17) A. R. Damasio and G. W. Van Hoesen (1983). “Emotional disturbances associated with focal lesions of the limbic frontal lobe”, K. M. Heilman and P. Satz ed., *Neuropsychology of Human Emotion*. New York: The Guilford Press.

M. I. Posner and S. E. Petersen (1990). “The attention system of the human brain”, *Annual Review of Neuroscience*, 13: 25-42.

(18) F. Crick (1994). *The Astonishing Hypothesis: The Scientific Search for the Soul*. New York: Charles Scribner's Sons. (邦訳/『DNA に魂はあるか』中原英臣訳、講談社)

(19) J. F. Fulton and C. F. Jacobsen (1935). “The functions of the frontal lobes: A comparative study in monkeys, chimpanzees and man”, *Advances in Modern Biology* (Moscow), 4: 113-23.

J. F. Fulton (1951). *Frontal Lobotomy and Affective Behavior*. New York: Norton and Company.

(20) C. F. Jacobsen (1935). “Functions of the frontal association area in primates”, *Archives of Neurology and Psychiatry*, 33: 558-69.

(21) R. E. Myers (1975). “Neurology of social behavior and affect in primates: A study of prefrontal and anterior temporal cortex”, K. J. Zuelch, O. Creutzfeldt and G. C. Galbraith ed., *Cerebral Localization*, pp. 161-70. New York: Springer-Verlag.

E. A. Franzen and R. E. Myers (1973). “Neural control of social behavior: Prefrontal and anterior temporal cortex”, *Neuropsychologia*, 11: 141-57.

(22) S. J. Suomi (1987). "Genetic and maternal contributions to individual differences in rhesus monkey biobehavioral development". *Perinatal Development: A Psychobiological Perspective*, pp. 397-419. New York: Academic Press, Inc.
(23) この問題に関する神経生理学的証拠の再吟味には以下を参照。L. Brothers, "Neurophysiology of social interactions", M. Gazzaniga ed., *The Cognitive Neurosciences*.（予定）
(24) P. Goldman-Rakic (1987). "Circuitry of primate prefrontal cortex and regulation of behavior by representational memory", F. Plum and V. Mountcastle ed., *Handbook of Physiology: The Nervous System*, vol. 5, pp. 373-417. Bethesda, MD: American Physiological Society.

J. M. Fuster (1989). *The Prefrontal Cortex: Anatomy, Physiology, and Neuropsychology of the Frontal Lobe* (2nd ed.). New York: Raven Press.（邦訳／フュースター『前頭前皮質』福居顯二訳、新興医学出版社）
(25) M. J. Raleigh and G. L. Brammer (1993). "Individual differences in serotonin-2 receptors and social behavior in monkeys", *Society for Neuroscience Abstracts*, 19: 592.

第5章

(1) E. G. Jones and T. P. S. Powell (1979). "An anatomical study of converging sensory pathways within the cerebral cortex of the monkey", *Brain*, 93: 793-820.　神経解剖学者 D. Pandya, K. Rockland, G. W. Van Hoesen, P. Goldman-Rakic, D. van Essen の研究は繰り返しこの結合原理を確認し、またその複雑さを明らかにしてきた。
(2) D. Dennett (1991). *Consciousness Explained*. Boston: Little Brown.（邦訳／『解明される意識』山口泰司訳、青土社）
(3) A. R. Damasio (1980). "The brain binds entities and events by multiregional activation from convergence zones", *Neural Computation*, 1: 123-32.
——(1998). "Time-locked multiregional retroactivation: A systems level proposal for the neural substrates of recall and recognition",

Cognition, 33: 25-62.

A. R. Damasio and H. Damasio (1993). "Cortical systems underlying knowledge retrieval: Evidence from human lesion studies". これは以下に載っている。*Exploring Brain Functions: Models in Neuroscience*, pp. 233-48. New York; Wiley & Sons.

——(1994). "Cortical systems for retrieval of concrete knowledge: The convergence zone framework", C. Koch ed., *Large-Scale Neuronal Theories of the Brain*. Cambridge, MA: MIT Press.

(4) とりわけ以下を参照。C. von der Malsburg (1987). "Synaptic plasticity as basis of brain organization", P. P. Changeux and M. Konishi ed., *The neural and Molecular Bases of Learning* (Dahlem Workshop Report 38), pp. 411-31, Chichester, England: Wiley.

G. Edelman (1987). *Neural Darwinism: The Theory of Neuronal Group Selection*. New York: Basic Books.

R. Llinas (1993). "Coherent 40-Hz oscillation characterizes dream state in humans", *Proceedings of the National Academy of Sciences*, 90: 2078-81.

F. H. Crick and C. Koch (1990). "Towards a neurobiological theory of consciousness", *Seminars in the Neurosciences*, 2: 263-75.

W. Singer, A. Artola, A. K. Engel, P. Koenig, A. K. Kreiter, S. Lowel and T. B. Schillen (1993). "Neuronal representations and temporal codes", T. A. Poggio and D. A. Glaser ed., *Exploring Brain Functions: Models in Neuroscience*, pp. 179-94. Chichester, England: Wiley.

R. Eckhorn, R. Bauer, W. Jordan, M. Brosch, W. Kruse, M. Munk and H. J. Reitboeck (1988). "Coherent Oscillations: A mechanism for feature linking in the visual cortex", *Biologica Cybernetica*, 60: 121-30.

S. Zeki (1993). *A Vision of the Brain*. London: Blackwell Scientific.(邦訳/『脳のヴィジョン』河内十郎訳、医学書院)

S. Bressler, R. Coppola and R. Nakamura (1993). "Episodic multiregional cortical coherence at multiple frequencies during visual task performance", *Nature*, 366: 153-56.

(5) 本書第4章の議論ならびに以下を参照。M. I. Posner and S. E.

Petersen (1990). "The attention system of the human brain", *Annual Review of Neuroscience*, 13: 25-42.

P. S. Goldman-Rakic (1987). "Circuitry of primate prefrontal cortex and regulation of behavior by representational memory", F. Plum and V. Mountcastle ed., *Handbook of Physiology: The Nervous System*, vol. 5, pp. 373-417. Bethesda, MD: American Physiological Society.

J. M. Fuster (1989). 第4章注(23)。

(6) 視覚に関する神経解剖学的、神経生理学的、心理生理学的研究については以下を参照。

J. Allman, F. Miezin and E. McGuiness (1985). "Stimulus specific responses from beyond the classical receptive field: Neuropsychological mechanisms for local-global comparisons in visual neurons", *Annual Review of Neuroscience*, 8: 407-30.

W. Singer, C. Gray, A. Engel, P. Koenig, A. Artola and S. Brocher (1990). "Formation of cortical cell assemblies", *Symposia on Quantitative Biology*, 55: 939-52.

G. Tononi, O. Sporns and G. Edelman (1992). "Reentry and the problem of integrating multiple cortical areas: Simulation of dynamic integration in the visual system", *Cerebral Cortex*, 2: 310-35.

S. Zeki (1992). "The visual image in mind and brain", *Scientific American*, 267: 68-76.

体性感覚と聴覚に関する研究は以下を参照。R. Adolphs (1993). "Bilateral inhibition generates neuronal responses tuned to interaural level differences in the auditory brainstem of the barn owl", *The Journal of Neuroscience*, 13: 3647-68.

M. Konishi, T. Takahashi, H. Wagner, W. E. Sullivan and C. E. Carr (1988). "Neurophysiological and anatomical substrates of sound localization in the owl". G. Edelman and W. Gall and W. Cowan ed., *Auditory Function*, pp. 721-46. New York: John Wiley & Sons.

M. M. Merzenich and J. H. Kaas (1980). "Principles of organization of sensory-perceptual system in mammals", J. M. Sprague and A. N. Epstein ed., *Progress in Psychobiology and Physiological Psy-*

chology, pp. 1-42, New York: Academic Press.

皮質の可塑性に関する研究は以下を参照。C. D. Gilbert, J. A. Hirsch and T. N. Wiesel (1990). "Lateral interactions in visual cortex", *Symposia on Quantitative Biology*, vol. 55, pp. 663-77. Cold Spring Harbor, N.Y.: Laboratory Press.

M. M. Merzenich, J. H. Kaas, J. Wall, R. J. Nelson, M. Sur and D. Felleman (1983). "Topographic reorganization of somatosensory cortical areas 3B and 1 in adult monkeys following restructured deafferentation", *Neuroscience*, 8: 33-55.

V. S. Ramachandran (1993). "Behavioral and magnetoencephalographic correlates of plasticity in the adult human brain", *Proceedings of the National Academy of Science*, 90: 10413-20.

(7) F. C. Bartlett (1964). *Remembering: A Study in Experimental and Social Psychology*. Cambridge, England: Cambridge University Press.

(8) S. M. Kosslyn, N. M. Alpert, W. L. Thompson, V. Maljkovic, S. B. Weise, C. F. Chabris, S. E. Hamilton, S. L. Rauch and F. S. Buonanno (1993). "Visual mental imagery activates topographically organized visual cortex: PET investigations", *Journal of Cognitive Neuroscience*, 5: 263-87.

H. Damasio, T. J. Grabowski, A. Damasio, D. Tranel, L. Boles-Ponto, G. L. Watkins and R. D. Hichwa (1993). "Visual recall with eyes closed and covered activates early visual cortices", *Society for Neuroscience Abstracts*, 19: 1603.

(9) バックファイアの経路が理解されはじめている。以下を参照。G. W. Van Hoesen (1982). "The parahippocampal gyrus: New observations regarding its cortical connections in the monkey", *Trends in Neurosciences*, 5: 345-50.

M. S. Livingstone and D. H. Hubel (1984). "Anatomy and physiology of a color system in the primate visual cortex", *The Journal of Neuroscience*, 4: 309-56.

D. H. Hubel and M. S. Livingstone (1987). "Segregation of form, color, and stereopsis in primate area 18", *The Journal of Neuroscience*, 7: 3378-3415.

M. S. Livingstone and D. H. Hubel (1987). "Connections between layer 4B of area 17 and thick cytochrome oxidase stripes of area 18 in the squirrel monkey", *The Journal of Neuroscience*, 7: 3371–77.

K. S. Rockland and A. Virga (1989). "Terminal arbors of individual "feedback" axons projecting from area V_2 to V_1 in the macaque monkey: A study using immunohistochemistry of anterogradely transported Phaseolus vulgaris leucoagglutinin", *Journal of Comparative Neurology*, 285: 54–72.

D. J. Felleman and D. C. Van Essen (1991). "Distributed hierarchical processing in the primate cerebral cortex", *Cerebral Cortex*, 1:1–47.

(10) R. B. H. Tootell, E. Switkes, M. S. Silverman and S. L. Hamilton (1988). "Functional anatomy of macaque striate cortex. II. Retinotopic organization", *The Journal of Neuroscience*, 8: 1531–68.

(11) M. M. Merzenich, 上記注(6)参照。

(12) 学習と可塑性に関する科学文献をここで十分に論ずるのは不可能である。読者は以下の二つの著作の関係する章を参照されたい。

E. Kandel, J. Schwartz and T. Jessell (1991). *Principles of Neuroscience*, Amsterdam: Elsevier.

P. S. Churchland and T. J. Sejnowski (1992). *The Computational Brain: Models and Methods on the Frontiers of Computational Neuroscience*. Cambridge, MA: MIT Press/Bradford Books.

(13) イメージに価値が付与されたことは近年の成果であり、刺激と反応の行動主義に支配された長い夜のあとの認知革命の一部である。そのかなりの部分は Roger Shepard と Stephen Kosslyn の研究によっている。以下を参照されたい。R. N. Shepard and L. A. Cooper (1982). *Mental Images and Their Transformations*. Cambridge, MA: MIT Press.

S. M. Kosslyn (1980). *Image and Mind*. Cambridge, MA: Harvard University Press.

また歴史的再検討に関しては以下を参照。Howard Gardner (1985). *The Mind's New Science*. New York: Basic Books. (邦訳/『認知革命』佐伯胖ほか監訳、産業図書)

(14) B. Mandelbrot, 私信による。

(15) A. Einstein. 以下からの引用。J. Hadamard (1945). *The Psychology of Invention in the Mathematical Field*. Princeton, NJ: Princeton University Press. (邦訳／『数学における発明の心理』伏見康治ほか訳、みすず書房)

(16) 以下がこの問題に関する重要文献である。

D. H. Hubel and T. N. Wiesel (1965). "Binocular interaction in striate cortex of kittens reared with artificial squint", *Journal of Neurophysiology*, 28: 1041-59.

D. H. Hubel, T. N. Wiesel and S. LeVay (1977). "Plasticity of ocular dominance columns in monkey striate cortex", *Philosophical Transactions of the Research Society of London*, ser. B, 278: 377-409.

L. C. Katz and M. Constantine-Paton (1988). "Relationship between segregated afferents and post-synaptic neurons in the optic tectum of three-eyed frogs", *The Journal of Neuroscience*, 8: 3160-80.

G. Edelman (1988). *Topobiology*. New York: Basic Books. (邦訳／『トポバイオロジー』神沼二真訳、岩波書店)

M. Constantine-Paton, H. T. Cline and E. Debski (1990). "Patterned activity, synaptic convergence, and the NMDA receptor in developing visual pathway", *Annual Review of Neuroscience*, 13: 129-54.

C. Shatz (1992). "The developing brain", *Scientific American*, 267: 61-67.

(17) この問題の関連背景に関しては以下を参照。R. C. Lewontin (1992). *Biology as Ideology*, New York: Harper Perennial.

Stuart A. Kauffman (1993). *The Origins of Order, Self-Organization and Selection in Evolution*. New York: Oxford University Press.

(18) 回路構成に生じると思われる迅速かつ劇的な変化の基盤には、先に述べたシナプスの豊かさがある。そしてこの豊かさを実現しているのが、各シナプスにあるさまざまな神経伝達物質とレセプターだ。この可塑性のプロセスを説明することは本書の守備範囲外のことだが、本書における説明は、それはシナプスのレベルにおける回路の選択によって起こるという考え方と一致している。この選択の考え方を神経システムへ

適用することを最初に提案したのは Niels Jerne と J. Z. Young で、それを Jean Pierre Changeux が使った。Gerald Edelman はその考え方を支持し、心と脳の包括的な理論を構築してきた。

第6章

（1） C. B. Pert, M. R Ruff, R. J. Weber and M. Herkenham (1985). "Neuropeptides and their receptors: A psychosomatic network", *The Journal of Immunology*, 135: 820s–26s.

F. Bloom (1985). "Neuropeptides and other mediators in the central nervous system", *The Journal of Immunology*, 135: 743s–45s.

J. Roth, D. LeRoith, E. S. Collier, N. R. Weaver, A. Watkinson, C. F. Cleland and S. M. Glick (1985). "Evolutionary origins of neuropeptides, hormones, and receptors: Possible applications to immunology", *The Journal of Immunology*, 135: 816s–19s.

B. S. McEwen (1991). "Non-genomic and genomic effects of steroids on neural activity", *Trends in Pharmacological Sciences*, Apr: 12 (4): 141–7.

A. Herzog (1984). "Temporal lobe epilepsy: An extrahypothalamic pathogenesis for polycystic ovarian syndrome ?" *Neurology*, 34: 1389–93.

（2） J. Hosoi, G. F. Murphy and C. L. Egan (1993). "Regulation of Langerhans cell function by nerves containing calcitonin gene-related peptide", *Nature*, 363: 159–63.

（3） J. R. Calabrese, M. A. Kling and P. Gold (1987). "Alterations in immunocompetence during stress, bereavement and depression: Focus on neuroendocrine regulation", *American Journal of Psychiatry*, 144: 1123–34.

（4） E. Marder, ed. (1989). "Neuromodulation in circuits underlying behavior", *Seminars in the Neurosciences*, 1: 3–4.

C. B. Saper (1987). "Diffuse cortical projection systems: anatomical organization and role in cortical function", V. B. Mountcastle, ed., *Handbook of Physiology*, pp. 169–210, Bethesda, MD: American Physiological Society.

（5） C. S. Carter (1992). "Oxytocin and sexual behavior", *Neuroscience Biobehavioral Review*, 16: 131.

T. R. Insel (1992). "Oxytocin, a neuropeptide for affiliation: Evidence from behavioral, receptor autoradiographic, and comparative studies", *Psychoneuroendocrinology*, 17: 3.

（6） R. Descartes (1647). "The Passions of the Soul", J. Cottingham, R. Stoothoff and Murdoch ed., *The Philosophical Wirings of Descartes*, vol. 1, Cambridge, England: Cambridge University Press (1985). （邦訳／『情念論』谷川多佳子訳、岩波文庫、などがある）

（7） S. Freud (1930). *Civilization and Its Discontents*. Chicago: University of Chicago Press. （邦訳／『幻想の未来／文化への不満』中山元訳、光文社古典新訳文庫、などがある）

第7章

（1） J. M. Allman, T. McLaughlin and A. Hakeem (1993). "Brain weight and life-span in primate species", *Proceedings of the National Academy of Science*, 90: 118-22.

（2） ―― (1993). "Brain Structures and life-span in primate species", *Proceedings of the National Academy of Science*, 90: 3559-63.

（3） W. James (1890). *The Principles of Psychology*, vol. 2. New York: Dover (1950). （邦訳／『心理学』下、今田寛訳、岩波文庫）

（4） この問題に関する広範な学識への手引きとして、以下を推薦する。

P. Ekman (1992). "Facial expressions of emotion: New findings, new questions", *Psychological Science*, 3: 34-38.

R. S. Lazarus (1984). "On the primacy of cognition", *American Psychologist*, 39: 124-29.

G. Mandler (1984). *Mind and Body: Psychology of Emotion and Stress*. New York: W. W. Norton & Co. （邦訳／『情動とストレス』田中正敏ほか監訳、誠信書房）

R. B. Zajonc (1984). "On the primacy of affect", *American Psychologist*, 39: 117-23.

（5） M. H. Bagshaw, D. P. Kimble and K. H. Pribram (1965). "The

GSR of monkeys during orienting and habituation and after ablation of the amygdala, hippocampus and inferotemporal cortex", *Neuropsychologia*, 3: 111-19.

L. Weiskrantz (1956). "Behavioral changes associated with ablations of the amygdaloid complex in monkeys", *Journal of Comparative and Physiological Psychology*, 49: 381-91.

J. P. Aggleton and R. E. Passingham (1981). "Syndrome produced by lesions of the amygdala in monkeys (*Macaca mulatta*)", *Journal of Comparative and Physiological Psychology*, 95: 961-77.

J. E. LeDoux (1992). "Emotion and the amygdala", これは以下に載っている。J. P. Aggleton ed., *The Amygdala: Neurobiological Aspects of Emotion, Memory, and Mental Dysfunction*, pp. 339-51. New York: Wiley-Liss.

(6) M. Davis (1992). "The role of the amygdala in conditioned fear", J. P. Aggleton ed., *The Amygdala: Neurobiological Aspects of Emotion, Memory, and Mental Dysfunction*, pp. 255-305. New York: Wiley-Liss.

S. Zola-Morgan, L. R. Squire, P. Alvarez-Royo and R. P. Clower (1991). "Independence of memory functions and emotional behavior: Separate contributions of the hippocampal formation and the amygdala", *Hippocampus*, 1: 207-20.

(7) P. Gloor, A. Olivier and L. F. Quesney (1981). "The role of the amygdala in the expression of psychic phenomena in temporal lobe seizures", Y. Ben-Air ed., *The Amygdaloid Complex* (INSERM Symposium 20), pp. 489-98. Amsterdam: Elsevier North-Holland.

W. Penfield and W. Jasper (1954). *Epilepsy and the Functional Anatomy of the Human Brain*. Boston: Little Brown.

(8) H. Kluver and P. C. Bucy (1937). "'Psychic blindness' and other symptoms following bilateral temporal lobe lobectomy in rhesus monkeys", *American Journal of Physiology*, 119: 352-53.

(9) D. Laplane, J. D. Degos, M. Baulac and F. Gray (1981). "Bilateral infarction on the anterior cingulate gyri and of the fornices", *Journal of the Neurological Sciences*, 51: 289-300.

ならびに、A. R. Damasio and G. W. Van Hoesen (1983). "Emo-

tional disturbances associated with focal lesions of the limbic frontal lobe", K. M. Heilman and P. Satz ed., *Neuropsychology of Human Emotion*. New York: The Guilford Press.

(10) R. W. Sperry, M. S. Gazzaniga and J. E. Bogen (1969). "Interhemispheric relationships: The neocortical commissures; syndromes of their disconnection", P. J. Vinken and G. W. Bruyn ed., *Handbook of Clinical Neurology,* vol. 4, pp. 273-90. Amsterdam: Elsevier North-Holland.

R. Sperry, E. Zaidel and D. Zaidel (1979). "Self recognition and social awareness in the deconnected minor hemisphere", *Neuropsychologia*, 17: 153-66.

(11) G. Gainotti (1972). "Emotional behavior and hemispheric side of the lesion", *Cortex*, 8: 41-55.

H. Gardner, H. H. Brownell, W. Wapner and D. Michelow (1983). "Missing the point: The role of the right hemisphere in the processing of complex linguistic materials", E. Pericman ed., *Cognitive Processes and the Right Hemisphere,* New York: Academic Press.

K. Heilman, R. T. Watson and D. Bowers (1983). "Affective disorders associated with hemispheric disease", K. M. Heilman and P. Satz ed., *Neuropsychology of Human Emotion*, pp. 45-64. New York: The Guilford Press.

J. C. Borod (1992). "Interhemispheric and intrahemispheric control of emotion: A focus on unilateral brain damage", *Journal of Consulting and Clinical Psychology*, 60: 339-48.

R. Davidson (1992). "Prolegomenon to emotion: Gleanings from Neuropsychology", *Cognition and Emotion*, 6: 245-48.

(12) C. Darwin (1872). *The Expression of the Emotions in Man and Animals*. New York: Philosophical Library. (邦訳／『人及び動物の表情について』浜中浜太郎訳、岩波書店)

(13) G.-B. Duchenne (1862). *The Mechanism of Human Facial Expression, or An Electro-Physiological Analysis of the Expression of the Emotions*, R. A. Cuthberton trans. New York: Cambridge University Press (1990).

(14) P. Ekman (1992). "Facial expressions of emotion: New

findings, new questions", *Psychological Science*, 3: 34-38.

P. Ekman and R. J. Davidson (1993). "Voluntary smiling changes regional brain activity", *Psychological Science*, 4: 342-45.

P. Ekman, R. W. Levenson and W. V. Friesen (1983). "Autonomic nervous system activity distinguishes among emotions", *Science*, 221: 1208-10.

(15) 前記注(14)(Ekman and Davidson)を参照。

(16) 筆者が一次の情動と呼んでいるものには一つ大きな生物学的要素があるように思えるが、二次の情動の概念化はそれぞれの文化と関係している(たとえば、文化が情動の分類法とどう関係するかは以下を参照。James A. Russel (1991). "Culture and the Categorization of Emotions", *Psychological Bulletin*, 110: 426-50)。

(17) O. Sacks (1987). *The Man Who Mistook His Wife for a Hat and Other Clinical Tales*. New York: Harper & Row. Part I. Chaper 3, pg. 43. (邦訳/『妻を帽子とまちがえた男』高見幸郎ほか訳、晶文社)

(18) こうした複雑な作用に対する洞察力に富んだ例証として、ウィリアム・スタイロンの回想を再度提示することができる。また筆者がここで描いている見方に対する証拠は、作家たちにおける概念様式に対する、たとえば以下のような研究からも得ることができる。N. J. Andreasen and P. S. Powers (1974). "Creativity and psychosis: An Examination of conceptual style", *Archives of General Psychiatry*, 32: 70-73.

第8章

(1) Blaise Pascal. *Pensées*. (1670). ただし、本書で使った引用の出典はパリの Mercure de France が 1976 年に出版した〝新版〟によっている。第 8 章の冒頭の引用は、80 節に以下のように記されている。"Que chacun examine ses pensées, il les trouvera toutes occupées au passé ou à l'avenir. Nous ne pensons presque point au présent, et si nous y pensons, ce n'est que pour en prendre la lumiére pour disposer de l'avenir". また第 8 章の最後に出てくる引用は、680 節に以下のように記されている。"Le coeur a ses raisons, que la raison ne connaît point". (邦訳/『パンセ』前田陽一ほか訳、中公クラシックス、などがある)

（2） Phillip N. Johnson-Laird and Eldar Shafir (1993). "The interaction between reasoning and decision-making: an introduction", *Congition*, 49: 109.
（3） H. Gardner (1983). *Frames of Mind: The Theory of Multiple Intelligences*. New York: Basic Books.
（4） A. Tversky and D. Kahneman (1973). "Availability: A heuristic for judging frequency and probability", *Cognitive Psychology*, 2: 207-32.
（5） S. Sutherland (1992). *Irrationality: The Enemy Within*. London: Constable
（6） L. Cosmides (1989). "The logic of social exchange: Has natural selection shaped how humans reason ? Studies with the Wason selection task", *Cognition*, 33: 187-276.
Jerome H. Barkow, Leda Cosmides and John Tooby ed., *The Adapted Mind: Evolutionary Psychology and the Generation of Culture*. New York: Oxford University Press (1992).
L. Brothers, 第4章注(23)、Suomi, 第4章注(22).
（7） 前頭葉の構造に関しては以下を参照。F. Sanides (1964). "The cytomyeloarchitecture of the human frontal lobe and its relation to phylogenetic differentiation of the cerebral cortex", *Journal für Hirnforschung*, 6: 269-82.
P. Goldman-Rakic (1987). "Circuitry of primate prefrontal cortex and regulation of behavior by representational memory", F. Plum and V. Mountcastle ed., *Handbook of Physiology: The Nervous System*, vol. 5, pp. 373-401 Bethesda, MD: American Physiological Society.
D. Pandya and E. H. Yeterian (1990). "Prefrontal cortex in relation to other cortical areas in rhesus monkey: architecture and connections", H. B. M. Uylings ed., *The prefrontal Cortex: Its Structure, Function and Pathology*, pp. 63-94. Amsterdam: Elsevier.
H. Barbas and D. N. Pandya (1989). "Architecture and intrinsic connections of the prefrontal cortex in the rhesus monkey", *The Journal of Comparative Neurology*, 286: 353-75.
（8） M. Petrides and B. Milner (1982). "Deficits on subject-ordered

tasks after frontal and temporal lobe lesions in man", *Neuropsychologia*, 20: 249–62.

J. M. Fuster (1989). *The Prefrontal Cortex: Anatomy, Physiology and Neuropsychology of the Frontal Lobe* (2nd ed.). New York: Raven Press.

P. Goldman-Rakic (1992). "Working memory and the mind", *Scientific American*, 267: 110–17.

(9) R. J. Morecraft and G. W. Van Hoesen (1993). "Frontal granular cortex input to the cingulate (M_3), supplementary (M_2) and primary (M_1) motor cortices in the rhesus monkey", *Journal of Comparative Neurology*, 337: 669–89.

(10) L. A. Real (1991). "Animal choice behavior and the evolution of cognitive architecture", *Science*, 253: 980–86.

(11) P. R. Montague, P. Dayan and T. J. Sejnowski (1993). "Foraging in an uncertain world using predictive hebbian learning", *Society for Neuroscience*, 19: 1609.

(12) H. Poincaré (1908). *Le raisonnement mathématique, in Science et méthode*. (邦訳／『科学と方法』吉田洋一訳、岩波文庫)

(13) L. Szilard and W. Lanouette (1992). *Genius in the Shadows*, New York: Charles Scribner's Sons.

(14) J. Salk (1985). *The Anatomy of Reality*. New York: Praeger.

(15) T. Shallice and P. W. Gurgess (1993). "Supervisory control of action and thought selection", A. Baddeley and L. Weiskrantz ed., *Attention: Selection, Awareness and Control: A Tribute to Donald Broadbent*. Oxford: Clarendon Press, pp. 171–87.

(16) 前記注(4)参照。

(17) 前記注(5)参照。

(18) G. Harrer and H. Harrer (1977). "Music, emotion and autonomic function", M. Critchley and R. A. Henson ed., *Music and the Brain*, pp. 202–215. London: William Heinemann Medical.

(19) S. Dehaene and J.-P. Changeux (1991). "The Wisconsin Card Sorting Test: Theoretical analysis and modeling in a neuronal network", *Cerebral Cortex*, 1: 62–79.

(20) Posner and Petersen. 第4章注(17)参照。

(21) Goldman-Rakic, "Working Memory and the Mind", 前記注(7)参照。
(22) K. S. Lashley (1951). "The problem of serial order in behavior", L. A. Jeffress ed., *Cerebral Mechanisms in Behavior*. New York: John Wiley & Sons.
(23) C. D. Salzman and W. T. Newsome (1994). "Neural mechanisms for forming a perceptual decision", *Science*, 264: 231–37.
(24) Blaise Pascal (1670). Pensées. 前記注(1)参照。
(25) J. St. B. T. Evans, D. E. Over and K. I, Manktelow (1993). "Reasoning, decision-making and rationality", *Cognition*, 49: 165–87.
R. De Sousa (1991). *The Rationality of Emotion*. Cambridge, MA: MIT Press.
P. N. Johnson-Laird and K. Oatley (1992). "Basic emotions, rationality and folk theory", *Cognition and Emotion*, 6: 201–23.

第9章

(1) A. R. Damasio, D. Tranel and H. Damasio (1991). "Somatic markers and the guidance of behavior: Theory and preliminary testing", H. S. Levin, H. M. Eisenberg and A. L. Benton ed., *Frontal Lobe Function and Dysfunction*, pp. 217–29. New York: Oxford University Press.
興味深いので書き記しておくと、ひじょうに類似した実験で、発育性精神病質と診断され、犯罪記録を有する者がひじょうに似たように振る舞った。以下を参照。R. D. Hare and M. J. Quinn (1971). "Psychopathy and autonomic conditioning", *Journal of Abnormal Psychology*, 77: 223–35.
(2) A. Bechara, A. R. Damasio, H. Damasio and S. Anderson (1994). "Insensitivity to future consequences following damage to human prefrontal cortex", *Cognition*, 50: 7–12.
(3) C. M. Steele and R. A. Josephs (1990). "Alcohol myopia", *American Psychologist*, 45: 921–33.
(4) A. Bechara, D. Tranel, H. Damasio and A. R. Damasio (1993). "Failure to respond autonomically in anticipation of future out-

comes following damage to human prefrontal cortex", *Society for Neuroscience*, 19: 791.

第10章

（1） G. Lakoff（1987）. *Women, Fire and Dangerous Things: What Categories Reveal about the Mind*. Chicago: University of Chicago Press.（邦訳／『認知意味論』池上嘉彦ほか訳、紀伊國屋書店）

M. Johnson（1987）. *The Body in the Mind: The Bodily Basis of Meaning, Imagination, and Reason*. Chicago: University of Chicago Press.（邦訳／『心のなかの身体』菅野盾樹ほか訳、紀伊國屋書店）

（2） G. W. Hohmann（1966）. Some effects of spinal cord lesions on experienced emotional feelings, *Psychophysiology*, 3: 143-56.

（3） H. Putnam（1981）. *Reason, Truth and History*. Cambridge, England: Cambridge University Press.（邦訳／『理性・真理・歴史』野本和幸ほか訳、法政大学出版局）

（4） 体性感覚表象の内臓的側面に関しては以下を参照。M. M. Mesulam and E. J. Mufson（1985）. "The insula of Reil in man and monkey", A. Peters, E. G. Jones ed., *Cerebral Cortex*. Vol. 5, pp. 179-226. New York: Plenum Press.

また以下も参照。J. R. Jennings（1992）. "Is it important that the mind is in the body ? Inhibition and the heart", *Psychophysiology*, 29: 369-83.

さらに以下も参照。S. M. Oppenheimer, A. Gelb, J. P. Girvin and V. C. Hachinski（1992）. "Cardiovascular effects of human insular cortex stimulation", *Neurology*, 42: 1727-32.

（5） N. Humphrey（1992）. *A History of the Mind*. New York: Simon & Schuster.

（6） 前記注（1）参照。また以下を参照。F. Varela, E. Thompson and E. Rosch（1992）. *The Embodied Mind*. Cambridge, MA: MIT Press.（邦訳／『身体化された心』田中靖夫訳、工作舎）

G. Edelman（1992）. *Bright Air, Brilliant Fire*. New York: Basic Books.（邦訳／『脳から心へ』金子隆芳訳、新曜社）

（7） J. Searle（1992）. *The Rediscovery of the Mind*. Cambridge,

MA: MIT Press. (邦訳／『ディスカバー・マインド！』宮原勇訳、筑摩書房)

P. S. Churchland (1986). *Neurophilosophy: Toward a Unified Science of the Mind-Brain*. Cambridge, MA: Bradford Books/MIT Press.

P. M. Churchland (1984). *Matter and Consciousness*. Cambridge, MA: Bradford Books/MIT Press.

F. Crick (1994). 第4章注(18)。

D. Dennett (1991). 第5章注(2)。

G. Edelman, 前記注(6)参照。

R. Llinás (1991). "Commentary of dreaming and wakefulness", *Neuroscience*. 44: 521-35.

(8) F. Plum and J. Posner (1980). *The Diagnosis of Stupor and Coma* (Contemporary Neurology Series, 3rd ed.).Philadelphia: F. A. Davis.

(9) J. Kagan (1989). *Unstable Ideas: Temperament, Cognition and Self*. Cambridge, MA: Harvard University Press.

第11章

(1) G. S. Stent (1969). *The Coming of the Golden Age: A view of the End of Progress*. New York: Doubleday. (邦訳／『進歩の終焉——来るべき黄金時代』渡辺格ほか訳、みすず科学ライブラリー)

(2) 以下の文献にこの問題に関する優れた記述がある。Robert Hughes (1992). *The Culture of Complaint*. New York: Oxford University Press.

(3) R. Descartes (1637). *The Philosophical Works of Descartes*. vol. 1, page 101. New York: Cambridge University Press (1970). (Elizabeth S. Haldane、G. R. T. Ross によって英語に翻訳されたもの。邦訳は『デカルト著作集』全4巻、白水社、などがある)

(4) R. Descartes. 前記注(3)参照。

(5) R. Cottingham (1992). *A Descartes Dictionary*, Oxford: Blackwell, pg. 36.

Plato (1961). *Phaedo*, The Collected Dialogues of Plato. E.

Hamilton and H. Cairns ed., Bollingen Series. Pantheon Books, pp. 47-53.
（6） 前記注（3）参照。

補遺

（1） W. Faulkner（1949）. ノーベル賞受賞記念講演。フォークナーの話の正確な文脈は増大する核の脅威だが、彼のメッセージは久遠である。
（2） P. Éluard（1961）. "Liberté", G. Pompidou ed., *Anthologie de la poésie française*. Paris: Hachette.
（3） こうした言葉が思い起こさせるのは（前出の）Jonas Salk と Richard Lewontin の著作であり、それらには、包括的な人間の生物学に不可欠な楽観論と強固な意志がある。
（4） 第11章注（2）を参照。
（5） David Ingvar もまったく同じ意味で「将来の記憶」という言葉を使ってきた。
（6） Howard Fields（1987）. *Pain*. New York: McGraw-Hill Book Co.（邦訳／『ペイン』神山洋一郎監訳、医道の日本社）
B. Davis（1994）. "Behavioral aspects of complex analgesia"（未発表）.
（7） 苦痛を緩和するためのより損傷の少ない新しい外科的手法が、リマの時代以来、開発されてきた。前部前頭葉白質切断法は、他のいわゆる心理外科学的手法ほどダメージを及ぼすものではなかったが、そしてまた、患者を度し難い苦しみから救うというポジティブな結果をもたらしはしたが、ネガティブな結果ももたらした。情動と感情の鈍化。その長期的な影響がいまようやく十分に理解されつつある。

索引 ＊項目は原書に従った。なお、文献は「注と文献」参照。

【ア行】

【カ行】

【サ行】

【タ行】

【ナ行】

【ハ行】

【マ行】

アマルティア・セン講義 経済学と倫理学
アマルティア・セン
徳永澄憲／松本保美／青山治城訳
経済学は人を幸福にできるか？　多大な学問的・社会的貢献で知られる当代随一の経済学者、セン。その根本をなす思想を平明に説いた記念碑的講義。

アマルティア・セン講義 グローバリゼーションと人間の安全保障
アマルティア・セン
加藤幹雄訳
貧困なき世界は可能か。ノーベル賞経済学者が今日のグローバル化の実像を見定め、個人の生や自由を確保し、公正で豊かな世界を築くための道を説く。

大企業の誕生
A・D・チャンドラー
丸山惠也訳
世界秩序の行方を握る多国籍企業は、いったいいつ、どのようにして生まれたのか？　アメリカ経営史のカリスマが、豊富な史料からその歴史に迫る。

日本資本主義の群像
栂井義雄
渋沢栄一、岩崎弥之助、団琢磨ら。明治維新から太平洋戦争終焉まで、日本資本主義を創建・牽引した10名の財界指導者達の活動を描く。（武田晴人）

日本の経済統制
中村隆英
戦時中から戦後にかけて経済への国家統制とはどのようなものであったのか。その歴史と内包する論理を実体験とともに明らかにした名著。（岡崎哲二）

交響する経済学
中村達也
それぞれの分野ですぐれた処方箋を出した経済学者にスポットライトをあて、経済学をどう理解し、どう使えば社会がうまく回るのかを、指し示す。

第二の産業分水嶺
マイケル・J・ピオリ／チャールズ・F・セーブル
山之内靖／永易浩一／菅山あつみ訳
資本主義の根幹をなすのは生産過程である。各国の産業構造の変動を歴史的に検証し、20世紀後半から成長が停滞した真の原因を解明する。（水野和夫）

ポランニー・コレクション 経済と自由
カール・ポランニー
福田邦夫ほか訳
二度の大戦を引き起こした近代市場社会の問題点をえぐり出し、真の平和に寄与する社会科学の構築を目指す。ポランニー思想の全てが分かる論稿集。

経済思想入門
松原隆一郎
スミス、マルクス、ケインズら経済学の巨人たちは、どのような問題に対峙し思想を形成したのか。その今日的意義までを視野に説く、入門書の決定版。

自己組織化と進化の論理
スチュアート・カウフマン
米沢富美子監訳
森弘之ほか訳
すべての秩序は自然発生的に生まれる、この「自己組織化」に則り、進化や生命のネットワーク、さらに経済や民主主義にいたるまで解明。

人間とはなにか（上）
マイケル・S・ガザニガ
柴田裕之訳
人間を人間たらしめているものとは何か？ 脳科学界を長年牽引してきた著者が、最新の科学的成果を織り交ぜつつその核心に迫るスリリングな試み。

人間とはなにか（下）
マイケル・S・ガザニガ
柴田裕之訳
人間の脳はほかの動物の脳といったい何が違うのか？ 社会性、道徳、情動、芸術など多方面から「人間らしさ」の根源を問う。ガザニガ渾身の大著！

新版 自然界における左と右（上）
マーティン・ガードナー
坪井忠二／藤井昭彦／小島弘訳
「左と右」は自然界において区別できるか？ 上巻では、鏡の像の左右逆転から話をはじめ、動物や人体における非対称、分子の構造等について論じる。

新版 自然界における左と右（下）
マーティン・ガードナー
坪井忠二／藤井昭彦／小島弘訳
左右の区別を巡る旅は続く――下巻では、パリティの法則の破れ、反物質、時間の可逆性等が取り上げられ、壮大な宇宙論が展開される。（若島正）

ナチュラリストの系譜
木村陽二郎
西欧でどのように動物や植物の観察が生まれ、生物学の基礎となったか。分類体系の変遷、啓蒙主義との親和性等、近代自然誌を辿る名著。（塚谷裕一）

MiND（マインド）
ジョン・R・サール
山本貴光／吉川浩満訳
唯物論も二元論も、心をめぐる従来理論はそもそも全部間違いだ！ その錯誤を暴き、あらゆる心的現象を自然主義の下に位置づける、心の哲学超入門。

類似と思考 改訂版
鈴木宏昭
類似を用いた思考＝類推。それは認知活動のすべてを支える。類推を可能にする構造とはどのようなものか。心の働きの面白さへと誘う認知科学の成果。

デカルトの誤り
アントニオ・R・ダマシオ
田中三彦訳
脳と身体は強く関わり合っている。脳の障害がもたらす情動の変化を検証し「我思う、ゆえに我あり」というデカルトの心身二元論に挑戦する。

東京の地霊（ゲニウス・ロキ）
鈴木博之

日本橋室町、紀尾井町、上野の森……。その土地に堆積した数奇な歴史・固有の記憶を軸に、都内13カ所の土地を考察する「東京物語」。（藤森照信／石山修武）

空間の経験
イーフー・トゥアン
山本浩訳

人間にとって空間と場所とは何か？　それはどんな経験なのか？　基本的なモチーフを提示する空間論の必読図書。（A・ベルク／小松和彦）

個人空間の誕生
イーフー・トゥアン
阿部一訳

広間での雑居から個室住まいへ。回し食いから個々人用食器の成立へ。多様なかたちで起こった「空間の分節化」を通覧し、近代人の意識の発生をみる。

自然の家
フランク・ロイド・ライト
富岡義人訳

いかにして人間の住まいと自然は調和をとりうるか。建築家F・L・ライトの思想と美学が凝縮された名著を新訳。最新知見をもりこんだ解説付。

マルセイユのユニテ・ダビタシオン
ル・コルビュジエ
山名善之／戸田穣訳

近代建築の巨匠による集合住宅ユニテ・ダビタシオン。そこには住宅から都市まで、ル・コルビュジエの思想が集約されていた。充実の解説付。

都市への権利
アンリ・ルフェーヴル
森本和夫訳

都市現実は我々利用者のためにある！——産業化社会に抗するシチュアシオニスム運動の中、人間の主体性に基づく都市を提唱する。（南後由和）

場所の現象学
エドワード・レルフ
高野岳彦／阿部隆／石山美也子訳

〈没場所性〉が支配する現代において〈場所のセンス再生の可能性〉はあるのか。空間創出行為を実践的に理解しようとする社会的場所論の決定版。

装飾と犯罪
アドルフ・ロース
伊藤哲夫訳

近代建築の先駆的な提唱者ロース。有名な「装飾は犯罪である」をはじめとする痛烈な文章の数々に、モダニズムの強い息吹を感じさせる代表的論考集。

シュルレアリスムとは何か
巖谷國士

20世紀初頭に現れたシュルレアリスム——美術・文学を縦横にへめぐりつつ「自動筆記」「メルヘン」「ユートピア」とテーマに自在に語る入門書。

鏡と皮膚 谷川渥

「神話」という西洋美術のモチーフをめぐり、芸術の認識論的隠喩として二つの表層を論じる新しい身体論・美学。鷲田清一氏との対談収録。

肉体の迷宮 谷川渥

あらゆる芸術表現を横断しながら、捩れ、歪み、時には傷つき、さらけ出される身体と格闘した美術作品を論じる著者渾身の肉体表象論。（安藤礼二）

武満徹エッセイ選 小沼純一編

稀代の作曲家が遺した珠玉の言葉。作曲秘話、評論、文化論など幅広いジャンルを網羅したオリジナル編集。武満の創造の深遠を窺える一冊。

高橋悠治　対談選 高橋悠治 小沼純一編

現代音楽の世界的ピアニストである高橋悠治。その演奏のような研ぎ澄まされた言葉と、しなやかな姿が味わえる一冊。学芸文庫オリジナル編集。

オペラの終焉 岡田暁生

芸術か娯楽か、前衛か古典か――。この亀裂を鮮やかに乗り越えて、オペラ黄金時代の最後を飾った作曲家が、のちの音楽世界にもたらしたものとは。

モーツァルト 礒山雅

彼は単なる天才なのか？　最新資料をもとに知られざる真実を掘り起こし、人物像と作品に新たな光をあてる。これからのモーツァルト入門決定版。

増補 現代美術逸脱史 千葉成夫

具体、もの派、美共闘……。西欧の模倣でも伝統への回帰でもない、日本現代美術の固有性とは。鮮烈な批評にして画期的通史、増補決定版！（光田由里）

限界芸術論 鶴見俊輔

盆栽、民謡、言葉遊び……芸術と暮らしの境界に広がる「限界芸術」。その理念と経験を論じる表題作ほか、芸術に関する業績をまとめる。（四方田犬彦）

ダダ・シュルレアリスムの時代 塚原史

人間存在が変化してしまった時代の〈意識〉を先導する芸術家たち。二十世紀思想史として捉えなおす、衝撃的なダダ・シュルレアリスム論。（巖谷國士）

奇想の系譜　辻惟雄

若冲、蕭白、国芳……奇矯で幻想的な画家たちの大胆な再評価で絵画史を書き換えた名著。度肝を抜かれる奇想の世界へようこそ！（服部幸雄）

奇想の図譜　辻惟雄

北斎、若冲、写楽、白隠、そして日本美術を貫く奔放な「あそび」の精神と「かざり」への情熱。奇想から花開く鮮烈で不思議な美の世界。（池内紀）

幽霊名画集　辻惟雄監修

怪談噺で有名な幕末明治の噺家・三遊亭円朝が遺した鬼気迫る幽霊画コレクション50幅をカラー掲載。美術史、文化史からの充実した解説を付す。

あそぶ神仏　辻惟雄

白隠、円空、若冲、北斎……。彼らの生んだ異形でかわいい神仏とは「奇想」で美術の常識を塗り替えた大家がもう一つの宗教美術史に迫る。（矢島新）

デュシャンは語る　マルセル・デュシャン　聞き手ピエール・カバンヌ　岩佐鉄男／小林康夫訳

現代芸術において最も魅惑的な発明家デュシャン。謎に満ちたこの稀代の芸術家の生涯と思考・創造活動に向かって深く、広く開かれた異色の対話。

音楽理論入門　東川清一

リクツがわかれば音楽はもっと楽しくなる！　楽譜で用いられる種々の記号、音階、リズムなど、鑑賞や演奏に必要な基礎知識を丁寧に解説。

プラド美術館の三時間　エウヘーニオ・ドールス　神吉敬三訳

20世紀スペインの碩学が特に愛したプラド美術館を借りて披瀝した絵画論。「展覧会を訪れる人々への忠告」併収の美の案内書。（大高保二郎）

土門拳　写真論集　土門拳　田沼武能編

戦後を代表する写真家、土門拳の書いた写真選評やエッセイを精選。巨匠のテクニックや思想を余すところなく盛り込んだ文庫オリジナル新編集。

なぜ、植物図鑑か　中平卓馬

映像に情緒性・人間性は不要だ。図鑑のような客観的視線を獲得せよ！　日本写真の'60～'70年代を牽引した著者の幻の評論集。（八角聡仁）

ちくま学芸文庫

デカルトの誤り　情動、理性、人間の脳

二〇一〇年七月十日　第一刷発行
二〇二二年八月十日　第八刷発行

著者　アントニオ・R・ダマシオ
訳者　田中三彦（たなか・みつひこ）
発行者　喜入冬子
発行所　株式会社　筑摩書房
東京都台東区蔵前二―五―三　〒一一一―八七五五
電話番号　〇三―五六八七―二六〇一（代表）
装幀者　安野光雅
印刷所　三松堂印刷株式会社
製本所　三松堂印刷株式会社

ISBN978-4-480-09302-8 C0110